Dynamics of Motor Control & Learning

A complex system perspective on movements

# 운동제어와 학습의 역동성

## 복잡계 관점의 움직임

류영욱, PhD, PT, CSCS

대구가톨릭대학교 물리치료학과

범문에듀케이션

## 지은이 소개

**류영욱**

이학박사, 물리치료사, 체력관리사

(현) 대구가톨릭대학교 물리치료학과 교수

University of Southern California, 운동제어발달 연구실, 박사 후 연구원

Texas A&M University 석사 및 박사(운동행동 전공)

대구대학교 물리치료학과 학사

# 머리말

머리말을 쓰고 있는 지금 이 순간 정말 기쁘고 행복합니다. 이제 정말 책이 마무리되려고 하니까요. 책을 쓰기 시작한 지 거의 만 3년 만입니다. 물론 3년 동안 계속 쓴 것은 아닙니다. 원래는 작년 초에 나름대로 완성을 시켰습니다. 그리고는 출판사에 저의 원고를 보내기 시작했습니다. 서너 달에 걸쳐 열 군데가 넘는 출판사에 보냈지만, 피드백이 없거나 있더라도 너무 어렵다는 것이었습니다. 가장 긍정적으로 봐주었던 출판사는 한 달간의 리뷰 끝에 왜 독자들이 이 책의 내용을 알아야 하는지 설득력이 부족하다는 이유로 거절하였습니다(물론 이 출판사의 리뷰는 저에게 가장 큰 위로와 힘을 주었습니다). 네, 저는 원래 이 책을 교양과학서로 쓰고자 하였습니다. 그래서 대중을 이해시킨다는 목적으로 쉽고 풍부하게 설명을 하고자 노력하였습니다. 결과적으로 책은 출판되지 못했지만, 그 원고는 씨앗이 되어 이렇게 학술서로 다시 태어나고 있습니다. 책을 읽어 보시면 아시겠지만, 학술서에 어울리지 않는 이야기나 간혹 우스갯소리도 있습니다. 또 쓸데없이 감성적인 부분도 있고요. 이전에 쓴 내용이 아까워 지우지 못한 부분들입니다. 그래서 이 책은 조금은 어정쩡한 학술서가 된 것 같습니다. 반면 긍정적으로 생각하면 복잡계나 역동적 시스템에 관해 처음 접하는 독자나 학생의 입장에서는 나름 쉽게 내용에 접근할 수 있지 않나 생각해봅니다. 복잡계, 떠오름, 자기조직화 시스템 등에 대해서는 물리학을 비롯한 여러 분야에 걸쳐 연구되고 있습니다. 이 책이 다루고 있는 인체운동학 분야도 마찬가지입니다. 하지만, 우리말로 출판된 책들 중에 쉽게 접근할 만한 책들은 그다지 많지 않습니다. 운동제어나 학습 교과서 등에 소개된 개념도 너무 간략하여 그 밑바탕에 깔린 여러 이론들이나 기본적인 지식이 없이 그것을 이해하고 소화하기가 쉽지 않습니다. 그래서 저는 사람의 움직임을 복잡계와 역동적 시스템 관점으로 이해하기 위한 첫걸음을 제공하고자 본 책을 썼습니다. 책의 목적에 맞게 운동제어와 학습에 입문하거나 역동적 시스템 관점의 움직임에 대해 좀 더 깊게 이해하고자 하는 학생들에게 많은 도움이 되었으면 좋겠습니다.

책을 쓰는 동안, Texas A&M 대학교의 운동행동 연구실(Motor Behavior Laboratories)에서 석박사를 하던 시절이 종종 떠올랐습니다. 금요일 오전은 항상 세미나 시간이었습니다. 연구실에 속한 모든 교수님들과 대학원생들 십수 명은 세미나실에 모여 발표를 하고 열띤 토론을 하였습니다. 특히 다이나믹 시스템 이론 전공자인 저의 지도교수 뷰캐넌(John Buchanan) 박사님과 정보처리 관점으로 무장한 쉐이(Charlie

Shea) 박사님과 라이트(David Wright) 박사님 간의 치열한 학문적 공방전이 너무나 재미있었고 흥미로웠습니다. 토론은 교수님들만의 것은 아니었습니다. 대학원생들도 자신들의 생각을 자유롭게 말하였습니다. 위도 없고 아래도 없었지만, 좌우는 있었습니다. 그때가 2000년대 초반이었기 때문에 운동행동학계는 다이나믹 시스템 이론이 정보처리 관점의 이론을 따돌리고 주류로 떠오른 시기였습니다(사견입니다). 그러나 당시 여전히 두 이론은 라이벌이었고, 우리의 운동행동 세미나에서 그 둘의 싸움은 정말 치열하게 벌어졌습니다. 다혈질의 뷰캐넌 박사님은 종종 "프로그램은 쓰레기야"라는 말을 던졌지만, 세미나의 분위기는 오히려 활활 타올랐죠. 그런 금요일 오전의 열띤 세미나가 끝나야 한 주를 마감한 느낌이 들었습니다. 이 책은 그 시절, 그 시절의 세미나, 그 세미나들을 가득 채웠던 많은 사람들, 그들의 말들, 논리와 상상, 과학과 영감 등에 아주 많은 부분을 빚지고 있습니다. 그 시절 그곳에서 사람의 움직임에 대해 공부하고 연구할 수 있었다는 것은 저의 인생에 아주 큰 행운이었습니다. 저에게 선물처럼 주어진 그 시절에 무한한 감사를 보내고 싶습니다.

이 책을 마치고 있는 지금도 행복하지만, 사실 책을 쓰고 있는 동안에도 너무 행복했습니다. 책을 쓰는 몇 해에 걸쳐 개인적으로 많은 일들이 있었습니다만 책 쓰기는 그런 일들의 시름도 잊게 해주었습니다. 저는 책을 쓰고 책은 저에게 행복과 위안을 준 것이죠. 이 책에게도 감사하는 말을 전하고 싶네요. 저의 원고를 흔쾌히 받아 주시고 잘 만들어 주신 범문에듀케이션 이재선 이사님과 이경민 부장님께도 감사함을 전합니다.

책을 쓰느라 방에서 키보드를 두드리고 있으면, 어린 아들은 문을 열고 들어와 아빠가 하는 일을 궁금해했습니다. 그럴 때마다 "아빠 멋진 소설 쓰고 있다"고 했습니다. 이후 아빠가 소설을 쓰고 있는 중이라고 생각한 아들은 "아빠, 소설 다 써가?"라고 물어왔습니다. 이제 아들에게 명확하게 말해줄 수 있겠네요. "아빠 소설책 나왔어"라고요(웃음).

2021년 8월
**류영욱**

# 차례

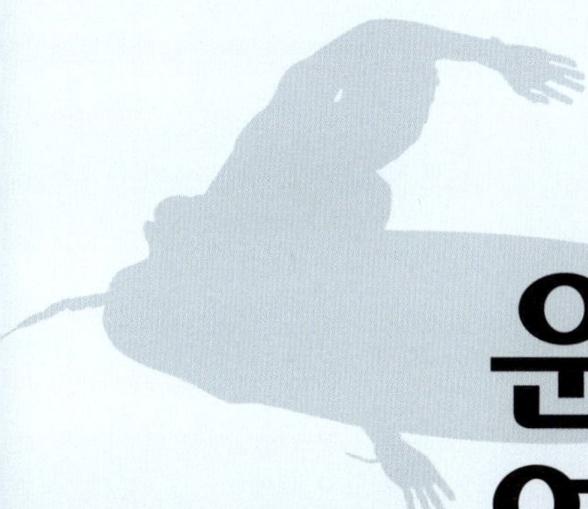

# 운동제어와 학습의 역동성

## 복잡계 관점의 움직임

# Dynamics of Motor Control & Learning

## A complex system perspective on movements

CHAPTER

# 01 움직임의 시작

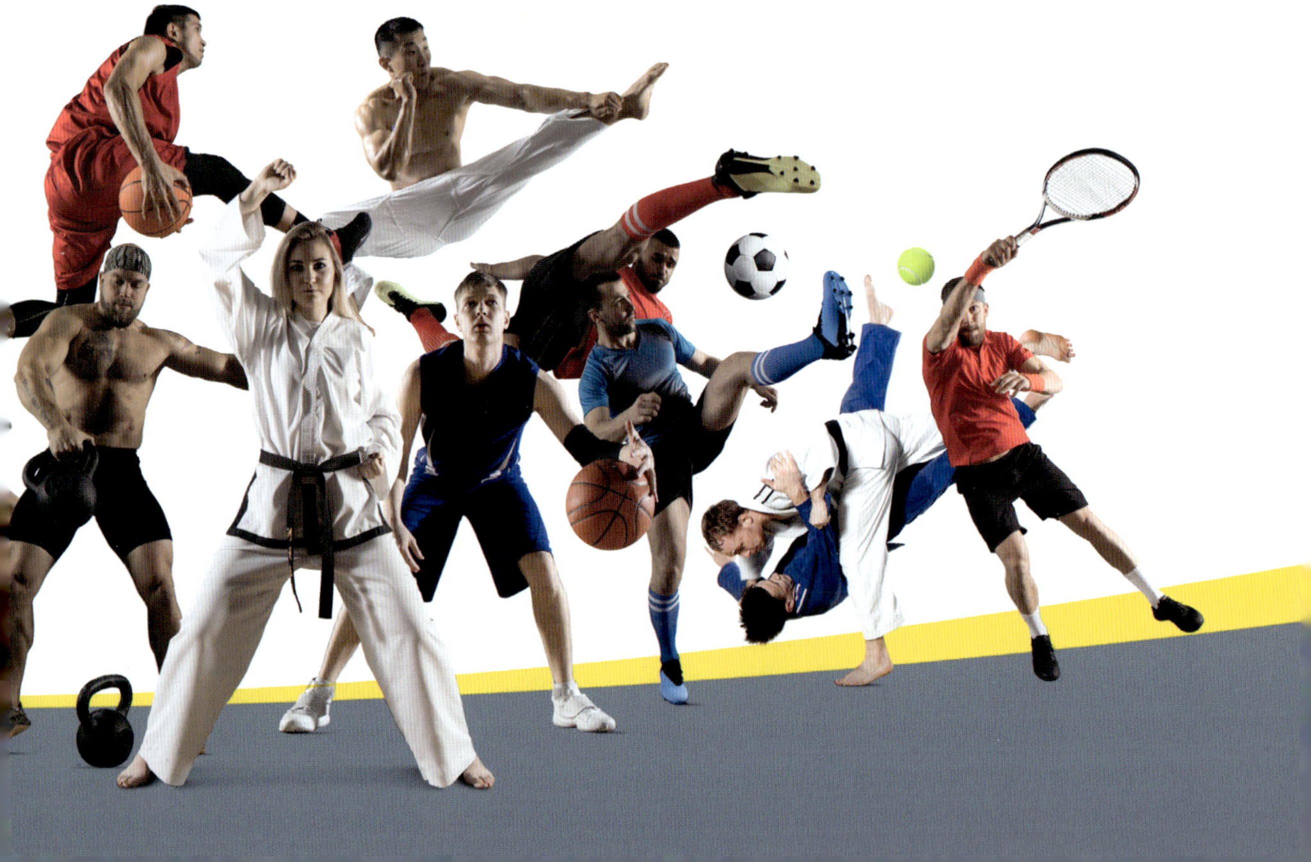

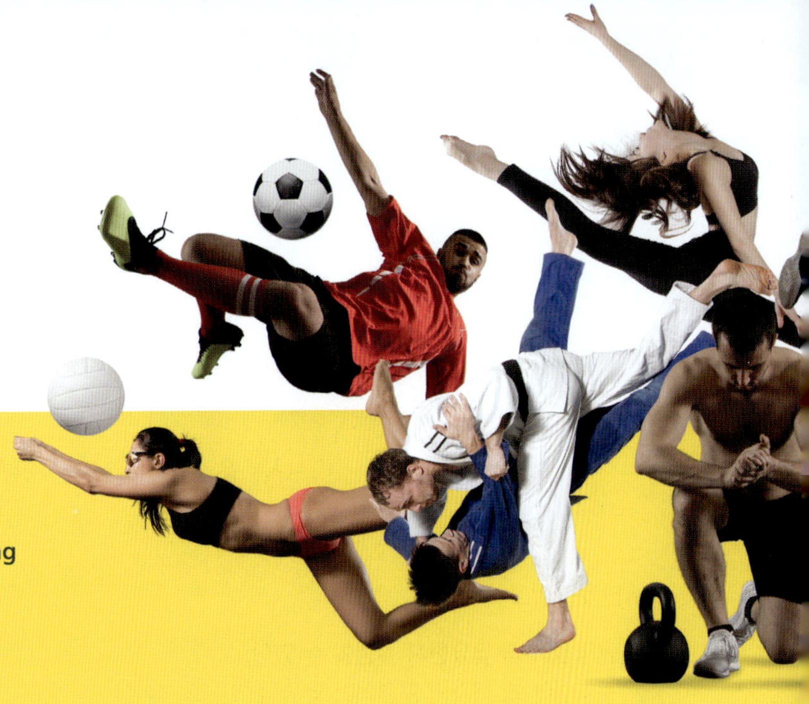

**Dynamics of Motor Control & Learning**

*A complex system perspective on movements*

# 1.1 프롤로그: 움직임에 대하여

*나는 움직인다. 고로 존재한다.*

— 무라카미 하루키[1]

*이 단원을 읽고 나서,*

1. 움직임이 왜 필요한지 설명할 수 있다.
2. 움직임이 왜 생각의 근원이라 말할 수 있는지 설명할 수 있다.
3. 움직임 시스템에 대하여 설명할 수 있다.
4. 근육 수축 과정에 대하여 설명할 수 있다.
5. 근수축을 통한 힘의 생성 방법에 대하여 설명할 수 있다.
6. 운동행동의 주요 특징들에 대하여 설명할 수 있다.

## 우리는 움직인다

우리는 움직인다. 기고, 걷고, 달린다. 물고, 씹고, 삼킨다. 던지고, 치고, 점프한다. 뛰어들고, 첨벙거리고, 헤엄친다. 손짓하고, 안고, 뽀뽀한다. 말하고, 노래하고, 까르르 웃는다. 쓰고, 읽고, 두드린다. 고개를 들어 올리고, 눈을 찡그리고, 하늘을 바라본다. 새들이 날개를 펴서 이곳에서 저곳으로 날아간다.

우리는 태어나기 이전부터 움직였다. 수억 마리의 정자는 스스로 꼬리를 흔들며 하나의 난자에게로 헤엄쳐 갔다(그림 1-1).[2] 우리는 그렇게 수억 마리 중 하나였다. 이것은 의심할 수 없는 우리의 전생이다. 이 세상에 태어난 것을 흔히 운이 좋았다고 표현한다. 수억 분의 일이었으니 운이 좋았던 것은 분명하다. 하지만 그게 전부는 아닐 것이다. 그 수억 마리 틈에서 끝까지 난자에게 헤엄쳐 다가간 그 움직임이 없었다면 태어남도 없었을 것이다. 그렇게 우리의 전생은 움직임과 함께 있었다. 그리고 우리는 어머니의 배 속에서 이백팔십 일을 움직이면서 이번 생을 준비하였다.

[1] 일본 대표 소설가 무라카미 하루키의 2009년 작품인 "IQ84"에 나오는 구절이다. 그러나 이 명언은 2009년 이전에도 과학자들에 의해 애용되었다.

[2] 최근의 한 연구는 정자가 꼬리를 좌우로 흔들며 헤엄치는 것이 아니라, 꼬리를 한쪽 방향으로만 빠르게 돌리면서 총알처럼 날아간다는 것을 밝혀냈다. Gadêlha, H., Hernández-Herrera, P., Montoya, F., Darszon, A. & Corkidi, G. (2020). Human sperm uses asymmetric and anisotropic flagellar controls to regulate swimming symmetry and cell steering. *Science advances*, 6(31), eaba5168.

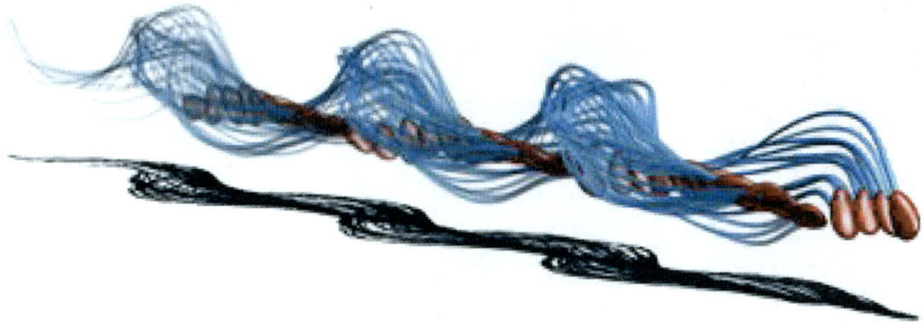

그림 1-1 우리는 태어나기 이전부터 움직였다. 정자는 총알처럼 한쪽 방향으로만 돌며 앞으로 전진한다. (출처: polymaths-lab.com)

태어나서도 움직임은 쉼이 없다. 그것은 동물인 우리의 숙명이다. 동물이 움직이는 이유는 움직임을 통해서만 자신을 지켜내고 살아갈 수 있기 때문이다.[3] 생존에 필요한 것들은 모두 움직임이 필요한 것이다. 먹이를 찾아 움직여야 하고, 혹은 먹잇감이 되지 않기 위해 움직여야 한다. 생존에 유리한 장소를 찾아 이동해야 하며, 자신의 유전자를 남기기 위해 배우자를 찾아 헤매야 한다. 배우자를 얻기 위해 화려하고 정열적인 몸짓을 아끼지 않으며, 때로는 경쟁자와 목숨을 건 싸움을 하기도 한다. 새끼가 태어나면 더 필사적으로 먹이를 구하고, 양육에 유리한 장소를 찾아 움직여야 한다.

사람인 우리도 역시 동물이며 생존이 중요하다. 따라서 움직임은 생존을 위한 최소한의 도구가 되어 준다. 그리고 생존이 확보되고 난 후에도 움직임은 자신의 역할을 묵묵히 수행해낸다. 아침의 종종거리는 발걸음엔 지각과 마주한 분주함이 가득 묻어 있다. 전화를 걸고, 받고, 부지런히 컴퓨터 자판을 두드려 가며 낮의 시간을 색칠한다. 퇴근하는 가장의 현관문 여는 소리는 아이가 뛰어와 포옹하는 것으로 완성된다. 도마 위의 촘촘한 손의 움직임에서 맛있는 저녁이 지어진다. 길을 친구 삼아 느리게 걷다 보면 여유롭고 자연스럽게 산책이 태어난다. 이제 잠자리로 천천히 기어들어 가 하루를 누인다. 움직임은 그렇게 우리의 일상을 정의한다. 일상에서 우리가 움직이지 않는 때는 언제인가? 잠을 자거나 가만히 앉아 명상을 하는 순간에도 뛰는 심장은 멈출 줄 모른다. 우리는 죽을 때까지 움직인다. 죽어서야 겨우 움직임은 멈춰진다.

## 움직임은 존재의 표현이다

움직임은 우리 자신이기도 하다. 움직임이 없다면 자신을 어떻게 표현할 것인가? 누군가 성대와 입을 움직여 당신을 부른다. 그것에 반응하여 당신은 고개를 돌리고 몸을 틀어 명랑하게 손을 흔든다. 당신을 드러내는 일은 곧 당신을 움직이는 일인 것이다. 로돌프 이나스(Rodolfo Llinás)는 생각을 '내면화된 움직임'이라 하였다.[4] 농담이지만, 생각

[3] https://en.wikipedia.org/wiki/Animal_locomotion

[4] Llinás, R. R. (2002). *I of the vortex: From neurons to self.* MIT press. 이 책은 우리나라에 "꿈꾸는 기계의 진화(김미선 옮김, 북센스, 2007)"로 출판되어 있다.

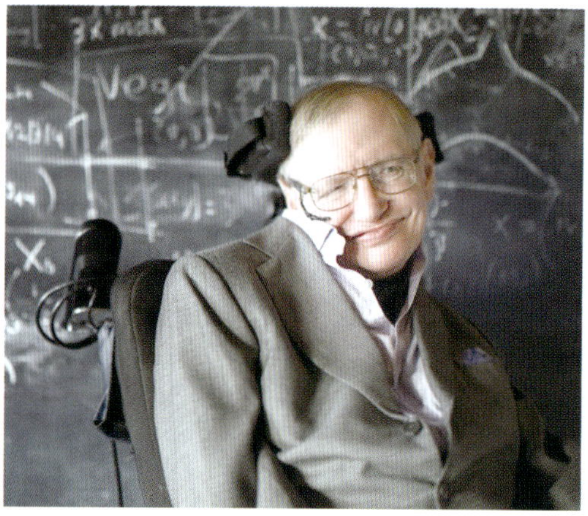

그림 1-2 스티븐 호킹. 그는 움직임에 대한 가장 끔찍한 질병을 가졌지만, 역설적으로 움직임을 통해 자신의 생각을 펼칠 수 있었다.

에는 근육이 달려 있지 않다. 다만 생각은 몸의 근육을 움직여 바깥으로 탈출하는 방법을 알고 있다. 입과 혀와 성대를 움직여 소리를 만들고, 손을 흔들어 자신을 알리는 방법을 너무나 잘 알고 있다. 연필로 글을 쓰거나 열 손가락을 움직여 생각의 속도만큼 빠르게 자판을 칠 수 있다. 움직임은 생각을 외면화한다.

움직임이 생각을 드러내는 가장 효과적인 방법임을 **스티븐 호킹**(Stephen William Hawking, 1942~2018)은 몸소 보여주었다. 그는 우주론과 천체물리학 분야의 세계적인 학자였다. 그가 쓴 "시간의 역사"는 세계적으로 천만 부 이상 팔린 베스트셀러이다. 대학생의 그는 조정 선수로 활약했을 정도로 건강한 청년이었다. 그러나 21세에 **근위축성 측색경화증**(amyotrophic lateral sclerosis, ALS)이라는 불치의 병에 걸리고 만다. **루게릭병**(Lou Gehrig Disease)으로 알려진 이 병은 신경세포 중에서 운동신경만이 선택적으로 파괴되는 것이 특징이다. 팔과 다리의 근육에 먼저 마비가 오게 되며, 얼굴과 목 부위의 근육을 거쳐 결국엔 호흡 근육의 마비로 죽음의 문턱에 이르게 된다. 움직이고 싶어도 움직일 수 없는 고통을 어떻게 말로 표현할 것인가? 게다가 감각신경(sensory neuron)에는 전혀 문제가 발생하지 않기 때문에 루게릭병 환자들은 자신의 움직임 마비를 고스란히 느끼고 지켜볼 수밖에 없는 힘든 상황에 직면하게 된다. 호킹 역시 이미 박사 과정 중에 글씨를 쓸 수 없을 만큼 팔과 손에 마비가 진행되었다. 사망하기 전까지 그는 그나마 움직일 수 있던 뺨의 광대근(zygomaticus)만을 움직여서 자신의 생각을 표현하였다. 이처럼 호킹은 움직임에 대한 가장 끔찍한 질병을 가졌지만, 역설적으로 움직임을 통해 자신의 생각을 펼칠 수 있었던 것이다(그림 1-2). 우주처럼 광활하게 펼쳐진 그의 안쪽 세상은 그 미약한 뺨의 움직임마저 없었다면 관찰되지 못했을 것이다.

말하자면, 생각만 한다고 존재할 수는 없는 것이다. **르네 데카르트**(René Descartes, 1596~1650)는 "**나는 생각한다, 고로 존재한다**(cogito, ergo sum)"고 선언하였다. 의심에 의심을 거듭하더라도 의심하는 주체의 존재는 의심할 수 없다는 그 생각에 이르렀을 때, 그는 여전히 생각만 하고 있었을까? 호킹이 얼굴근육 하나만이라도 움직여서 자신의 생각을 드러냈듯이, 생각이 밖으로 드러나지 않는다면 존재한다고 말할 수 있을 것인가? 데카르트가 의심할 수 없는 존재를 발견하던 그 순간, 그는 나무처럼 가만히 있진 않았을 것이다. 생각하는 주체로서 그는 분명 희열에 젖었을 것이고 동시에 그 감정과 연결된 그의 얼굴근육들이 움직였을 것이다. 그러고 나서, 아르키메데스처럼 '유레카'를 외치며 온 동네를 뛰어다녔을지도 모른다. 우리의 안이 밖으로 드러나야 비로소 존재가 확인된다. 움직임은 그렇게 존재를 확인시켜 준다.

## 움직임은 생각의 시작이다

데카르트의 깨달음에는 사실 뭔가 빠진 듯하다. 그는 생각을 너무나 당연시하고 있으며, 그것의 근본에 대해서는 궁금해하지 않는다. 생각이 그렇게 중요한 것이라면 그것이 왜 우리 안에 있는지, 어디에서 왔는지에 대해 물어보아야 한다. 물론 그는 물어보았다. 그는 그것이 신(God)으로부터 왔다고 설명하였다. 그러나 그가 애써 대답한 그 답은 과학적으로 증명이 어려운 것이다. 지금 우리가 가진 최선의 답은 생각은 **뇌**(brain)의 산물이라는 것이다. 그러나 그것만으로도 충분하지 않다. 생각은 절대적으로 홀로 만들어질 수는 없다. 생물학적, 환경적, 사회적인 여러 관계들이 얽히고설키면서 생겨나는 현상이다. 그럼에도 불구하고 뇌에서 발생하는 현상임에는 틀림없다. 그렇다면, 이런 상상을 한번 해 보자. 만약 나무에 뇌를 옮겨 심을 수 있다면, 나무는 생각이란 것을 하게 될까? 데카르트 식으로 이야기하여 나무는 자신을 존재한다고 느끼게 될까?

엉뚱하게도, 이에 대한 대답은 멍게가 줄지도 모른다. 멍게의 어린 시절은 올챙이처럼 생겼다(그림 1-3a). 멍게의 유충은 꼬리를 흔들며 바다의 이곳저곳을 헤엄쳐 다닌다. 원시적인 눈을 가지고 있으며, 냄새도 맡을 수도 있다. 원시 척추(vertebra)인 척삭(notochord)을 가지고 있으며, 근육의 수축을 통해 몸을 움직인다. 당연히 감각과 운동을 관할하는 뇌와 신경도 가지고 있다. 따라서 멍게의 유충은 척추동물(vertebrate)의 태아와 다를 바 없다! 이 유충은 자신이 멍게로 자라나야 할 곳을 찾아 이리저리 움직이게 된다. 움직임을 활발히 지속할수록 유충의 뇌세포 수가 증가하고 신경세포들 간의 연결은 강화된다. 이러한 변화는 움직임과 신경이 서로 긴밀히 영향을 주고받는다는 것을 나타낸다. 하지만 이는 멍게 이야기의 시작에 불과하다.

바위와 같은 적당한 장소를 찾으면 멍게의 유충은 그곳에 착 달라붙는다. 그리고 성체인 멍게로 자라난다(그림 1-3b). 멍게는 자라나는 동안 땅에 뿌리를 내린 식물처럼

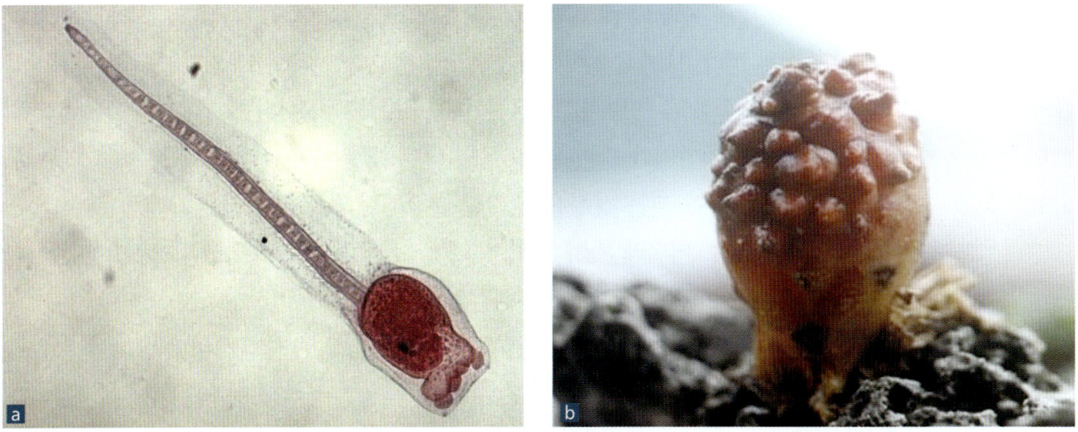


그림 1-3 멍게 유충과 멍게. 멍게는 바위에 정착하면서 유충 시절 가지고 있었던 신경계를 소화시킨다.

움직이지 않는다. 겉보기만 움직이지 않는 식물이 아니라, 몸속도 그렇게 변해간다. 멍게는 자신이 유충 시절 가지고 있던 여러 기관들을 모두 야금야금 먹어 치운다. 신경과 뇌까지도 말이다. 먹이인 플랑크톤을 소화시킬 기관만 남겨둔 채, 그렇게 스스로 식물이 되어 간다. 멍게는 식물이 가지고 있는 식이섬유인 셀룰로스를 생산해내는 유일한 동물이기도 하다. 멍게는 식물인가 동물인가? 멍게는 이렇게 식물인 듯한 동물이다. 다만 생각이 없는 바보인 것이다.

멍게의 이야기는 무엇을 말해주는가? 유충일 때 가지고 있던 신경과 뇌를 왜 멍게가 되고 나서는 스스로 다 삭제시키고 마는가? 그것은 움직임 때문이라고밖에 설명할 방법이 없다. 움직이지 않겠다고 작정하고 자신을 바위에 뿌리내린 순간, 먹이를 찾거나 환경을 탐색할 필요가 없어진다. 그 순간, 감각과 움직임의 목적은 동시에 사라진다. 감각이 있었기 때문에 움직임이 탄생했고, 움직임을 위해 감각이 필요했다. 이렇게 감각의 지각(perception)과 움직임은 동전의 양면과 같이 서로 강하게 연결되어 있다. 어느 한쪽만 홀로 존재할 수 없다. 둘 중 무엇이 더 중요하냐고 묻는다면 이 책의 주제답게 '움직임'이라는 답을 할 것이다.[5] 생각해보라. 감각만 존재하고 움직이지 못한다면 그것만 한 공포는 없을 것이다. 눈앞에 포식자가 자기를 잡아먹으러 어슬렁거리며 다가오는데 숨거나 도망갈 수 없다면 얼마나 끔찍할 것인가? 반대로 감각 없이 움직임만 있다면, 나름대로 행복할 것이다. 무언가에 부딪히거나 포식자가 잡아먹는다 할지라도 감각이 없으니 죽음도 없을 것이다. 사실 움직임조차도 느끼지 못할 것이지만 말이다.

감각과 움직임이 사라지고 나면, 이제 그것을 통합하고 통제할 뇌와 신경도 쓸모없는 부속품이 되고 만다. 자신이 어디에 있는지, 누가 위협을 가하는지, 어떻게 헤엄쳐야 저곳으로 갈 수 있는지, 그런 생각을 할 필요가 없어지는 것이다. 생각의 소멸 또한 자연스럽게 일어난다. 생각이란 결국 느끼고 움직이기 위해 탄생한 것이다. 그리고 그것을 처리하기 위해 뇌가 나타난 것이다. 생각이란 독립적이고 절대적으로 만들어질 수 없다. 느끼고 움직이지 않았다면 신경과 뇌는 이 세상에 나타나지 않았을 것이다.

이제 앞서 던진 질문에 대해 답해보자. 나무에 뇌만 이식한다고 하여 나무를 생각하게 만들 수는 없다. 느끼게 해주고 움직일 수 있도록 감각과 근육을 모두 이식시켜야 한다. 만약 그렇게 할 수 있다면, 나무는 더 이상 식물이 아니라 동물이 되는 것이다. 뿌리가 다리가 되고 가지가 팔이 되어 '동물 나무'가 움직이는 것을 볼 수 있을 것이다. 이렇게 나무가 동물이 되는 상상은 핼러윈 분장처럼 그로테스크하다. 그들은 이제 생각을 하기 시작한다. 어디에 가야 먹이가 있고, 누가 자신을 잡으러 오는지, 어떻게 해야 더 빨리 움직일 수 있는지 말이다. 생각이란 '스스로 움직일 수 있는' 동물만이 가질

[5] 움직임은 감각의 입력 없이도 만들어질 수 있다. 1910년대에 이미 토마스 브라운은 척수가 절단된 개와 고양이가 다리를 움직여 걸을 수 있다는 것을 관찰하였다. 다음의 연구는 애벌레의 발달 과정에서 감각 구조물을 제거하더라도 움직임이 발달된다는 것을 보여준다; Suster, M. L. & Bate, M. (2002). Embryonic assembly of a central pattern generator without sensory input. *Nature, 416*(6877), 174-178.

수 있다. 따라서 데카르트의 외침을 "**스스로 움직인다, 고로 존재한다**(I move, therefore I am)"로 바꾸는 것도 과히 틀린 것은 아닐 것이다.[6]

## 움직임 시스템

우리는 어떻게 움직이는가? 우리가 움직이기 위해서는 기본적으로 **근골격계**(musculoskeletal system)와 **신경계**(nervous system)가 필요하다. 근골격계에서 중요한 요소에는 **뼈**(bone), 뼈와 뼈가 연결되는 **관절**(joint), 뼈에 붙어 수축과 이완을 통해 관절의 변화를 만들어 주는 **근육**(muscle)이 있다. 신경계는 뇌와 척수의 **중추신경계**(central nervous system)와 척수로부터 나와 몸으로 이어주는 **말초신경계**(peripheral nervous system)로 나눌 수 있다. 중추신경계는 감각기관으로부터 온 감각 정보를 지각하고, 인지하고, 움직임을 계획하고 선택하고 근육에 명령을 전달한다. 근육은 수축하여 뼈를 공간상에서 이동시켜 관절의 움직임을 만들어낸다. 움직임과 환경에 대한 여러 정보를 수집하고 신경에 제공하는 감각기관도 필요할 것이다. 감각기관으로부터 온 정보를 지각하고 인지하는 것도 중추신경계의 역할이다.

이외에도 움직임과 관련된 많은 요소들이나 기관들이 있다. 예를 들어, **심호흡계**(cardiopulmonary system)는 신체적 활동의 강도와 질에 영향을 주며, **내분비계**(endocrine system)에서 분비되는 여러 호르몬들은 근육의 합성에 관여하거나 근력에 영향을 준다. **피부계**(integumentary system)는 상처 조직 등과 같은 여러 병리적 상황에 따라 움직임에 제한을 주기도 한다. 이렇게 움직임과 운동행동은 사실 인체의 여러 시스템들의 상호작용을 통해 나타나게 되는데, 이러한 시스템의 집합을 **움직임 시스템**(movement system)이라 한다(그림 1-4).[7]

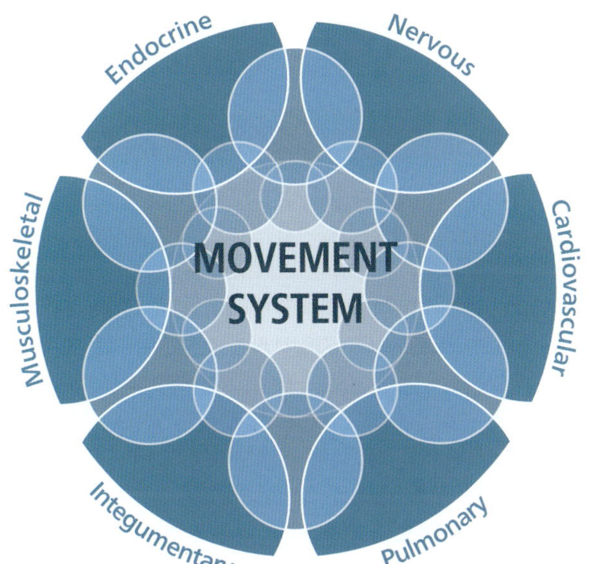


그림 1-4 미국물리치료사협회에서 제안하는 움직임 시스템. 움직임 시스템은 움직임과 관련된 여러 시스템의 합이다. 움직임과 운동은 여러 시스템들의 상호작용을 통해 나타나게 된다.

움직임 시스템을 구성하는 각 시스템은 다시 하위의 구성요소들로 이루어져 있다. 근골격계와 신경계의 구성요소들만 좀 더 살펴본다면, 우리의 몸을 움직이게 하는 근육은 대략 640여 개가 있으며 뼈는 200개 이상이 있다. 특히 움직임을 계획하고 조절

[6] Synofzik, M., Vosgerau, G. & Newen, A. (2008). I move, therefore I am: A new theoretical framework to investigate agency and ownership. *Consciousness and cognition*, *17*(2), 411-424.

[7] Gardner, K. (2015). *Movement System*. American Physical Therapy Association.

하는 뇌는 무려 860억 개의 **신경세포**(뉴런, neuron)로 구성되어 있다.[8] 하나의 신경세포는 다른 신경세포들과 이어져 정보를 전달하는데, 이를 위해 가지고 있는 **연접**(시냅스, synapse) 가지는 대략 수만 개가 된다. 따라서 뇌가 가지고 있는 연접의 수는 대략 1,000조 개에 이르는 것으로 추정된다. 뇌만 하더라도 이렇게 상상할 수 없이 많은 신경세포들과 그것들의 연결 덩어리인 것이다. 수없이 많은 신경들과 그것들이 얽힌 네트워크(network)의 작동에 의해 근육은 수축되고 관절에서는 움직임이 나타난다.

## 움직임이란 현상

이처럼 움직임에는 다양한 시스템이 관여하고 있으며, 각 시스템은 또한 무수히 많은 구성요소들로 이루어져 있다. 이렇게 다양한 시스템과 구성요소들에 의해 나타나는 움직임을 우리는 어떻게 이해할 수 있을까? 우리는 이러한 시스템과 구성요소들의 작동 원리를 이해하는 것으로부터 시작할 수 있을 것이다. 예를 들어, 신경세포의 작동 방식과 연접의 이해 그리고 근육의 수축 과정(글상자 1-1)과 힘의 생성 기전(글상자 1-2) 등은 움직임의 조절을 이해하는 첫걸음을 제공할 것이다. 그것은 의심의 여지가 없다. 신경계의 명령을 통해 근육이 수축하지 않으면 움직임이란 현상 자체가 나타나지 않는 것이다. 그러나, 행동으로 나타난 전체로서의 움직임을 이해하는 것은 그것만으로는 충분하지 않으며, 행동 수준의 설명이 필요하다. 눈앞에 나타났다가 사라지는 움직임은 너무나 다양하고, 상황에 유연하며, 변화무쌍하기까지 하기 때문이다.

### 글상자 1-1 근육 수축 과정(그림 1-5)

근육이 수축하기 위해서는 먼저 **운동신경**(motor neuron)의 흥분이 필요하다. 운동신경은 근섬유들에 부착되어 있으며, 운동신경의 말단과 **근세포막**(sarcolemma) 사이의 연접 공간을 **신경근접합부**(neuromuscular junction)라 한다. 운동신경을 타고 온 전기적 자극인 **활동전위**(action potential)는 운동신경의 끝부분에 이르러 **아세틸콜린**(acetylcholine)을 분비시킨다. 아세틸콜린은 신경근이음부로 이동하여 근세포막에 도달하게 된다. 근세포막의 아세틸콜린 수용체에 의해 활동전위는 근세포막을 **탈분극**(depolarization)시키고, 운동신경으로부터 온 활동전위를 T세관을 따라 근섬유로 전도시킨다.

활동전위는 근형질세망 내에 저장된 칼슘이온을 **액틴**(actin)과 **마이오신**(myosine)으로 구성된 **근원섬유**(myofibrils)로 방출시킨다. 칼슘이온은 **트로포닌**(troponin)과 결합하면서 액틴의 결합 부위를 노출시키고, 액틴과 마이오신의 머리가 결합하여 십자교(cross bridge)를 형성하게 된다. 이때 칼슘이온의 농도가 트로포닌과 결합하기에 충분해야 액틴과 마이오신의 결합을 통해 근수축이 발생할 수 있다. 총 순간 근력은 이때 연결된 마이오신과 액틴의 결합이 많을수록 커진다. 이제 트로포마이오신은 마이오신 머리를 굽힐 준비를 하게 한다. 근수축은 ATP가 ATP 분해효소에 의해 ADP + P로 분해되면서 방출된 에너지를 통하여, 마이오신 머리를 굽혀 액틴을 끌어당김으로써 발생하게 된다. 이를 **활주설**(sliding filament theory)이라 한다.

[8] 뇌 속 신경세포 860억 개, 어떻게 세포 개수를 알아냈을까? (송민령) https://www.mk.co.kr/news/it/view/ 2018/02/100755/

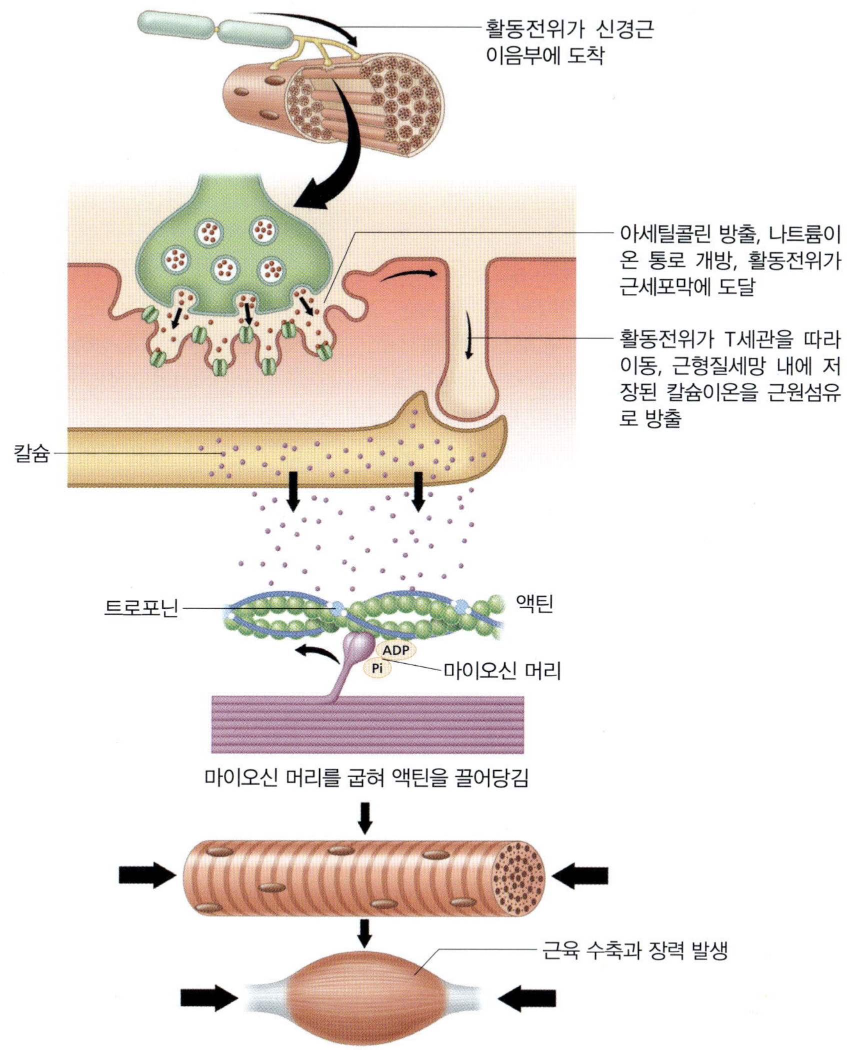


그림 1-5 근수축 과정

우리는 수많은 형태의 자세(posture)와 움직임을 만들어내고 사용한다. 아침에 일어나서 밤에 잠들기까지 움직임을 통해 그 시간을 채워 나간다. 일상생활에서 필요한 동작들뿐만 아니라, 작업과 직업을 위해서도 특별한 움직임과 동작이 필요한 경우가 많다. 나아가 여러 신체적 스포츠 활동과 악기 연주나 라틴 댄스와 같은 취미와 즐거움을 위해서도 움직임은 더없이 필요하다. 굳이 그 수많은 자세와 동작들을 여기서 일일이 열거할 필요도 없을 것이다.

그렇게 다양한 형태의 움직임이 있지만, 그런 동작들은 고정된 것이 아니다. 환경이나 과제, 혹은 움직임을 만들어내는 수행자의 상태에 따라 대단히 유연하게 나타난다. 버스에서 서서 갈 때, 우리는 넘어지지 않기 위해 버스의 흔들림에 대해 매우 유연하게 대응한다. 비가 오는 날 우산을 든 채 길 위의 물웅덩이를 피해 다니기 위해 보폭

## 글상자 1-2 힘의 조절

근육의 수축은 힘을 만들어내게 된다. 근육이 힘을 조절하는 방법에는 크게 두 가지가 있다. **발화빈도**(rate coding) 조절(그림 1-6)과 **동원**(recruitment)(그림 1-7)을 통한 방법이 그것들이다.

먼저 발화빈도 조절 방법에 대해 살펴보자. 발화빈도란 운동단위가 활성전위를 생성하는 빈도를 말한다. **운동단위**(motor unit)는 하나의 운동신경과 그 지배를 받는 근섬유들을 말한다. 운동신경을 통해 전달되는 활동전위는 근수축을 일으킨다. 활동전위의 빈도가 줄게 되어, 수축 후에 이완된 시간이 길어지게 되는 것을 **단축**(twitch)이라고 하며, 근육이 이완되기 전에 단축을 가져오는 것을 **가중**(summation)이라 한다. 만약 가중이 지속되어 단축이 연이어 일어나게 되면 **강축**(tetanus)이라 말한다. 하나의 단축보다는 단축을 가중할 때, 근육은 더 큰 장력을 발생시키게 되며, 강축이 되면 운동단위가 발휘할 수 있는 최대 장력을 만들어내게 된다.

동원은 운동단위의 모집을 말한다. 특정 근육이 힘을 조절하기 위해서, 모집되는 운동단위의 수를 조절하게 된다. 즉, 작은 힘을 생산해야 할 경우에는 작은 운동단위, 즉 하나의 운동신경이 지배하는 근섬유의 수가 작은 크기의 운동단위(small-size motor unit)를 먼저 동원하게 된다. 그리고 더 큰 힘을 만들어야 할 때는 작은 운동단위부터 더 큰 운동단위(large-size motor unit)를 모두 동원하게 된다. 가장 큰 힘을 만들어내야 할 경우에는 가장 큰 운동단위를 비롯한 모든 운동단위를 동원하게 된다. 이를 **크기의 원리**(size principle)라고 한다. 작은 운동단위의 경우는 작은 힘을 만들어내는 대신 섬세한 움직임을 요구로 할 때 사용된다. 예를 들어, 손가락의 섬세한 움직임은 작은 운동단위가 사용되며, 종아리나 허벅지의 근육이 점프와 같은 폭발적인 힘을 만들어내야 하는 경우는 큰 운동단위까지 사용되어야 한다.

발화빈도와 동원은 다른 기전에 의해 작동되지만, 힘을 생산할 때 동시에 사용되기도 한다. 예를 들어, 손으로 공을 지속적으로 꽉 쥐는 경우, 손가락굽힘근들의 큰 운동단위까지 모두 동원되며 동시에 강축을 통해 더 큰 장력을 지속적으로 만들어내는 것이다.

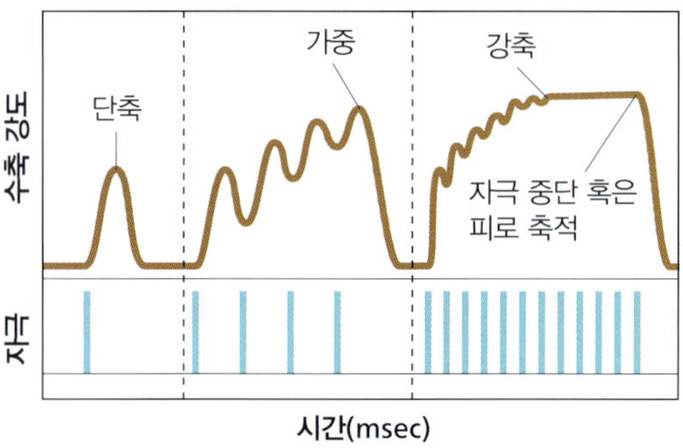


그림 1-6 발화빈도 조절을 통한 힘의 생성

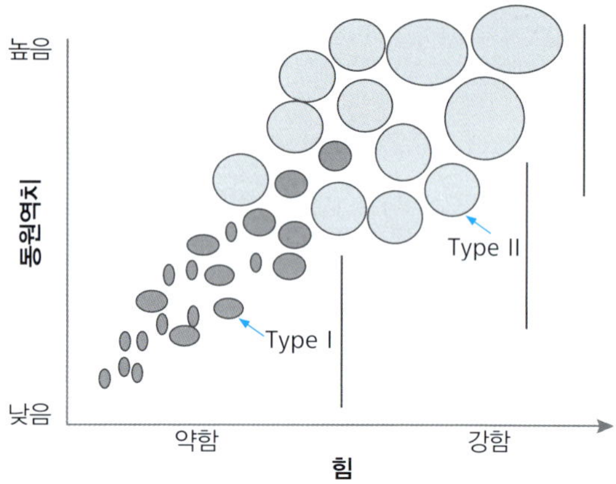


그림 1-7 동원을 통한 힘의 생성

과 방향을 조정하며 걷는다. 나아가 한 번도 해 보지 못했거나 낯선 상황의 움직임도, 만족스럽진 못할 수 있어도, 어쨌든 해낼 수 있다.

움직임은 게다가 변화무쌍하다. 누웠다가 앉고, 앉았다가 일어난다. 일어나서 걷고, 걷다가 뛴다. 특히 스포츠 활동은 더 현란하다. 배드민턴 경기를 보라. 선수들의 다리는 셔틀콕을 쫓아 이리저리 옮겨 다니고 팔은 셔틀콕의 방향과 위치에 따라 포핸드, 백핸드, 쳐올리기, 내리꽂기 등 여러 모양의 동작들을 수시로 변화시켜 만들어낸다. 아이돌의 댄스는 변화무쌍의 극치일 것이다. 방탄소년단(BTS)의 춤을 보라. 순간마다 움직임은 변화되며, 예상할 수 없는 모양의 움직임을 만들어낸다. 그 변화무쌍함은 역동적이면서도 절제되어 있고, 멋지면서도 감성적이다.

심지어 우리는 이렇게 다양하고, 상황에 따라 유연하게 변화하는 움직임들을 아주 자연스럽게 만들어낼 수 있다(낯설고 어려운 운동기술을 따라 하는 것은 학습의 문제이다. 익힌 후에는 그 움직임도 자연스럽게 나타나게 된다). 숟가락과 젓가락을 마음대로 움직여 밥을 먹을 수 있으며, 산책하고 싶으면 일어나 걸으면 되는 것이다. 말을 하고 싶으면 입과 혀를 움직여 말을 하고, 웃고 싶을 땐 웃음 근육들이 스스로 활짝 꽃을 피운다. 그만큼 쉽고 자연스러운 것이 움직임이다. 내 마음대로 처리하는 일을 "수족 부리듯 한다"라고 말하는 이유가 다 있는 것이다.

## 책의 내용

행동으로 나타난 움직임은 어떻게 이해될 수 있는가? 어떠한 원리가 숨겨져 있는가? 우리는 이제 이러한 질문들과 마주하게 되었다. 이에 대한 대답을 시작해보고자 한다. 가장 먼저, 우리가 어떻게 움직임이라는 현상을 인식하고 이해하여 왔는지 살펴보았다. 고대 그리스 철학자들의 사유를 시작으로 최근까지의 관점들에 대해 살펴보았다. 이를 통해, 우리는 움직임에 관한 여러 생각들과 이론들이 있어 왔다는 것을 알게 될 것이다. 그러나 이 책은 그 모든 생각들과 이론들에 대해 다루는 광범위한 교과서가 아니다. 이 책에서는 복잡계(complex system) 이론을 바탕으로 한 역동적 시스템(dynamic system) 관점으로 움직임을 이해하려는 시도를 할 것이다. 복잡계가 다루는 주요 주제들을 중심으로 그것들이 어떻게 움직임에 적용되는지에 대해 책을 통해 지속적으로 살펴볼 것이다. 이에 대한 내용은 2장부터 본격적으로 시작된다. 2장에서는 복잡계에 대해 정의하고, 우리의 몸이 대표적인 복잡계임을 설명하였다. 그리고 움직임은 복잡계이면서 역동적 시스템인 움직임 시스템이 환경과 과제의 상호작용으로부터 자기조직화되어 저절로 나타나는 현상임을 살펴보았다. 3장에서는 자연이 질서를 만드는 방식으로써의 모양(패턴) 형성의 원리에 대해 알아보고, 사람이 만들어내는 기능적 동작들을 모양 형성 과정으로 이해하는 시도를 하였다. 4장에서는 움직임을 몸의 각 분절들 간의 어울림(협응)으로 바라보면서, 우리가 만들어내는 역동적이면서 유연한 움직임이 어떤 원리를 통해 만들어지는지 살펴보았다. 5장에서는 기술로써의 움직임이 어떻게 습득되는지에 대해 살펴보았다. 번스타인의 자유도 모델을 중심으로 설명하면서, 나아가 운동기술 습득 과정도 모양 형성과 상전이의 과정임을 설명하였다. 그리고 네트워크 이론으로 운동학습 곡선을 설명하면서, 운동기술의 습득과 움직임의 조직화가 어떻게 이루어지는지 살펴보았다. 마지막 6장에서는 책을 마무리하면서 움직임의 의미에 대해 생각해보았다.

## 주요 용어

움직임(movements)
동작(動作, action)
활동(活動, activity)
운동(運動, motor, exercise, sports)
운동행동(motor behavior)
감각(sense)
지각(perception)
움직임 시스템(movement system)
신경세포(neuron)
연접(시냅스, synapse )
운동신경(motor neuron)
신경근접합부(neuromuscular junction)
활동전위(action potential)
아세틸콜린(acetylcholine)
액틴(actin)
마이오신(myosine)
근원섬유(myofibrils)
활주설(sliding filament theory)
발화빈도(rate coding)
동원(recruitment)
운동단위(motor unit)
근수축(muscle contraction)
단축(twitch)
가중(summation)
강축(tetanus)
크기의 원리(size principle)
나는 생각한다, 고로 존재한다(cogito, ergo sum)
뇌(brain)
스스로 움직인다, 고로 존재한다(I move, therefore I am)
중추신경계(central nervous system)
말초신경계(peripheral nervous system)
근골격계(musculoskeletal system)
신경계(nervous system)
심호흡계(cardiopulmonary system)
내분비계(endocrine system)
피부계(integumentary system)

## 일러두기 움직임 관련 용어 정리

책을 나가기에 앞서 움직임과 관련된 용어부터 정리해보고자 한다. 우리말에 신체의 움직임에 대한 몇 가지 용어가 있으나, 가끔 모호하게 쓰이는 경우가 있다. 이 때문에 그 용어의 정의와 용법을 살펴보고 본 책에서 그 용어를 어떻게 사용할지 밝히고자 한다. 이를 통해 독자들과 학습자들이 좀 더 명확하게 책의 내용을 이해하는 데 도움을 받을 수 있을 것이다.

움직임과 관련된 우리말 용어는 움직임, 동작, 활동, 운동 등이 있다. 먼저, '움직임'을 보자. '움직임'은 순우리말로 '움직이다'의 명사형이다. 국립국어원 표준국어대사전에 따르면, '움직이다'는 "멈추어 있던 자세나 자리가 바뀌다. 또는 자세나 자리를 바꾸다"로 정의되어 있다. 즉, 우리의 몸과 관련될 때 움직임이란 용어는 자세나 자리를 바꾸는 것을 말한다. 자세는 몸의 어떠한 고정된 모양을 나타내는 용어이며, 자리는 공간적 점유 영역을 말한다. 따라서 움직임이라는 용어는 몸의 모양을 바꾸거나 공간상에서의 위치 변화를 말한다. 여기서 중요한 점은 이러한 변화에 목적성을 포함하지 않는다는 것이다. 변화의 목적을 가지고 있건 없건 간에 오로지 몸의 공간적 변화가 나타난다면 그것은 '움직임'이라는 용어로 표현될 수 있는 것이다. 따라서 '움직임'은 몸의 공간적 변화에 대한 가장 포괄적이고 일반적인 용어라 할 수 있다. 본 책에서도 몸의 공간적 변화에 대한 가장 기본적인 의미로 움직임이라는 용어를 사용하였다.

'동작'은 한문에서 온 용어로 움직일 동(動), 만들 작(作)이다. 이를 직역하자면 '움직임을 만든 것' 혹은 '만들어진 움직임' 정도로 해석할 수 있다. 국립국어원 표준국어대사전에도 "무술이나 춤 따위에서, 특정한 형식을 갖는 몸이나 손발의 움직임"으로 정의되어 있다. 즉, '동작'은 특정한 목적 아래에서 만들어진 특정 형식의 움직임을 의미한다. 따라서 본 책에서 특정 목적을 위해 특정 형식을 띤 움직임이나 특징적인 움직임의 순서를 포함하는 움직임을 나타낼 때 동작이라는 용어를 사용하고자 하였다.

‘활동(活動)’은 역시 한문 용어로 국립국어원 표준국어대사전의 정의는 다음과 같다.

1) 몸을 움직여 행동함
2) 어떤 일의 성과를 거두기 위하여 힘씀

이러한 정의는 몸의 움직임보다 그것을 통한 행위에 더 초점이 맞춰진 용어라 볼 수 있다. 그리고 2번의 정의에는 목적이 있는 신체적 움직임이라는 의미를 넘어서 사회적 의미까지 포함하고 있다. 본 책은 움직임이라는 현상을 과학적으로 이해하기 위해 쓰였으므로, 관련 내용을 기술할 경우에는 ‘신체적’이라는 단어를 붙여 뜻을 명확하게 하였다.

마지막으로 ‘운동’을 살펴보자. 운동 역시 한문 용어로 운전할 운(運)에 움직일 동(動)이다. ‘움직임을 운전하다’로 직역할 수 있겠다. 그러나 이러한 직역은 여전히 모호하다. 국립국어원 표준국어대사전의 정의를 보자.

1) 사람이 몸을 단련하거나 건강을 위하여 몸을 움직이는 일
2) 어떤 목적을 이루려고 힘쓰는 일. 또는 그런 활동
3) 일정한 규칙과 방법에 따라 신체의 기량이나 기술을 겨루는 일. 또는 그런 활동
4) 「물리」 물체가 시간의 경과에 따라 그 공간적 위치를 바꾸는 일
5) 「철학」 시간의 경과에 따른 물질 존재의 온갖 변화와 발전

사회적 의미의 운동을 말하는 2번과 물리와 철학에서 쓰이는 4번, 5번 정의를 뺀다면, 운동이라는 용어는 신체적 단련을 위한 몸의 움직임 혹은 신체적 움직임의 기술을 겨루는 활동으로 정의되고 있다. 일상적으로도 우리는 그와 같이 사용하고 있다. 따라서 운동이라는 용어는 움직임 자체를 말하는 게 아니라 목적화된 움직임을 나타내고 있다.

그러나 우리는 일상적으로 목적화되지 않은 근원적 움직임에서도 운동이라는 용어를 혼용하고 있다. 움직임은 목적이 없이도 가능하다. 예를 들어, 근육이나 운동신경, 뇌의 운동피질 등에 전기적 자극을 가하면 관련 근육이 수축하게 되고 움직임이 발생하게 된다. 그러한 움직임은 전기적 자극이 만들어낸 움직임으로 목적을 위해 만들어진 것은 아니다. 이렇게 발생하는 움직임에도 우리는 ‘운동이 일어났다’고 표현하는 경우가 있는데, 그것이 적절한지에 대해서는 생각해볼 필요가 있다.

또한 움직임과 관련된 의학적 용어나 학술적 용어로 운동이라는 용어를 자주 사용하고 있다. 예를 들어, 움직임 신호를 전달하는 말초신경을 운동신경이라 하고, 움직임의 행동적 측면을 다루는 학문을 운동행동학(motor behavior)으로 표현한다. 여기서 사용된 ‘운동’이라는 용어는 사실 엄밀히 따져 국립국어원 표준국어대사전에서 제시된 정의에는 부합되지 않는 것으로 생각된다. 방금 언급했듯이 운동신경은 근본적으로 움직임이라는 역동성을 만들어내는 신경이지만, 신경 자체에는 목적성이 포함되어 있지 않다. 운동신경을 영어로는 ‘motor neuron’이라 하는데, ‘motor’라는 단어도 움직임의 역동성을 드러낸 것으로 우리말의 ‘운동’이라는 단어보다는 기계적인 움직임을 만들어내는 ‘모터’나 ‘발동기’의 의미로 사용된 것이라 볼 수 있다. 마찬가지로 운동행동이나 운동조절과 같은 학술적 용어에도 운동이라는 단어가 사용되는데, 이는 신체 단련을 위한 운동이나 스포츠 경기에 대한 행동적 측면을 탐구하는 학문을 뜻하는 게 아니다. 여기에 사용되는 영어 단어도 ‘motor’인데, 움직임이라는 역동성을 탐구하는 학문으로 이해하는 것이 옳으며, 또한 그렇게 사용되고 있다. 따라서 우리가 운동신경, 운동조절, 운동행동 등에 사용된 ‘운동’이라는 용어를 이해할 때, 목적성을

띤 움직임을 뜻하는 것이 아닌, 역동성을 띤 움직임으로 이해하는 것이 바람직하다고 생각된다. 즉, 운동조절은 움직임의 역동성이 어떻게 나타나고 조절되는지에 대한 논의이다.

국립국어원 표준국어대사전의 운동에 대한 정의 1번에 해당하는 영어 단어는 'exercise'이고, 3번에 해당하는 단어는 'sports'일 것이다. 우리말의 '움직임'에 해당하는 말은 'movements'로 볼 수 있다. 움직임 발생 장치이자 그것으로부터 만들어지는 힘과 움직임을 나타내는 단어인 'motor'에 해당하는 우리말은 그다지 적절한 게 없는 것처럼 보인다. 그래서 '모터'를 그냥 사용해도 좋을지도 모른다. 하지만, 우리는 이미 'motor'에 해당하는 말을 '운동'이라는 단어로 관용적으로 사용하고 있기 때문에 그렇게 사용해도 나쁘지 않다고 생각된다.

본 책에서는 움직임과 관련된 단어를 의미에 맞게 구분하여 사용하고자 노력하였다. 신체의 시공간적 변화를 의미하는 경우엔 '움직임'이라는 용어를 일반적으로 사용하였다. '운동'은 국립국어원 표준국어대사전에서 제시한 1번 정의에 해당하는 경우와 학술적으로 광범위하게 쓰이는 경우(예, 운동신경, 운동행동, 운동기술, 운동치료 등)에 사용하였다. 3번 정의에 해당하는 경우는 '운동 경기' 혹은 '스포츠'로 썼다. 마지막으로 '동작'은 앞서 말한 대로 특정 형식을 띠거나 특정 순서를 포함하는 움직임을 나타낼 때 사용하였다. 그리고 움직임의 모양, 움직임의 패턴 등으로 문맥에 따라 동작과 동일한 의미로 사용하였다.

# 1.2 움직임 이해의 역사

*자연의 가장 중요하고 아름다운 특성을 꼽으라면 단연코 움직임이다.*

— 프랑수아 드 사드

*이 단원을 읽고 나서,*

1. 고대 그리스 철학에서 의미하는 움직임에 대하여 설명할 수 있다.
2. 헤라클레이토스의 만물유전 사상과 함께 두 번 다시 동일한 움직임을 반복할 수 없는 이유에 대하여 설명할 수 있다.
3. 플라톤이 생각한 움직임에 대하여 설명할 수 있다.
4. 데카르트의 오토마타와 그가 생각한 움직임의 원리에 대하여 설명할 수 있다.
5. 쉐링턴의 반사 이론을 설명하고, 그 제한점에 대하여 설명할 수 있다.
6. 현대 신경과학에 있어서 브로카의 업적에 대하여 설명할 수 있다.
7. 운동행동에 있어서 신경계의 역할과 뇌의 작동에 대하여 우리가 오해하지 말아야 할 것에 대하여 설명할 수 있다.
8. 중앙패턴발생기(central pattern generator)에 대하여 설명할 수 있다.
9. 앳킨슨과 쉬프린의 기억 모델에 대하여 설명할 수 있다.
10. 운동프로그램의 정의와 특징에 대하여 설명할 수 있다.
11. 슈미트의 일반운동프로그램에 대하여 설명할 수 있다.

## 움직임은 변화다

우리가 어떻게 움직임을 이해하고, 이해의 폭을 넓혀 왔는지 살펴보기 위해 먼저 고대 그리스로 거슬러 올라가 보자.[9] 그 시기 그리스에서는 많은 철학자들에 의해 서양의 여러 사상이 태동하기 시작하였다. 움직임은 고대 그리스의 철학자들에게 중요한 관심사였다. 하지만 그들에게 움직임이란 물체나 사람의 움직임에 대한 것을 넘어 좀 더 근원적인 것이었다. 고대 그리스어에서 움직임을 뜻하는 단어는 '**kinesis**'로, 여기에는 변화의 의미가 포함된다. 물론 고대의 철학자들이 말하는 움직임이 근원적인 의미에서의 변화를 말하더라도, 그들의 사유를 좇아가 보는 것은 우리가 몸의 움직임을 이해하는

[9] 고대 그리스 철학자들의 움직임 개념에 대한 내용은 다음 논문을 많이 참조하였다; 이문성, 이계행. (2011). "고대 그리스에서의 운동 개념". *움직임의 철학: 한국체육철학회지*, *19*(1), 1-13.

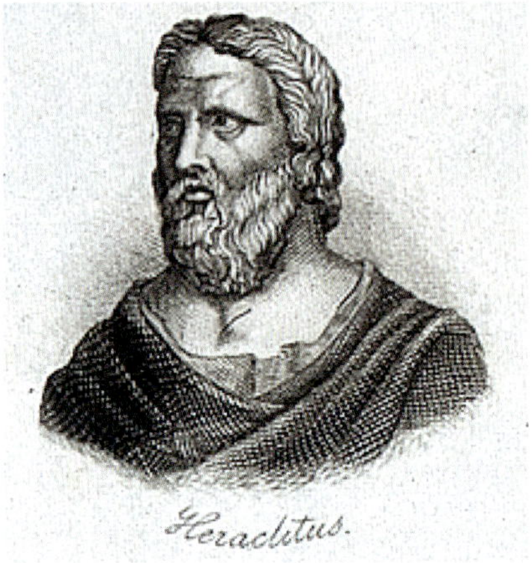

그림 1-8 헤라클레이토스. 누구도 두 번 다시 동일한 강에 들어갈 수 없다고 말하였다.

데 도움이 될 수 있을 것이다. 우리가 만들어내는 움직임도 결국 몸의 공간적인 위치 변화를 의미하기 때문이다.

기원전 6세기경, 그리스 최초의 철학 학파인 밀레토스 학파가 탄생하였다. 탈레스를 창시자로 하여 아낙시만드로스, 아낙시메네스 등이 대표적인 철학자들이다. 이들은 만물의 근원에 대하여 탐구하였다. 탈레스는 만물의 근원을 물로 상정하고, 물이 움직여 기본적인 원소인 공기, 불, 흙이 만들어진다고 생각하였다. 아낙시만드로스는 그의 스승인 탈레스가 상정한 물보다도 더 근원적인 아페이론(apeiron)이라는 상상의 원소를 상정하였다. 아페이론은 영원히 움직이며 불, 공기, 물, 흙을 탄생시킨다고 하였다. 아낙시만드로스의 친구였던 아낙시메네스는 만물의 근원을 공기라고 생각하였다. 그에게서 공기는 실감할 수 있으며, 끊임없이 움직이며, 모든 곳에 존재하는 것이다. 공기는 움직여 불, 바람, 구름, 물, 흙, 돌 등으로 변화되며, 이들로부터 온 우주가 생겨나는 것이다. 이처럼 밀레토스 학파는 만물의 근본적 원소에 대해 생각하였으나, 만물이 생성되고 변화되는 것은 결국 근원의 움직임을 통해서라고 생각하였다.

에페수스 출신의 **헤라클레이토스**(Heraclitus of Ephesus, BC 535~475)는 변화에 대한 가장 유명한 철학자이다(그림 1-8). 그는 세상의 모든 것은 움직이고 있으며 한 자리에 머물러 있지 않는다는 만물유전의 철학관을 가지고 있었다. 그는 세상을 흘러가는 강물에 비유하며, 우리가 강에 여러 번 뛰어들더라도 두 번 다시 동일한 강에 들어갈 수 없다고 소리 높였다. 그는 만물의 근원을 불이라고 생각하였는데, 그것 역시 고정되어 있지 않고 끊임없이 움직이며 변화하는 것이다. 그는 움직임과 변화만이 세상에 실재하는 것이라 생각하였다.

이러한 그의 생각은 사람의 움직임에 적용해볼 수 있다. 우리의 움직임은 늘 변화한다. 심지어 동일한 동작을 반복하더라도 두 번 다시 같은 움직임을 만들어낼 수 없다. 이런 점에서 헤라클레이토스는 엄청난 직관을 지닌 철학자였다. 예를 들어 보자. 우리가 할 수 있는 가장 간단한 동작은 무엇일까? 아마 마우스를 잡은 상태에서 집게손가락을 사용해 왼쪽 마우스 버튼을 누르는 일일 것이다. 이러한 간단한 움직임도 백이면 백, 같을 수가 없다. 보기에는 같아 보일지 몰라도, 혹은 느끼기엔 같다고 느낄지 몰라도, 혹은 아무리 동일하게 움직임을 만들어 보기 위해 집중에 집중을 거듭하더라도 결국은 매번 다른 움직임이다. 과학적 장비를 사용하여 손가락 궤적의 시공간적 변화를 살펴보면 손쉽게 바로 알 수 있다(그림 1-9).

우리가 완벽히 동일한 움직임을 두 번 다시 만들어내지 못한다고 절망할 필요는 없다. 우리의 움직임 시스템이 정확하지 않다는 뜻이 아니라, 그것은 복잡계의 한 특성

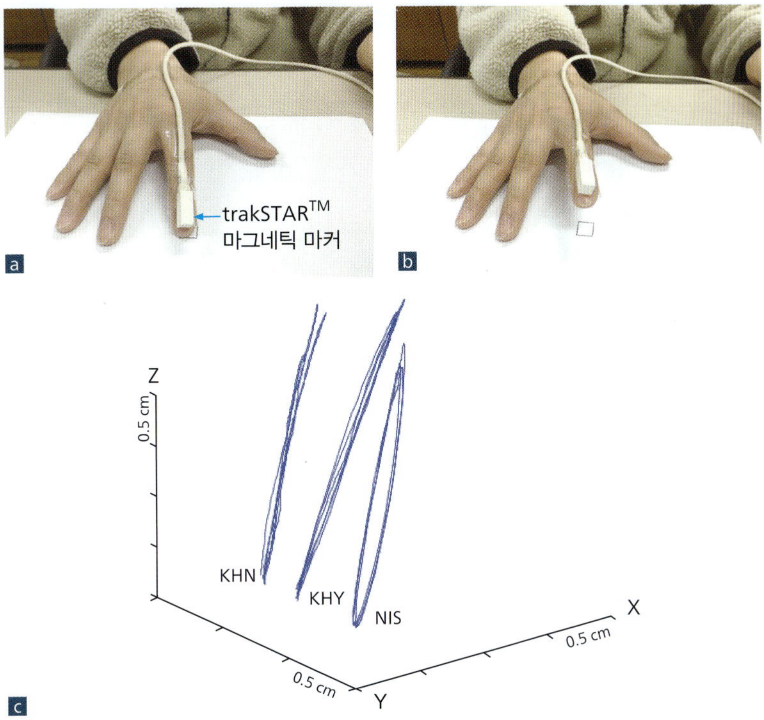


그림 1-9 우리의 움직임은 항상 변한다. 간단한 실험을 하였다. 대상자들에게 집게손가락을 들어 올렸다가 내리되 공간상에서 항상 동일한 움직임을 만들어내도록 지시하였다. 1회 시도에서 3번의 움직임을 반복하였다. 그림 C는 각 대상자가 가장 동일한 움직임을 만들어낸 시도의 공간 궤적을 나타냈다. 어떤 대상자도 공간상에서 동일한 움직임을 만들어내지 못했음을 확인할 수 있다.

인 것이다.[10] 손가락 하나를 까닥하고 움직이는 데에도, 엄청난 수의 신경세포와 연접이 작동한다. 게다가 근육을 수축시키는 데 필요한 힘을 아무리 똑같이 만들어내려고 해도 완벽히 똑같을 수는 없다. 또한 근육의 장력이나 관절의 감각도 매번 같을 수는 없을 것이다. 이러한 움직임의 요소 중에서 어느 것 하나라도 0.00000001퍼센트의 차이만 발생하더라도 손가락의 움직임은 시공간적으로 달라질 수밖에 없다. 하다못해 손가락은 출발 위치로도 정확히 돌아오지 못할 것이다(그림 1-9). 두 번 다시 동일한 강에 들어가지 못하는 것이다. 이는 복잡계의 하나의 특징인 **초기 조건 민감성**(sensitivity to initial conditions)이라는 개념으로 설명 가능하다. 시스템 구성요소가 만드는 아주 미세한 차이가 행동의 변화를 가져올 수 있다는 것이다. 이는 미국의 기상학자인 에드워드 로렌츠(Edward Lorenz)가 자신의 날씨 예측 모델을 컴퓨터를 사용해 시뮬레이션하다가 발견하였다.[11] 그는 하나의 변수값을 소수점 세 자리 이하에서 변화를 주어 입력하였는데, 시간이 흘러 결과는 너무나 큰 행동의 차이를 가져왔다. 이것이 그 유명한 **나비효과**(butterfly effect)이다.

10 복잡계의 정의와 특성 등에 대해서는 2장에서 설명하고 있다.

11 Lorenz, E. N. (1995). *The essence of chaos*. University of Washington press.

## 플라톤: 움직임은 영혼이다

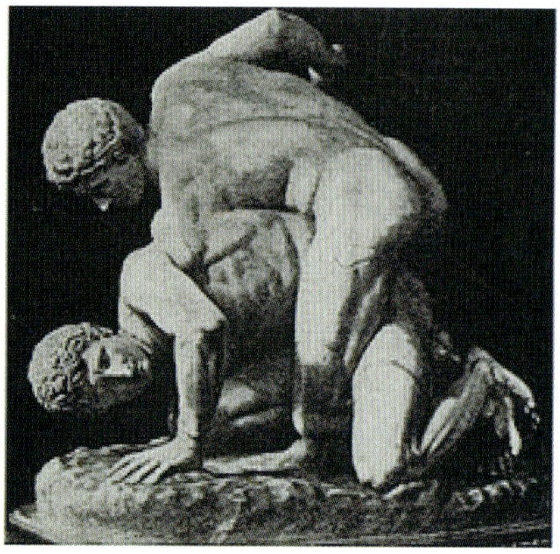

그림 1-10 플라톤은 레슬링 선수로 활약하였다. 그는 스스로 움직이는 힘을 영혼과 생명의 근원이라 생각했다.

헤라클레이토스 이후, 움직임에 대한 생각은 좀 더 구체화되기 시작한다. **플라톤**(Plato, BC 427~347)은 서양 철학사에 가장 위대한 인물로 평가받는 고대 그리스의 철학자이다. 그는 철인이 되기 위한 기본적 덕목으로 몸의 신체적 단련을 중요시하였다. 그는 운동(sports)에도 일가견이 있어서 레슬링으로 그리스 제전에서 2번이나 우승했다(그림 1-10). 플라톤이란 이름도 본명이 아니라 레슬링 선생이 그의 넓은 어깨를 보고 'plato'라고 애칭으로 불렀다는 설이 있다. 이런 점들을 통해 볼 때, 플라톤은 그 자체로도 위대한 지성임에 틀림없지만, 몸의 움직임에 대해서도 깊은 사유를 했으리라 짐작된다. 플라톤은 그의 마지막 저작인 "법률"에서 움직임을 열 가지로 분류하였다. 회전, 이동, 분리, 결합, 성장, 쇠퇴, 생성, 소멸, 다른 것을 움직이면서 그것에 의해 변화되는 움직임, 그리고 마지막으로 자신 스스로 및 다른 것도 움직이게 하는 힘이 그것들이다. 플라톤은 이 중에서 자신 스스로 움직이게 하는 힘을 세상의 움직임과 변화의 원천으로 파악하였다. 이를 통해 그는 헤라클레이토스가 말한 움직임과 변화에 대해 논리를 부여하고자 하였다.

플라톤에 의하면 움직이지 않는 것은 생명을 가지지 않은 것이다. 움직인다는 것은 영혼을 가진 것으로 간주된다. 그에게 영혼의 근원은 스스로 움직이는 힘에 다름 아니다. 따라서 스스로 움직이는 것은 영혼이 내재하고 있는 동시에 살아 있는 것이기도 하다. 세상은 끊임없이 움직이고 변화한다는 헤라클레이토스의 생각을 바탕으로 플라톤은 영혼이 온 세상에 퍼져 있으며, 식물까지도 저급한 영혼을 가지고 있다고 생각하였다. 물론 하늘의 해와 별들도 늘 스스로 움직이므로 영혼을 가진 것들로 간주된다. 나아가 세상의 움직임은 끝이 없기 때문에 움직임의 근본인 영혼도 불멸한다고 생각하였다. 영혼이 사라지면 세상의 모든 움직임도 멈추는 것이다. 이러한 플라톤의 생각은 무생물로 구분되는 천체를 생명과 영혼을 가진 것으로 간주했다거나, 스스로 움직일 수 없는 식물도 움직일 수 있는 생명으로 간주했다는 것이 현대의 생각과 다르다. 그럼에도 불구하고, 영혼과 생명의 근원을 스스로 움직일 수 있음으로 생각할 만큼 움직임을 중요하게 바라보았다.

## 아리스토텔레스의 가능태와 현실태

플라톤의 제자인 **아리스토텔레스**(Aristotle, BC 384~322)는 움직임을 어떻게 이해하였을까? 그는 움직임을 설명하기 위해 가능태(dynamis)와 현실태(energeia)에 대해 먼저 언급하였다. 가능태란 자신이나 다른 것을 움직이거나 변화시킬 수 있는 근원적인 힘을 말하는 것이며, 현실태는 가능태가 실현된 상태를 말한다. 아리스토텔레스에게 움직임이란 가능태가 현실태로 나타나는 것을 뜻하였다. 간단히 말해, 그가 말하는 움직임이란 잠재된 것이 실체를 드러내는 과정이라 말할 수 있다. 움직임은 표현될 수 있는 모든 것에 다 적용될 수 있겠지만, 몸의 움직임으로, 예를 들면 이런 것이다. 만약 우리가 걷는 동작을 할 때, 움직임으로서의 걸음이란 일반적 의미의 보행이 아니라 지금 현재 눈앞에서 '걷고 있음'을 말하는 것이다. 걷고 있음은 걸을 수 있는 우리의 내재된 능력이 밖으로 표현되어 나온, 날것으로의 움직임인 것이다.

이러한 고대 철학자들의 움직임에 대한 천착에도 불구하고 사람의 움직임에 대한 탐구는 우주와 물질의 움직임을 탐색하는 물리학이나, 생명과 인체에 대한 생물학과 의학 등에 비해서 많이 주목받지는 못하였다. 탐구의 소외는 사람의 움직임에 대한 이해에 있어서도 깊이 있는 시각을 드러내 보이지 못하였다. 서양 중세의 인간은 신과 영혼에 종속된 것이었다. 하나님이 흙으로 빚은 사람의 형상에 입김을 불어넣음으로 해서 사람은 영혼을 얻고 움직이기 시작했다. 유럽의 중세는 신이 모든 것을 지배하던 시대였다.

### 데카르트의 오토마타

근대에 들어와 데카르트는 사람의 육체적 활동과 정신적인 부분을 분리시켜 놓았다. 그에게서 영혼은 사람의 몸을 작동시키는 것이었지만, 사람의 몸은 영혼의 보금자리이기도 했다. 사람이 죽는다는 것은 영혼이 사람의 몸을 떠나서 생기는 것이 아니라, 육체가 더 이상 작동하지 않기 때문이라고 생각하였다. 나아가 그는 "사람 몸에 대한 설명, The description of the human body"라는 미완성 책에서 사람을 **작은 기계들**(automata)의 합이라 설명하였다. 그에게서 사람의 움직임은 기계적인 활동이었다. 예를 들어 불에 손을 갖다 대면 뜨거워서 재빨리 손을 떼게 된다. 데카르트는 불에서 어떤 미립자가 방출되고 그 미립자가 신체의 근육을 움직이게 한다고 생각하였다(그림 1-11).[12] 미립자라는 개념을 빼고 나면 현대의 **반사궁**(reflex arch)과 크게 다르지 않다. 그는 근육과 힘줄을 신체를 움직이게 하는 기계 부품으로 생각하였고, 이 기계를 움직이는 힘은 심장이 가진 열이라 생각하였다. 심장의 열이 체온을 만들고, 체온은 근육을 포함한 신체의 모든 부품들을 작동시킨다고 생각하였다. 데카르트의 이러한 환원적이며 기계론적인 사고관은 사람의 움직임에 대한 근대적인 방법론을 제시한 것으로 생각된다.

### 쉐링턴의 반사

이후 생리학이 발전하면서 사람의 움직임에 대한 이해도 높아져 갔다. 신경세포에 대한 연구로 노벨상(1932)을 타기도 했던 영국의 저명한 신경생리학자인 **찰스 쉐링턴 경**(Sir Charles Scott Sherrington, 1857~1952)은 인간의 움직임을 입출력에 의한 **반사**

12 "두뇌의 비밀을 찾아서: 데카르트에서 에클라스까지", 페터 뒤베케(이미옥 옮김, 모티브북, 2005).

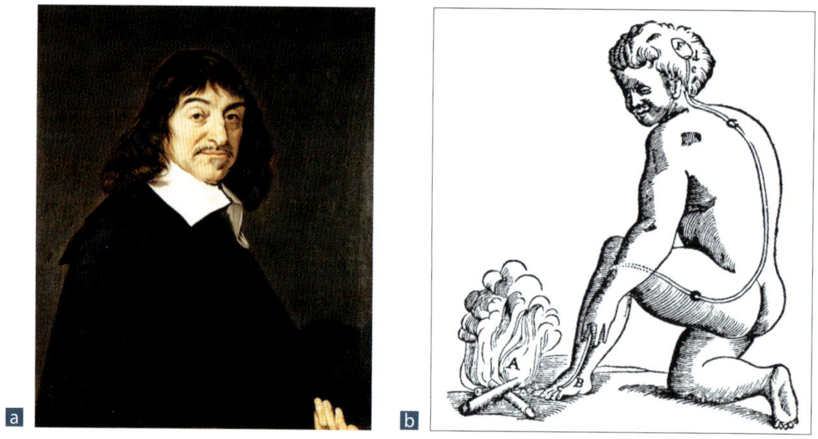

그림 1-11 르네 데카르트는 사람의 움직임을 철저히 기계적 활동으로 보았다. 불에 가까이 가면 불에서 방출된 미립자가 신체로 이동해 근육을 움직인다고 생각하였다.

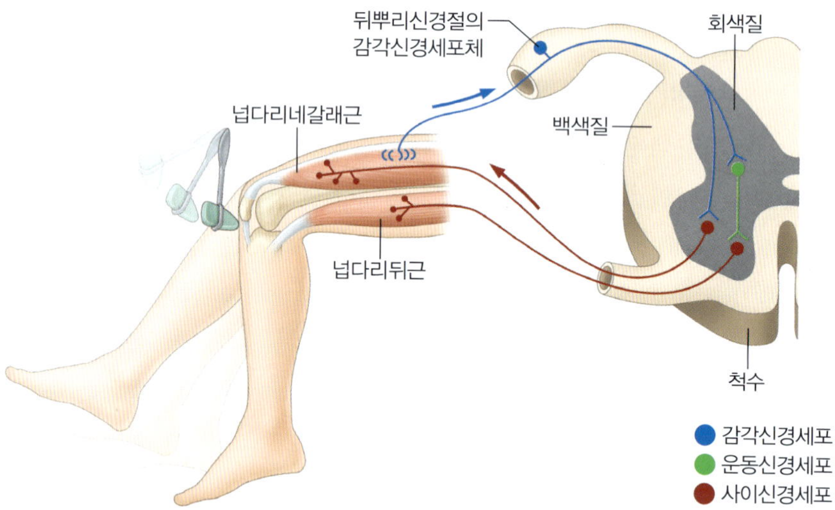


그림 1-12 무릎반사. 이완된 무릎의 힘줄을 반사망치로 치면 힘줄이 갑자기 늘어난다. 힘줄 내의 근방추는 힘줄 길이의 시간적 변화 정보를 척수로 보낸다. 이 정보는 재빨리 넙다리네갈래근을 수축시킨다.

(reflex)로 이해하였다.[13] 쉐링턴은 무릎반사에 대해 상세한 설명을 하였다(그림 1-12). 이완된 무릎의 힘줄을 반사망치로 치게 되면, 무릎이 빠르게 펴지게 된다. 힘줄이 갑자기 늘어나는 동안, 힘줄 내에 있는 **근방추**(muscle spindle)라는 고유수용성 감각체는 힘줄 길이의 시간적 변화를 감지해 척수로 정보를 보내고, 이 정보는 재빨리 넙다리네갈래근(quadriceps)을 수축시켜 무릎을 펴게 하는 것이다. 힘줄이나 근육이 갑자기 늘어나는 것은 손상의 위험이 크다는 것을 암시하므로 빠른 대처가 필요한 것이다. 이를

[13] Burke, R. E. (2007). Sir Charles Sherrington's the integrative action of the nervous system: a centenary appreciation. *Brain*, *130*(4), 887-894.

위해 뇌가 아닌 척수에서 정보를 처리하여 운동신경에 근육을 수축하라는 신호를 재빨리 보내게 된다. 자극의 입력을 위한 감각신경과 반응 출력을 위한 운동신경은 척수에서 한 번만 연접한 채 직접적으로 연결된다. 반사는 감각과 운동이 짝지어진 과정이며, 무의식적으로 자동화된 반응이다.

반사는 사람의 생존과 관련된 아주 중요한 움직임이다. 의식적으로 움직임을 만들어내기엔 너무나 급박한 순간이라 움직임 반응이 자동화된 것이다. 뜨거운 것에 손을 갖다 대면, 뜨겁다고 느끼자마자 재빨리 손을 거기서 떼게 된다. 어떤 때는 뜨겁지 않아도 착각하여 손부터 떼게 되기도 한다. 그만큼 신체를 상하게 할 어떤 것들로부터는 반사적으로 손을 거둬들여야 하는 것이다. 손보다 더 중요한 것은 심장과 장기가 있는 몸통이다. 넘어질 때는 손을 재빨리 쭉 펴서 몸통에 가해지는 충격을 완화시킨다. 감각과 뇌가 있는 얼굴도 생존과 직접적으로 관련되어 있어 반사적으로 보호한다. 손가락으로 옆에 있는 사람의 눈을 찔러 보라. 예외 없이 상대는 눈을 감아버린다(혹은 당신 손가락이 부러질 수도 있다). 갑자기 머리에 무엇인가 날아오면 몸을 움츠리며 팔로 막는다. 전부 생존을 위한 반사적인 운동행동들이다.

쉐링턴은 반사를 인간의 운동행동이나 연속된 동작을 이해하는 가장 기본적인 요소로 설명하였다. 그는 개구리가 파리를 잡아먹는 운동행동을 예로 들었다. 파리(자극)를 본 개구리는 자신의 혀를 재빨리 쭉 내밀어(반응) 파리를 잡는다. 그리고 잡은 파리는 자극으로 작동하여 입을 다무는 반응을 출력하고, 다문 입은 다시 자극이 되어 파리를 삼키는 운동을 반사적으로 만들어내는 것이다. 이처럼 쉐링턴의 운동행동이란 자극을 감지하는 감각 입력과 그 자극에 대해 특정한 반응을 하는 운동 출력이 연결된 과정이며, 인간의 복잡한 운동이나 여러 움직임이 시간적으로 연결된 시퀀스(sequence) 움직임들도 기본적인 반사들이 레고 블록처럼 모여서 이루어진 것이었다.

쉐링턴의 반사 이론은 현재까지도 중요한 개념이며 임상에서 활용되고 있지만, 인간의 움직임에 대한 제한된 시각을 가지고 있다.[14] 가장 치명적인 약점은 반사가 운동행동의 기본 단위가 될 수 없다는 것이다. 인간의 모든 움직임이 무의식적이며 자동적으로 이루어지는 반사는 아니다. 사람의 복잡하고 다양한 운동행동들을 생각해볼 때, 반사에 의한 움직임은 일부일 뿐이다. 굳이 예를 들지 않더라도 많은 일상의 움직임은 뇌의 의식적 노고가 필요하다. 또한 그 움직임들은 주변 환경이나 수행 목적 등에 따라 다르게 나타날 수 있다. 우리가 생성하는 많은 움직임들은 반사처럼 자극과 짝지어진 반응이 아니며, 또한 그럴 필요도 없다. 개구리에게는 날아다니는 파리가 혀를 반사적으로 내밀게 하는 자극일 수 있지만, 사람에게는 반사적인 반응을 일으키는 자극이 되지 않는다. 손목의 스냅을 사용하여 파리를 내쫓을 수도 있고, 양 손바닥으로 박수 치

[14] Shumway-Cook, A. & Woollacott, M. H. (2007). *Motor control: translating research into clinical practice.* Lippincott Williams & Wilkins.

듯이 파리를 잡으려 할 수도 있으며, 파리채를 찾는 행동을 만들 수도 있으며, 아니면 파리로부터 도망가는 움직임으로 나타날 수도 있다. 움직임은 이렇게 다양하게 선택되고 수행될 수 있으며, 이는 환경과 필요 등에 의해 변화될 수 있는 것이다. 이러한 관점에서 볼 때 반사 이론은 인간의 운동행동을 너무나 단순하고 정적인 과정으로 이해하고 있음이 드러난다. 하지만, 우리의 움직임은 얼마나 복잡하고 역동적인가.

## 뇌과학의 발전과 움직임의 이해

쉐링턴 이후, 신경생리학과 더불어 뇌과학의 눈부신 발전은 사람의 움직임에 대한 이해를 넓혀오고 있다.[15] 뇌에 대한 연구는 대개 뇌의 특정 영역들은 특정한 기능을 한다는 가설에서 시작한다. 이러한 연구적 가설은 프랑스의 당대 최고 의사인 **폴 브로카**(Pierre Paul Broca, 1824~1880)가 **운동성 실어증**(motor aphasia)을 유발하는 뇌의 부위를 밝혀냄으로써 처음으로 실증되었다(그림 1-13). 뇌의 구조와 기능에 대한 연구는 일반적으로 뇌 손상 환자들을 대상으로 하거나, 뇌의 특정 부위에서 발생하는 전기적 현상을 관찰함으로써 이루어지고 있다. 더 나아가 **기능적 자기공명영상법**(functional magnetic resonance imaging, fMRI)과 같은 첨단 영상 장비 등을 통하여 움직임이 뇌의 활성화 부위와 어떻게 관련되어 있는지 살펴보고 있다. 이러한 연구 방법들을 통하여 우리는 우리가 어떻게 움직임을 수행하는지에 대하여 좀 더 구체적으로 알아가고 있다.

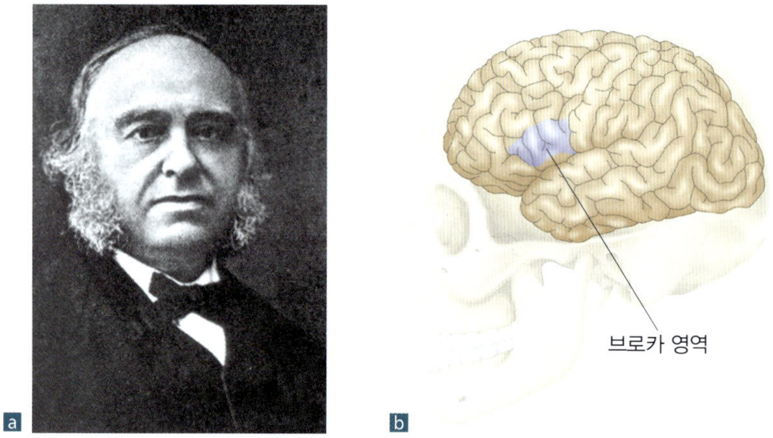


그림 1-13 폴 브로카와 브로카 영역. 뇌의 특정 영역들은 특정한 기능을 한다는 가설은 폴 브로카가 브로카 영역을 발견하면서 처음으로 실증되었다.

[15] Hudspeth, A. J., Jessell, T. M., Kandel, E. R., Schwartz, J. H. & Siegelbaum, S. A. (Eds.). (2013). *Principles of neural science*. McGraw-Hill, Health Professions Division.

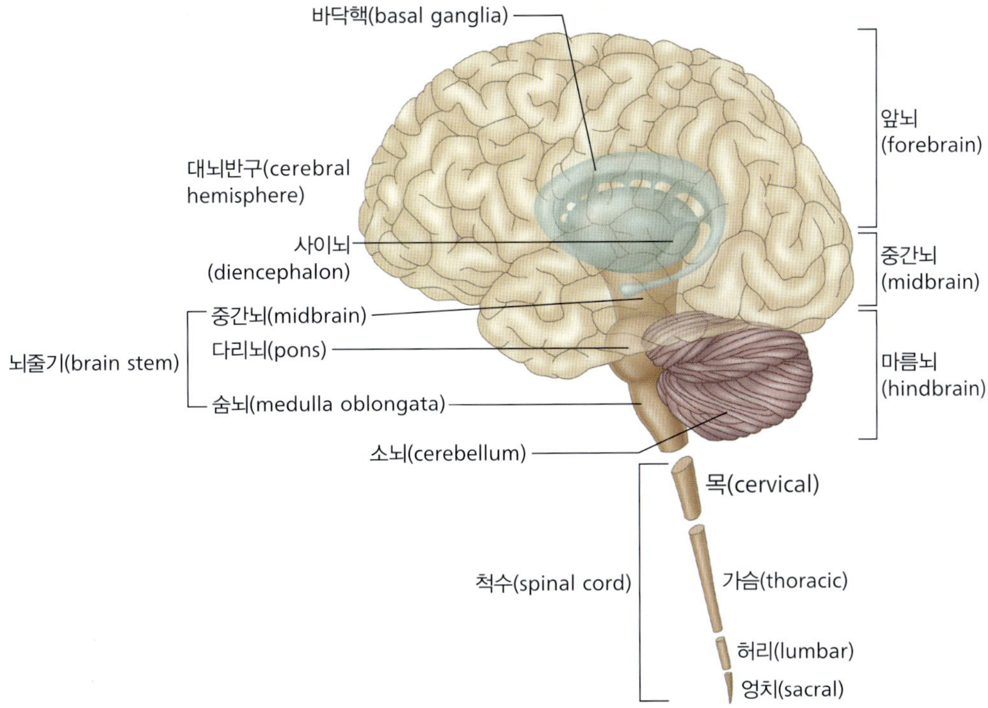


그림 1-14 중추신경계를 정중면으로 나눴을 때의 모습과 구성

사람의 뇌는 **대뇌피질**(cerebral cortex), **바닥핵**(basal ganglia), **사이뇌**(diencephalon), **소뇌**(cerebellum), **뇌줄기**(brain stem), **척수**(spinal cord) 등의 기관을 포함한다 (그림 1-14). 이러한 부위들은 다시 많은 하위 구조물로 나뉘어 있다. 사람의 운동행동에 관여하는 구조물들에 대해 살펴보면 먼저, 대뇌피질 부위는 여러 감각 정보들을 해석하고 통합하며 이를 움직임을 위한 정보로서 이용한다. 또한 움직임의 계획과 실행을 담당하는 운동조절의 최상위 센터이다. 대뇌피질 영역 중에서도 움직임과 관련된 부위는 **이마엽**(frontal lobe)에 위치하고 있다. 중심앞이랑(precentral gyrus) 바로 앞에 위치한 **일차운동영역**(primary motor cortex)은 골격근에 실행 명령을 내려 우리의 몸을 움직이게 하는 역할을 한다. **앞운동영역**(premotor area)과 **보완운동영역**(supplementary motor area)은 일차운동영역의 앞에 위치하여 움직임이 수행되기 전에 운동을 계획하고 실행으로 옮기는 단계에서 중요한 역할을 한다. 대뇌피질 아래에는 바닥핵이 위치하며 여러 움직임들이 시간적으로 배열된 동작들을 계획하며 걷기, 자전거 타기, 쓰기와 같은 자동적이고 전형적인 운동 패턴을 선택하고 출력한다.

뇌줄기는 아래로 척수와 연결되는 뇌의 구조물이다. 주요 운동 중추는 **적색핵**(red nucleus), **가쪽안뜰핵**(lateral vestibular nucleus), **그물체**(reticular formation)이며 몸의 바른 정렬에 대한 무의식적인 운동조절을 담당한다. 뇌줄기 뒤쪽에는 소뇌가 위치하며, 관절과 근수용기로부터 정보를 받아 무의식 수준에서 몸의 움직임과 균형을 조절한다. 또한 힘과 운동범위 등을 조절하여 신체 평형, 자세 조절, 움직임의 미세한 조

### 글상자 1-3 중앙패턴발생기

동물의 많은 움직임들은 동일한 단위 움직임이 반복되는 율동적 움직임을 포함한다. 예를 들어, 호흡, 씹기, 걷기, 달리기, 수영, 사이클 등이 그러한 움직임이다. 이러한 율동적 움직임은 뇌와 같은 고위 신경중추에 의한 조절이나 감각 피드백 없이도 만들어질 수 있다. 즉, 율동적 움직임은 자동화되어 수의적인 조절이 필요치 않을 수 있는데, 이러한 움직임을 발생시키는 신경 네트워크를 중앙패턴발생기(central pattern generator), 줄여서 CPG라고 한다.

CPG에 대한 증거는 아주 오래전부터 실험들을 통해 확인되고 있다. 1910년대에 쉐링턴과 **브라운**(Graham Brown, 1882~1965)은 척수가 절단된 개와 고양이가 몇 주 지나서 뒷다리의 율동적 움직임을 만들어낼 수 있음을 보여주었다.[16] 1960년대에는 쉬크와 동료들(Shik, Orlovskii, Severin)이 척수가 절단된 고양이를 트레드밀 위에서 걷게 하는 실험을 하였다.[17] 척수를 절단했다는 것은 사지로부터 올라오는 감각 정보를 받을 수 없고, 또한 뇌로부터의 운동명령이 사지로 전달될 수 없다는 것을 말한다. 그들이 절단부보다 아래의 척수에 전기적 자극을 가했을 때, 고양이는 트레드밀 위에서 정상적인 보행을 할 수 있었다. 그 보행 패턴은 전기적 자극이 중단된 뒤에도 유지되었으며, 트레드밀의 속도를 빠르게 하였을 때는 그 속도에 맞춰서 빨라지기도 하였다. 이러한 관찰은 보행이라는 율동적 움직임이 상위 조절 중추인 뇌의 통제 없이도 나타날 수 있으며, 그 움직임의 생성은 척수에서 담당하고 있음을 보여주고 있다. 심지어 대뇌피질보다 낮은 수준인 뇌줄기를 절단한 경우에도 고양이는 스스로 서고, 보행까지 할 수 있었다. 이러한 결과는 쥐와 같은 동물들에서도 실험적으로 관찰되고 있다. 목이 잘린 닭이 뛰어다닌다거나 낙지탕탕이 요리에서 잘린 낙지 다리가 꿈틀대는 것도 CPG로 이해할 수 있다.

이러한 CPG를 통한 보행의 생성은 사람을 비롯한 두발 보행 동물들에서는 잘 관찰되지 않는다. 이는 CPG 신경 네트워크를 척수 수준에서 가지고 있는 네발(quadrupedal) 동물과 비교하여, 두발(bipedal) 보행 동물의 보행 행동은 보다 더 위쪽의 뇌의 수준에서 통합되고 있음을 보여주는 것으로 생각된다.[18]

절 등을 관장한다.

마지막으로 척수는 뇌줄기에서 이어져 척추를 따라 몸통으로 길게 이어진다. 말초신경으로부터 감각 정보를 전달받고, 뇌에서 내려오는 다양한 움직임 명령을 말초신경을 통하여 근육으로 내려보낸다. 척수는 근육의 활성화 타이밍을 직접적으로 조절할 수 있으며, 걷기와 같은 율동적이고 반복적인 움직임을 자동적으로 발생시키는 신경 네트워크인 **중앙패턴발생기**(central pattern generator, CPG)를 포함한다(글상자 1-3).

언급한 뇌의 구조물과 기능들은 아주 많이 요약된 것이다. 더 많은 설명과 기전들이 현재까지 밝혀진 연구적 성과들을 바탕으로 덧붙여질 수 있을 것이다. 또한 언급되지 않은 더 많은 구조물과 기능적 영역들도 있다. 예를 들어, 피질의 중심이랑 뒤쪽을

[16] Brown, T. G. (1914). On the nature of the fundamental activity of the nervous centres; together with an analysis of the conditioning of rhythmic activity in progression, and a theory of the evolution of function in the nervous system. *The Journal of physiology*, *48*(1), 18.

[17] Shik, M. L., Severin, F. V. & Orlovsky, G. N. (1969). Control of walking and running by means of electrical stimulation of the mesencephalon. *Electroencephalography and clinical neurophysiology*, *26*(5), 549-549.

[18] Vilensky, J. A. & O'Connor, B. L. (1998). Stepping in nonhuman primates with a complete spinal cord transection: old and new data, and implications for humans. *Annals of the New York Academy of Sciences*, *860*, 528-530.

이루고 있는 **감각피질**(sensory cortex)은 움직임을 지각하고 인지하는 역할을 하며, 이를 통해 움직임은 인식되고 피드백된다. 따라서 감각피질이 제대로 작동하지 않는다면 당연히 제대로 된 움직임이 만들어질 수 없으며 새로운 운동기술을 익히는 데도 어려움을 겪게 된다.[19] 이처럼 움직임은 뇌의 운동 영역과 감각 영역의 적절한 조화 속에서 가능하다.

### 신경계는 운동행동의 한 요소

현재도 많은 연구들을 통해 신경계의 구조물들이 어떻게 움직임에 영향을 미치는지 밝혀지고 있다. 이에 대한 자세한 설명까지 포함한다면 이 책은 신경과학에 대한 방대한 내용으로 꾸며져야만 할 것이다. 물론 뇌를 포함한 신경계를 통하여 움직임이 조절됨은 의심의 여지가 없다. 움직임은 근육으로부터 발생하며, 근육에 신호를 전달하는 것은 신경이기 때문이다. 다만 여기서 움직임에 대한 뇌의 역할에 대해 더 자세한 설명을 하지 않는 이유는, 이 책의 주제가 아니기도 하지만, 그것이 움직임과 행동의 완전한 이해를 의미하는 것은 아니기 때문이다. 우리가 뇌와 신경계의 어떤 부분들에 대해 완전하게 이해했다 할지라도, 많은 경우 그것이 행동으로 나타났을 때 의미를 지닌다. 그 이유는 무엇일까?

패딩에서 삐져나온 거위 털을 높은 곳에서 떨어트려 보자. 거위 털은 천천히 바닥을 향해 떨어지지만 자세히 살펴보면 좌우로 살랑거리며 움직이기도 하고, 위로 조금 상승하기도 했다가, 떨어지는 속도가 조금 늦어지기도 한다. 왜 그럴까? 물론 아래로 떨어지는 경향은 변함이 없으나, 이런 모습을 보이며 떨어지는 이유는 여러 요소가 거위 털에 작용하고 있기 때문이다. 중력이 움직임의 핵심적인 경향을 만들어내고 있지만, 거위 털의 형태와 공간상에서 놓인 모양은 공기와의 마찰력, 공기의 흐름과 밀도, 대기압 등의 요소들과 지속적으로 영향을 주고받는 것이다.

사람의 운동행동도 마찬가지다. 움직임을 계획하고 조절하는 중추신경계는 움직임의 경향성을 만드는 데 중요한 역할을 하지만, 움직임이 행동으로 나타날 때는 운동행동의 한 요소로 작동한다는 것을 잊어서는 안 된다. 움직임은 여러 시스템과 여러 요소들이 통합되어 나타나는 현상으로 이해해야 한다. 앞서 살펴보았듯이, 사람의 움직임에 관여하는 시스템과 구성요소는 아주 많다. 술에 잔뜩 취해 비틀거리며 걸어가는 사람을 생각해보자. 술을 마시면 혈중 알코올 농도가 올라가게 되고, 이는 소뇌의 기능을 저하시키게 된다. 소뇌는 귀의 가장 안쪽에 위치한 전정기관(vestibular organ)과 세반고리관(three semicircular canals) 같은 평형 감각기로부터 오는 자극을 받아 몸의 균형을 유지시키는 일을 한다. 따라서 술에 잔뜩 취하게 되면 균형에 문제가 발생할 것이라는 예측은 누구나 할 수 있다. 하지만, 그 사람에게서 나타나는 균형이 어떻게 시공

[19] Willingham, D. B. (1998). A neuropsychological theory of motor skill learning. *Psychological review, 105*(3), 558.

간적으로 걸음에 영향을 미치는지는 움직임을 통해서만 확인할 수 있다. 걸음의 빠르기, 바닥의 미끄러운 정도, 장애물의 유무 등과 같은 과제나 환경적 요소뿐만 아니라 그 사람의 심리적 상태도 움직임에 영향을 미칠 수 있다. 게다가 움직임과 관련한 다른 내부적 요소들, 예를 들면 감각 정보의 질이나 피드백의 효율성 등이 균형을 보상하거나 더 악화시킬 수도 있다. 따라서 우리가 술에 취한 사람이 위태롭게 걸어갈 때, 그것은 소뇌의 기능 저하가 다른 요소들과 결합하여 나타난 움직임으로 이해하는 것이 옳을 것이다.

## 운동행동에 있어 뇌에 관한 오해

우리가 뇌를 이해할 때 오해하지 말아야 할 또 다른 것이 있다. 뇌가 움직임의 변수를 하나하나 개별적으로 조절할 것이라는 생각이다. 예를 들어, 탁자 위의 컵으로 손을 가져가는 동작을 생각해보자. 이 간단한 동작도 필요한 근육의 호출, 힘의 생성, 팔의 공간적 위치, 움직임의 속도 등과 같은 여러 요소와 변수들의 조절이 필요하다. 이러한 여러 변수들 중에서 어깨와 팔꿈치의 각도는 어떻게 조절될까? 컵은 손을 뻗으면 닿을 수 있는 위치에 있다고 가정하자. 손이 컵으로 가기까지 어깨와 팔꿈치의 각도는 지속적으로 변해야 한다. 만약 뇌가 어깨와 팔꿈치의 시간적으로 변화하는 세세한 각도까지 계획한다면, 뇌의 관련 부위는 어떤 기능적 구조를 지녀야 할까?

그렇다. 관절의 세밀한 각도를 담당하고 조절하는 부위가 필요할 것이다. 그래야만 우리가 팔을 뻗는 동작에서 어깨와 팔꿈치의 각도가 어떻게 변화할지 뇌의 활성 정도만 보고도 정확히 예상할 수 있는 것이다. 그러나 뇌는 이런 식으로 움직임을 조절하지 않는다. 물론 관절 주위의 고유수용성 감각은 관절 각도에 대한 정보를 수집하고, 이를 통하여 우리는 눈을 감고도 관절이 펴진 정도를 지각할 수 있다. 하지만, 뇌는 관절 각도를 기반으로 움직임을 만들어내지 않는다. 다른 예를 들어도 마찬가지다. 근육 하나하나를 각각 호출하고, 각 근육의 힘을 따로 결정하지 않는다. 3차원 공간 속에 팔을 어디에 위치시키고 어느 정도의 속도로 움직일지 계산하지 않는다. 만일 그럴 경우, 뇌가 감당해야 할 계산의 양이 너무 많아진다. 뇌는 더 효율적인 조절 방법을 강구해야 한다. 그 해법은 무엇일까? 그것을 알기 위해 환원되고 구조화된 신경계의 메커니즘만 살펴본다고 하여 그 비밀에 가까이 갈 수 있을까? 혹은 뇌를 구조주의적으로 이해하는 것이 운동행동을 이해하는 열쇠가 될 수 있을까?

## 정보처리적 관점의 움직임

사람의 운동행동을 이해하기 위한 또 다른 접근은 컴퓨터의 발명과 함께 나타났다. 현대식 컴퓨터는 1940년대에 발명되었고, 1970년대에 들어서 개인용으로 많이 보급되기 시작하였다. 1960년대 이후 인지심리학자들은 사람의 **인지**(cognition) 과정을 컴퓨터의 정보처리 과정에 비유하기 시작하였다. 컴퓨터를 사용하기 위해서는 키보드나 마우스와 같은 입력장치와 모니터나 프린트와 같은 출력장치, 그리고 본체가 필요하다. 컴퓨터 본체에는 여러 전자 부품들이 들어 있는데, 기본적으로 필요한 것이 램이라는 단기기억장치, 하드 드라이브라는 장기저장장치, 그리고 CPU라는 연산장치이다. 그리고 마지막으로 컴퓨터가 실행하는 프로그래밍 언어로 **코딩**(coding)된 소프트웨어가 필요하다.

컴퓨터 메타포는 입력과 출력 사이의 과정을 **정보처리**(information processing) **관점**으로 설명한다. 앳킨슨과 쉬프린(Atkinson & Shiffrin, 1969)은 기억이라는 현상을 램의 **작업 기억**(working memory)과 같은 **단기 기억**(short-term memory)과 하드 드라이브에 반영구적으로 저장된 내용처럼 **장기 기억**(long-term memory)으로 설명하였다(그림 1-15).[20] 단기 기억을 장기 기억으로 보내기 위해서는 지속적인 **반복**(rehearsal)이 필요한데, 이는 우리가 워드 프로그램에서 작업한 문서를 나중에 불러내기 위해 저장 버튼을 누르는 행위로 이해할 수 있을 것이다. 한번 하드 드라이브에 저장된 정보는 사라지지 않듯이, 우리의 장기 기억은 반영구적으로 재생될 수 있는 것이다. 물론 앳킨슨과 쉬프린의 모델은 기억에 관한 비유지만, 사람의 운동기술이 어떻게 습득될 수 있는지에 대한 암시를 준다. 그것은 바로 반복이다. 우리가 처음으로 컴퓨터 타자를 배운다면 자판이 완전히 손가락에 익을 때까지 반복하는 수밖에 없는 것이다.

입력과 출력 사이의 정보처리 과정에 대해 좀 더 생각해보기로 하자. 앞서 언급한, 물이 담긴 컵으로 손을 가져가는 동작을 다시 예로 들어 보자. 먼저 눈이라는 감각기관이 필요하다. 눈으로 들어온 시각 정보는 시신경에서 전기적 신호로 바뀌고 시각피질

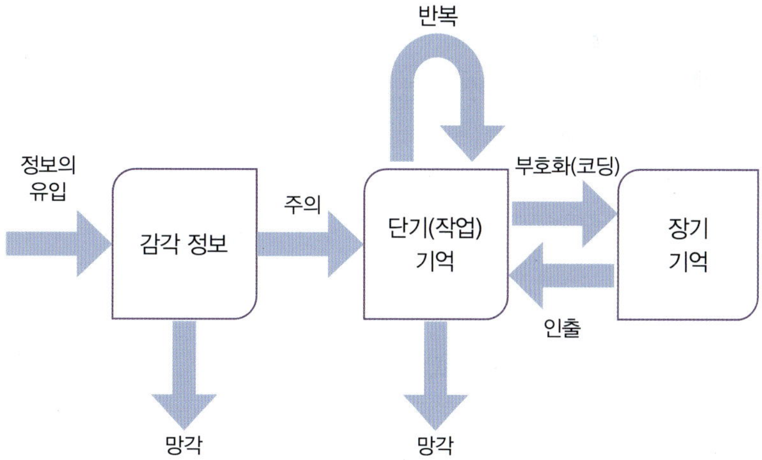


그림 1-15 앳킨슨과 쉬프린의 기억 모델. 감각을 통해 들어온 많은 정보는 주의를 기울인 것만 단기 기억으로 이동할 수 있다. 그것은 반복을 통해 장기 기억이 되고, 그렇게 하지 않으면 망각되고 만다.

[20] Shiffrin, R. M. & Atkinson, R. C. (1969). Storage and retrieval processes in long-term memory. *Psychological Review, 76*(2), 179.

로 이동한다. 시각피질은 그 전기적 신호를 해석하여 눈앞의 시각적 정보를 지각한다. 이때 눈으로 받아들이는 정보의 양은 엄청나게 많지만, 우리의 뇌는 컵으로 손을 가져가기 위한 정보에만 집중할 것이다. 이때 중요한 정보는 컵의 크기와 위치, 컵에 담긴 물의 양 등이 될 것이다. 컵의 위치는 팔을 뻗을 지점이 될 것이며, 컵의 크기는 컵을 잡기 위해 얼마나 손가락을 벌릴지에 대한 정보를 주며, 물의 양은 얼마나 조심스럽게 들어야 할지에 관한 정보를 제공한다. 이런 정보들은 운동 계획의 바탕이 된다. 성공적으로 동작을 완수하기 위해 어떤 변수들이 계획에 필요할까? 손의 궤적, 어깨와 팔꿈치와 손목의 각도, 손이 나아가는 속도, 근육의 선택과 힘의 생성, 엄지와 검지의 넓이 등이 필요할 것이다. 운동프로그램 이론가들은 이러한 변수들이 마치 컴퓨터 프로그램처럼 뇌에 코딩이 되어 있다고 설명한다. **운동프로그램**(motor program)이 만든 실행 계획을 근육에 명령을 내리게 되고 컵을 잡으러 가는 것이다.

이러한 입출력 사이의 과정은 정보처리적으로 더 많은 부하가 걸리면 움직임의 시작이나 실행에 더 많은 시간이 필요하게 된다. 만약 테이블 위에 컵이 두 개가 있고, 하나의 컵에만 물이 있다면 움직임을 시작하는 시간이 어떻게 될까? 물이 담긴 하나의 컵만 있을 때보다, 더 길어질 것이다. 이는 두 개의 컵에서 물이 담긴 컵을 확인해야 하는, 즉 자극을 해석하고 판단하는 정보처리적 과정이 더 늘어나기 때문이다. 컵의 크기도 정보의 크기로 치환된다. 만약 컵의 크기가 에스프레소 잔처럼 아주 작다면, 움직임의 수행 시간이 큰 컵에 비해 상대적으로 더 많이 소요된다. 이는 컵을 잡을 때 정확성 요구가 더 커지고, 따라서 더 많은 시각 피드백을 사용해야 하기 때문이다. 시각 피드백의 양은 결국 정보처리의 양으로 작동하는 것이다. 이를 **닫힌 고리 조절**(closed-loop control)이라 한다.[21] 만약 감각 피드백이 없다면 어떨까? 움직임이 너무 빨라 감각 피드백을 사용하기 어려운 동작들, 예를 들면 야구에서 투수의 투구나 타자의 타격 등은 운동프로그램에 의해 수행된다고 생각된다. 왜냐하면 아주 빠른 움직임은 한 번 출력되면 도중에 움직임을 수정하기가 어렵기 때문이다. 따라서 이런 동작들은 움직임의 전 과정이 한 번에 출력되며, 출력되기 전에 프로그램된 계획에 의해 수행된다고 생각하는 것이 합리적일 수 있는 것이다. 이를 **열린 고리 조절**(open-loop control)이라고 한다.

## 정보처리적 관점과 운동프로그램의 특징

요약하면, 정보처리 관점에서의 운동행동은 감각의 지각, 움직임의 선택과 계획, 움직임의 실행으로 이루어진 일련의 정보처리 과정이다.[22] 그리고 움직임은 운동프로그램

[21] Adams, J. A. (1971). A closed-loop theory of motor learning. *Journal of motor behavior*, *3*(2), 111-150.

[22] Morris, M. E., Summers, J. J., Matyas, T. A. & Iansek, R. (1994). Current status of the motor program. *Physical therapy*, *74*(8), 738-748.

에 의해 계획되고 실행된다. 이러한 정보처리적 관점에서의 운동행동에 대한 이해는 두 가지 특징을 가진다.

첫째, 선형적이다. 앞서 살펴보았듯이, 움직임에 걸리는 시간과 정보처리의 양은 비례하고, 따라서 선형적인 예측이 가능하다. 정보처리의 양이 많은 움직임일수록 더 많은 정보처리 양과 더 긴 코딩이 필요한 것이다. 정보처리 관점의 많은 연구들은 이를 지지하고 있다. 하지만, 이 관점의 제한점은 움직임의 역동성에 대해서는 그다지 관심을 두지 않는다는 것이다. 게다가 우리의 운동행동이 모두 선형적으로만 나타나는 것은 아니다. 어떤 상황에서는 비선형적으로 나타나기도 한다. 트레드밀에서 걸어본 사람은 알 것이다. 시속 10 km로 걷는 것이 거의 불가능하다는 것을. 왜 선형적으로 시속 10 km의 속도로 걸을 수 없는가? 야구 경기에서 2루로 뛰어가는 타자를 아웃시키기 위해, 2루수에게 공을 던지는 것을 관찰해보라. 멀리 있는 3루수는 오버암으로 던지겠지만, 만약 유격수가 2루수와 아주 가까운 거리에 있다면 토스를 사용할 것이다. 공을 던지는 목표는 같지만, 거리에 따라 전혀 다른 동작이 사용되는 것이다.

둘째, 사람의 운동행동을 고정된 것으로 본다. 컴퓨터가 실행하는 소프트웨어는 프로그램 코딩에 의해 항상 같은 행동을 반복하는 사실상 '하드'웨어로 볼 수 있다. 우리의 움직임은 모두 그러한 고정된 프로그램에 의해 만들어진다는 것이다. 이러한 프로그램 관점은 사람의 운동행동에 대한 여러 복잡한 문제를 해결하는 것처럼 보이지만, 사실은 다음의 몇 가지 중대한 문제를 가져왔다.

먼저, 엄청나게 많은 운동프로그램이 필요할 수 있다는 것이다. 움직임은 끊임없이 일어나며, 아주 다양한 형태의 동작들이 있다. 또한 팔 뻗기와 같은 하나의 움직임 목적이라 하더라도, 무수한 경로를 통해 원하는 지점으로 팔을 뻗을 수가 있다. 도대체 뇌에는 얼마나 많은 운동프로그램이 존재해야 할까? 나쁘지 않은 대답은 거의 무한에 가깝다가 될 것이다. 무한에 가까운 프로그램을 가져야만 무한에 가까운 움직임을 만들어낼 수가 있는 것이다. 게다가 우리의 뇌가 움직임을 그런 방식으로 처리하느냐이다. 뇌가 아무리 컴퓨터와 같다 할지라도 우리가 만들어내는 모든 움직임을 프로그램으로 처리할 수는 없을 것이다.

운동프로그램의 두 번째 문제점은 이전에 한 번도 해 보지 않았던 움직임을 수행해야 할 경우에 나타난다. 예를 들어, 암벽타기나 그 비슷한 것조차 한번 해 본 적이 없는 사람이 실내 인공암벽을 그럴싸하게 타서 올라간다든지, 아이돌 그룹의 새로 나온 춤을 처음 따라 해 본다든지 하는 상황이다. 이렇게 완전히 새로운 동작을 수행해야 할 때에도 우리는 꽤 쓸 만한 움직임을 만들어낼 수 있다. 그렇다면 그러한 운동프로그램들은 도대체 언제 만들어지고 저장된 것일까? 코딩도 안 된 프로그램이 존재할 수 있는가?

### 슈미트의 일반운동프로그램과 운동프로그램의 한계

이러한 운동프로그램의 문제점들을 **리차드 슈미트**(Richard A. Schmidt, 1941~2015)

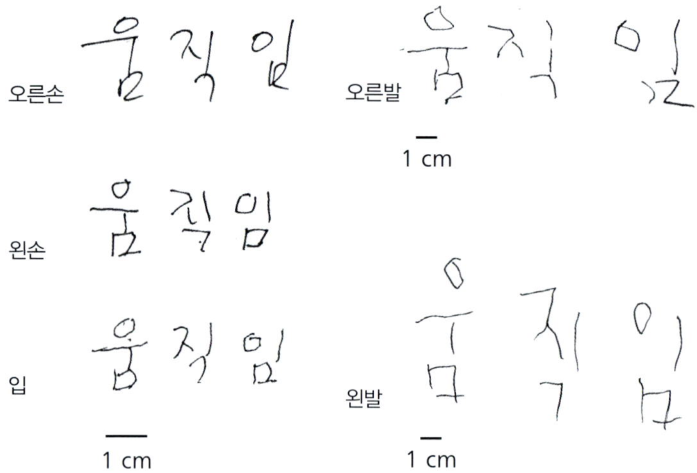


그림 1-16 일반운동프로그램(GMP)의 예. 어떤 효과기를 사용하더라도 글씨는 비슷하다.

는 **스키마 이론**(schema theory)을 만들어서 해결하려고 하였다.[23] 1975년에 발표되어, 운동행동학계를 강타한 이 이론의 핵심은 **일반운동프로그램**(generalized motor program, GMP)이다. 우리가 만들어낼 수 있는 무수한 움직임은 중요 운동프로그램들이 유연하게 변형된 결과로 보는 것이다. 이는 맥도날드에서 햄버거를 주문할 수 있다면, 버거킹이나 롯데리아에서도 햄버거를 주문할 수 있는 것과 같다. 패스트푸드 음식점에서 햄버거를 주문하는 '일반화된 주문 프로그램'을 통하여 어떤 가게와 상관없이 우리는 햄버거를 주문할 수 있는 것이다. 운동행동의 예를 들어 보자. 우리는 각자 고유한 글씨체로 글씨를 쓴다. 한번 자신의 이름을 손가락과 발가락 혹은 연필이나 붓과 같은 여러 도구를 이용해 써보라.[24] 어떤가? 어떤 도구나 신체 부위를 이용했더라도 자신의 고유한 글씨체가 녹아 있는 것을 알아챌 수 있을 것이다(그림 1-16). 이런 관찰의 합리적 추론은 글씨를 쓰는 일반운동프로그램의 존재이며, 이를 통해 여러 상황 속에서도 유연하게 재생한 결과라고 생각할 수 있는 것이다. 이러한 슈미트의 일반운동프로그램은 운동프로그램 이론가들에게 열렬한 지지를 받았으며, 하나의 연구적 방법론이 되었다.[25]

그럼에도 불구하고, 뇌에는 코딩된 프로그램의 존재를 확인할 수 없다. 뇌는 컴퓨터가 아니며, 단순히 정보를 처리하거나 계산하는 장치가 아니다. 그것은 단지 메타포(비유, metaphor)일 뿐이다. 우리에게는 좀 더 근원적인 이해 방식이 필요하다. 앞서

[23] Schmidt, R. A. (1975). A schema theory of discrete motor skill learning. *Psychological review*, *82*(4), 225.

[24] 이 실험에서 다른 팔이나 발을 이용할 때는 테이프 등으로 필기도구를 해당 부위에 단단히 고정시켜야 한다.

[25] 구글 스칼라(scholar.google.co.kr)를 이용해서 'generalized motor program'을 검색해보면, 2020년 10월 현재 약 1,840건의 연구가 검색되고 있다.

언급한, 정보처리와 프로그램 관점으로 설명 가능한 여러 예들은, 간단히 말하자면, 단지 뇌가 그러한 상황에서 문제를 해결하는 방식을 보여주는 것이다. 정보처리 이론에 바탕을 둔 대개의 연구들은 역동적인 움직임 과제가 아닌, 인지적 과제에 더 가까운 실험들이었다. 그런 실험들은 컴퓨터 메타포에 충실하기 위해서인지는 몰라도, 컴퓨터와 자판으로 이루어진 간단한 손가락 움직임 과제가 많다. 간단하면서도 잘 통제된 실험실 연구들에서 뇌는 컴퓨터처럼 문제를 해결하는 것처럼 보였다. 마치 탁자 위의 컵에 담긴 물처럼, 그 상태로 고요히 작동하는 것처럼 보였다. 안정적이고 평화로운 시간의 뇌는 그렇게 문제를 해결할 수 있는 것이다. 하지만, 흔들려 출렁거리는 물에 대해서는, 추워서 얼고 뜨거워져 부글부글 끓는 상태의 물에 대해서는 정보처리 이론과 운동프로그램 이론은 이야기하지 않는다. 다시 말해, 역동적으로 움직여야 하는 상황이나 역동적으로 변화하는 환경에서의 움직임은 어떨까? 여전히 뇌가 정보처리 장치처럼 작동되는 것일까? 아니면 다른 방식으로 작동될 것인가?

## 1장을 나가며

지금까지 우리가 움직임을 어떻게 이해하여 왔는지에 대해 살펴보았다. 그리고 과학과 기술의 발전과 함께 몸의 움직임에 대한 이해를 점점 더 넓혀 가고 있다. 이를 바탕으로 스포츠를 포함한 신체적 활동에 대한 교육들이 이루어지고 있으며, 움직임에 문제가 발생한 환자들을 대상으로 한 물리치료법들도 발전하고 있다. 나아가 첨단의 로봇공학에도 도움을 주고 있다. 그럼에도 불구하고 사람의 움직임에 대한 온전한 이해에 다가가고 있는지 생각해볼 필요가 있다. 움직임을 작은 움직임 단위의 합이나, 혹은 구조화된 영역이나 모듈들의 연결로 이해하기에는 너무나 역동적이고 비선형적인 면이 있다. 또한 프로그래밍과 같이 갖춰지고 고정된 것에 의해 만들어지기에는 너무나 다양하고 유동적이다. 이는 다른 방식의 이해를 요구하고 필요로 한다. 우리는 어떤 관점으로 움직임을 바라보아야 하는 것일까? 그 관점은 얼마나 더 많은 것을 설명해줄 수 있을 것인가? 앞서 언급한 것처럼, 이러한 질문에 답하기 위해 본 책은 움직임을 인체라는 복잡계로부터 만들어진 현상으로 이해하는 시도를 하고자 한다. 그리고 이 복잡계 이론이 움직임을 이해하는 틀로 얼마나 적절한지 살펴보게 될 것이다.

## 주요 용어

kinesis
초기조건 민감성(sensitivity to initial conditions)
나비효과(butterfly effect)
오토마타(automata)
반사궁(reflex arch)
반사(reflex)
근방추(muscle spindle)
감각신경(sensory neuron)
운동성 실어증(motor aphasia)
기능적 자기공명영상법(functional magnetic resonance imaging, fMRI)
뇌(brain)
척추(vertebra)
대뇌피질(cerebral cortex)
바닥핵(basal ganglia)
사이뇌(diencephalon)
소뇌(cerebellum)
뇌줄기(brain stem)
척수(spinal cord)

일차운동영역(primary motor cortex)
앞운동영역(premotor area)
보완운동영역(supplementary motor area)
중앙패턴발생기(central pattern generator, CPG)
정보처리(information processing)
작업 기억(working memory)
단기 기억(short-term memory)
장기 기억(long-term memory)
반복(rehearsal)
운동프로그램(motor program)
닫힌 고리 조절(closed-loop control)
열린 고리 조절(open-loop control)
스키마 이론(schema theory)
일반운동프로그램(generalized motor program, GMP)
코딩(coding)
인지(cognition)

**Dynamics of Motor Control & Learning:**
*A complex system perspective on movements*

CHAPTER 02

# 움직임의 떠오름

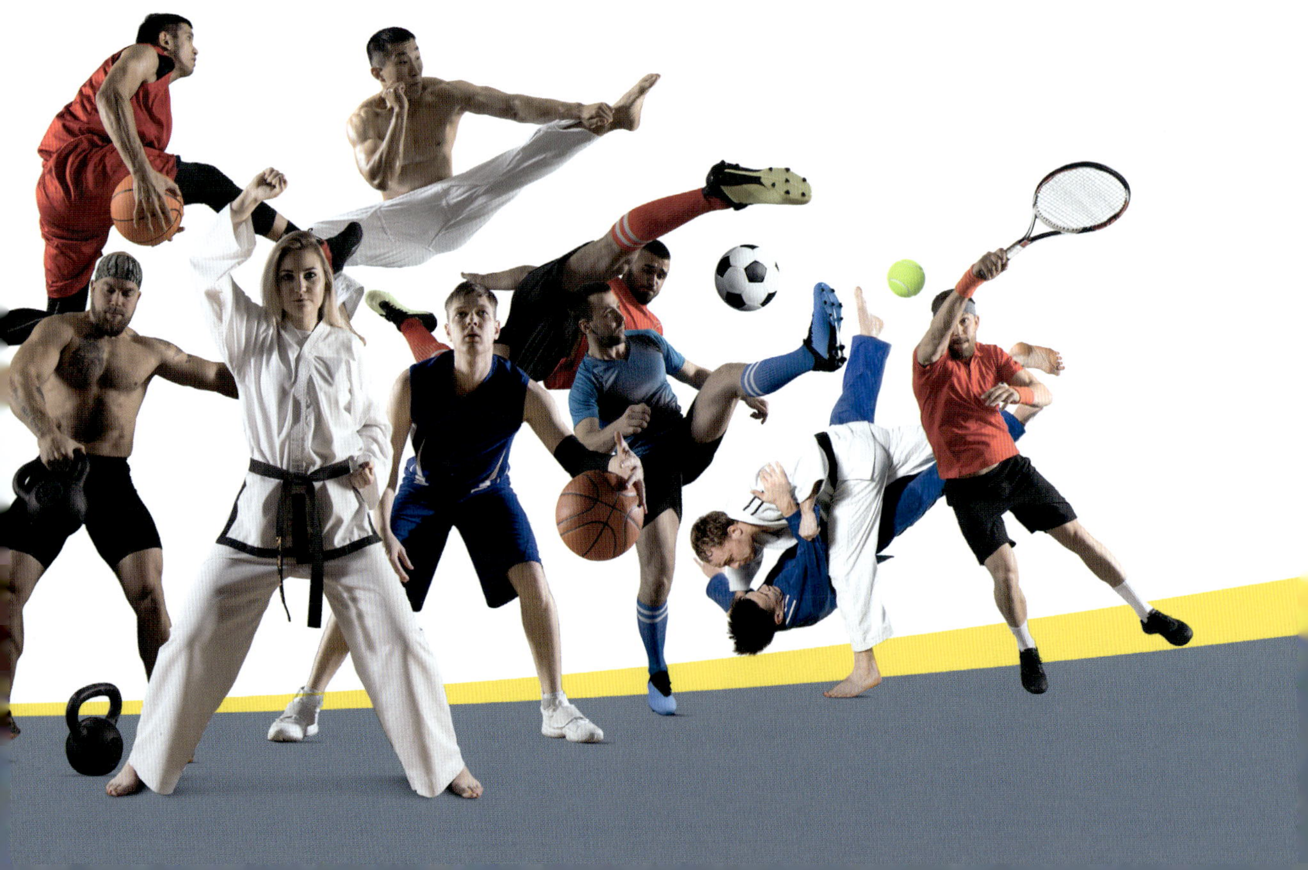

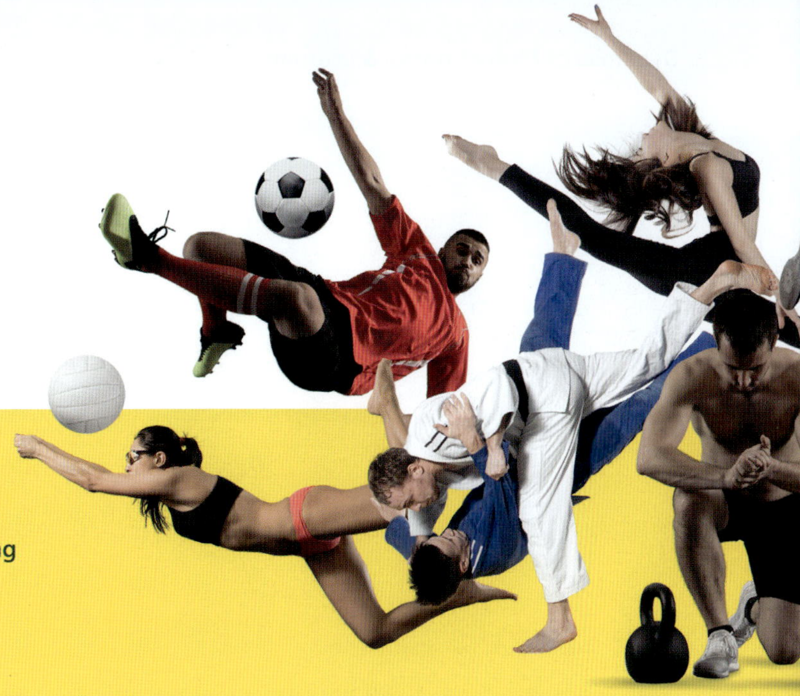

Dynamics of Motor Control & Learning

*A complex system perspective on movements*

# 2.1 떠오름과 자기조직화

*사람들 사이에 섬이 있다.*
*그 섬에 가고 싶다.*

— 정현종[1]

*이 단원을 읽고 나서,*

1. 과학적 방법론으로 환원주의에 대하여 설명하고, 예를 들 수 있다.
2. 환원주의적 접근법의 제한점에 대하여 설명할 수 있다.
3. 움직임의 최소 단위가 의미하는 바를 환원주의적 관점으로 설명할 수 있다.
4. 피츠 과제와 피츠 법칙에 대하여 설명할 수 있다.
5. 율동적 움직임을 그 단위적 움직임의 합이라 말할 수 있는지 설명할 수 있다.
6. 복잡계와 떠오름에 대하여 설명할 수 있다.
7. 인체의 떠오름에 대하여 설명할 수 있다.
8. 자기조직화에 대하여 설명하고, 몇 가지 예를 들 수 있다.

## 과학적 환원주의

전통적인 서양의 **자연**(自然, 스스로 그러함, nature)에 대한 이해 방식은 **환원주의**(reductionism)에 기반한다. 환원주의란 전체를 이해하기 위해 그것을 이루고 있는 구성 성분을 쪼개어 살펴보는 과학적 방법론이다. 예를 들면, 사람을 이해하기 위해 인체를 이루고 있는 가장 작은 원소를 분석해보는 것이다. 우리 몸은 십여 개 이상의 서로 다른 물질들로 이루어져 있다(그림 2-1). 그중에서도 수소(62%)와 산소(26%)가 거의 90% 가까이 차지하고 있다. 거기에 탄소와 질소가 더해져 4개의 원소가 99%를 차지한다. 이러한 원자들은 대부분 우주와 지구의 구성 성분을 이루는 주요한 물질들이다. 우주의 구성 성분은 수소(74%)와 헬륨(24%)으로 거의 이루어져 있으며, 지구의 대기는 질소(78%)와 산소(21%)로 대부분 구성되어 있다.

이러한 인체 구성 성분에 대한 분석은 우리에게 어떤 의미를 주는가? 그것은 하나의 유기체로서의 인간은 우주와 자연으로부터 왔음을 보여주는 것이라 생각된다.[2] 이

[1] 정현종 시인의 <섬>이라는 시의 전문이다.

[2] Sagan, C. *COSMOS*. 우리나라에는 "코스모스(홍승수 옮김, 사이언스북스, 2006)"로 출판되어 있다.

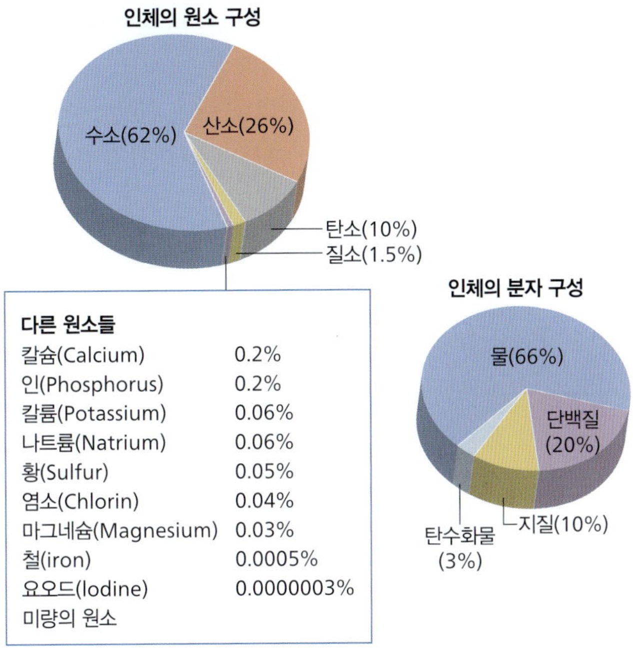


그림 2-1 인체의 구성 성분. 하나의 유기체로서의 인간은 우주와 자연으로부터 왔다.

렇게 자연과 사람을 이해하는 방식으로서 구성 성분을 쪼개어 살펴보는 것은 의미 있는 작업이다. 과학에 있어 환원주의적 방식은 자연과 사람을 이해하는 데 굉장히 강력하고 유용한 도구이자 철학이다.

환원주의적 관점은 일찍이 고대 그리스 시대부터 내려왔다. 고대 그리스의 철학자들은 작은 조각들의 이해가 더 큰 행동을 설명할 수 있을 것이라는 믿음을 갖고 있었다. **엠페도클레스**(Empedocles, BC 490?~430?)는 세상을 이루는 모든 만물의 근원을 흙, 물, 불, 공기로 상정했다. 이 네 원소들의 **상호작용**(interaction)을 통해 만물이 만들어지며, 만물은 다시 이 네 원소로 돌아간다고 생각하였다. 엠페도클레스의 사상은 아리스토텔레스의 4원소설로 이어졌고, 서양의 전통적인 자연관으로 오랫동안 군림하였다.

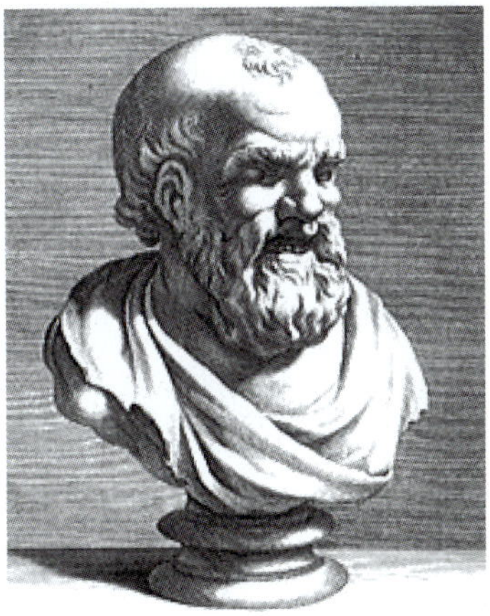

그림 2-2 데모크리토스. 그는 만물을 더 이상 쪼갤 수 없는 가장 작은 입자이며 영원불변한 원자로 이루어져 있다고 생각하였다.

레우키포스(Leukipos, BC 440년경의 사람)는 **원자**(atom)라는 물질의 기본적인 입자를 상정한 최초의 철학자였다. 그의 제자였던 **데모크리토스**(Democritus, BC 460?~370?)는 레우키포스의 원자론을 더욱 발전시켰다(그림 2-2). 그는 만물이 더 이상 쪼갤 수 없는 가장 작은 입자인 원자로 이루어져 있다고 생각하였다. 그리고 원자는 영원불변하다고 생각하였다. 이러한 데모크리토스의 사상은 **돌턴**(John Dalton, 1766~1844)의 원자론을 거쳐 현대 화학과 물리학으로 이어져 오고 있다.

현대에 들어와서는 스티븐 와인버그(Steven Weinberg)가 가장 강력한 환원주의 과학자로 꼽힌다. 1979년 노벨 물리학상 수상자였던 그는 자신의 책 "최종 이론의 꿈"에서 자연의 변하지 않는 근본 원리에 대해 이야기한다.[3] 그가 말하는 최종 이론이자 자연의 근본 원리란 바로 물질의 가장 작은 입자에 대한 것이다. 그것을 완전히 이해하는 것이 바로 최종 이론이라고 말한다. 그는 가장 작은 입자에 대한 이해를 통해 우주뿐만 아니라 생명현상까지도 설명할 수 있을 것이라 전망하였다.

물론 와인버그의 생각처럼 생명현상을 가장 작은 입자의 물리법칙으로 이해하려는 시도나 가능성이 부정되지는 않을 것이다. 그러나, 이러한 시도가 전체로서의 자연을 이해하는 데 성공적일지에 대해서는 넘어야 할 과제가 많다. 마찬가지로, 하나의 개체로서 사람의 행동을 설명하는 데 유용할지에 대해서는 여전히 풀어야 할 숙제가 많다. 환원주의적 접근법이 가진 강력한 힘과 자신감은 생명현상, 의식, 나아가 사회현상 등 아직 명확히 설명하지 못하는 부분이 더 많다. 세포가 모여 어떻게 사람이 되고, 생각과 의식이 어떻게 나타나는지 환원적인 설명으로는 여전히 제한적이다. 좀 더 회의적으로 생각해본다면, 환원주의적 방법론은 그러한 현상들을 이해하는 도구로 적절하지 않은 것일지도 모른다.[4] 복잡계 연구로 유명한 미국 산타페 연구소의 설립자이자 리더인 스튜어트 카우프만(Stuart A. Kauffman)은 와인버그의 환원주의에 대해 이렇게 비판한다.

*"와인버그는 설명의 화살표들이 언제나 아래로 향한다는 주장에 기반해서 환원주의를 주장했다. 화살표들은 사회에서 세포로, 화학에서 물리학으로만 향한다고 했다. 하지만 자연선택을 통한 심장의 진화를 떠올려 보자. 여기에서도 설명의 화살표가 끈 이론이든 뭐든 저 아래의 것으로 향하는가? 아니다. 화살표는 심장을 포함하는 특정 생물권 속 특정 생물의 실제 진화에 영향을 미쳤던 선택적, 역사적 조건들을 가리킨다. 즉, 위를 향한다. 그러므로 와인버그의 설명적 환원주의는 충분한 설명이 못 된다. 나는 앤더슨, 로플린, 카다노프와 입장을 같이한다. 생물학이 물리학으로 환원된다는 생각을 우리가 꼭 품을 필요는 없다. 애초에 환원이 가능하지도 않다. 우리는 이미 환원주의를 넘어섰다. 우리는 이미 인식론적이고, 존재론적인 창발성에 도달했다."*[5]

[3] Weinberg, S. (1994). *Dreams of a final theory. Vintage.* 우리나라에는 "최종 이론의 꿈(이종필 옮김, 사이언스북스, 2007)"으로 출판되어 있다.

[4] Kauffman, S. (1996). *At home in the universe: The search for the laws of self-organization and complexity.* Oxford university press. 우리나라에는 "혼돈의 가장자리(국형태 옮김, 사이언스북스, 2002)"로 번역, 출간되어 있다.

[5] "혼돈의 가장자리"에서 인용.

## 움직임의 최소 단위

사람의 움직임도 대개 환원주의나 구조주의적 관점에 의해 해석되어 왔다. 앞서 1장에서 살펴보았던, 데카르트의 오토마타, 쉐링턴의 반사, 신경과학적 접근, 인지심리학의 정보처리적 접근들 모두 움직임을 쪼개고 나누어 그것의 합으로 거시적인 운동행동을 이해하려는 시도였다. 이러한 세계관은 운동행동 과학자들을 **움직임의 최소 단위**(motor primitive)에 대하여 생각하게 만들었다. 그들은 사람의 운동행동도 쪼개다 보면 결국 가장 기본적인 단위의 움직임들로 구성되어 있을 것이라고 생각하였다. 마치 레고 블록과 같은 기본적 움직임의 단순한 합으로 이해될 수 있다는 것이다(그림 2-3). 그러한 움직임의 최소 단위들이 모여 동작을 만들어내고 그 동작들이 어울려 하루 종일 움직이는 우리의 운동행동을 만들어낸다는 것이다.

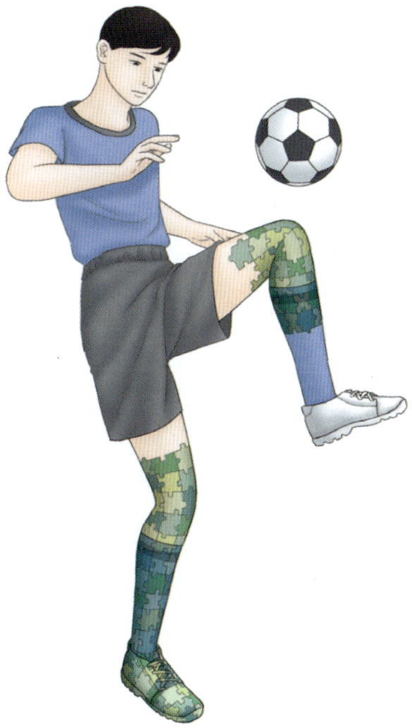

그림 2-3 우리의 운동 행동은 레고 블록과 같은 기본적 움직임의 조각으로 구성되어 있는가?

스키마 이론의 슈미트도 **동작의 최소 단위**(a unit of action)에 대하여 이야기한 바 있다.[6] 슈미트는 우리의 운동행동을 여러 특정한 일반운동프로그램의 합으로 생각하였다. 이는 그의 일반운동프로그램 이론의 기초이기도 했다. 그는 하나의 일반적 운동프로그램이 여러 상황에 맞게 변화되면서 다양한 움직임을 만들어낸다고 하였다. 그래서 그는 움직임 변수의 상대적인 변주에 대해 주목하였다. 상대적 시간, 상대적 힘, 상대적 크기 같은 것들이 그것이다. 예를 들어, 동그라미를 그리는 기본적인 동작 단위는 동그라미의 크기에 상관없이 동그라미를 그려낼 수 있다. 일반운동프로그램에 입각한 많은 연구들은 그러한 일반운동프로그램에 대한 증명을 해낸다. 하지만, 움직임을 이렇게 이해하는 것이 '일반'화 될 수 있는가?

## 율동적 움직임과 단위 움직임

움직임의 최소 단위에 대한 논쟁에서 가장 활발하게 전개되었던 주제가 반복된 움직임에 대한 것이었다. 일상생활에서 하나의 단위적 움직임이 주기적으로 반복되면서 운동행동으로 나타나는 것들이 많이 있다. 이러한 반복 움직임을 **율동적 움직임**(rhythmic movements)이라고도 한다. 다리에서는 걷기나 자전거 페달 밟기가 대표적이며, 팔에서는 양치질, 망치질, 삽질 등이 그 예들이다. 하지만, 이러한 율동적 동작들을 하나의 단위적 움직임의 합으로 볼 수 있을까? 지속된 삽질이 단위적 삽질의 합일까? 걷기라는 보행 동작이 하나의 단위적 걷기가 모여서 만들어진 것일까?

[6] Young, D. E. & Schmidt, R. A. (1990). *Units of motor behavior: Modifications with practice and feedback.* In M. Jeannerod (Ed.), *Attention and performance 13: Motor representation and control* (pp. 763-795). Lawrence Erlbaum Associates, Inc.

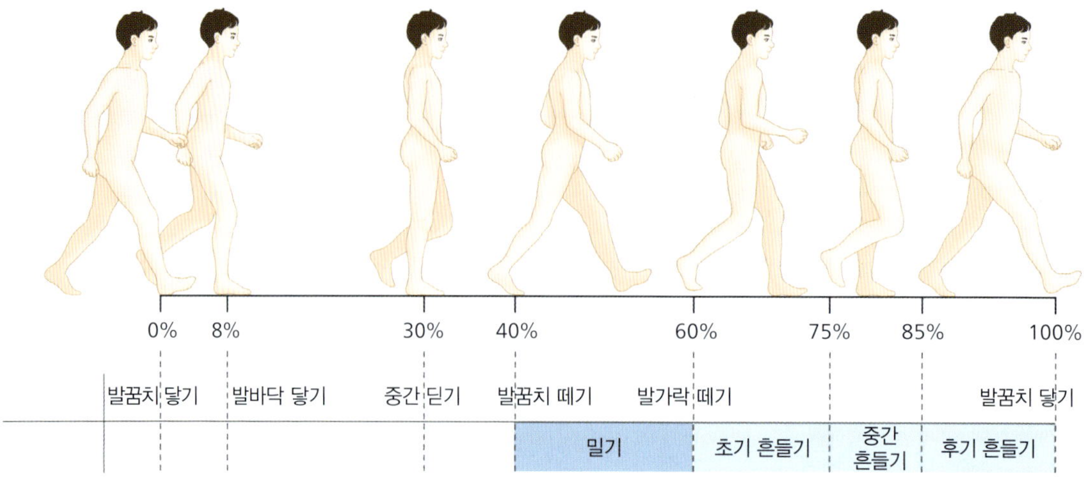


그림 2-4 걷기 사이클. 그림은 걷기의 일반화된 단위적 주기를 나타내고 있다.

일단, **보행**(locomotion)에 대해 생각해보자. 보행은 몸을 한 위치에서 다른 위치로 옮기기 위해, 다리의 시공간적 보행 패턴을 사용하는 것을 말한다. **걷기**(walking, gait)와 **달리기**(running)라는 동작 패턴은 어느 정도 정형화되어 있다.[7] 걷기를 살펴보면 크게 나눠, **딛기**(stance phase)와 **흔들기**(swing phase)로 나눌 수 있다. 딛기는 발바닥이 바닥에 닿아 있는 상태에서 다리의 움직임이 나타나는 시기이다. 발로 바닥을 밀어 몸을 앞으로 이동시키고 발가락이 바닥에서 떨어지면서 딛기가 마감된다. 그리고 그 다리는 흔들기로 들어간다. 뒤에서 앞으로 공중에서 진자(pendulum) 운동을 일으킨 다음, 발뒤꿈치가 바닥에 닿으면서 흔들기가 끝나고 다시 딛기가 시작된다. 이러한 단위적 움직임이 반복적으로 일어나는 것이 걷기라는 보행 패턴이다(그림 2-4).

달리기는 걷기와 달리 두 발이 동시에 바닥에 닿는 단계가 없다(그림 2-5). 한 발로

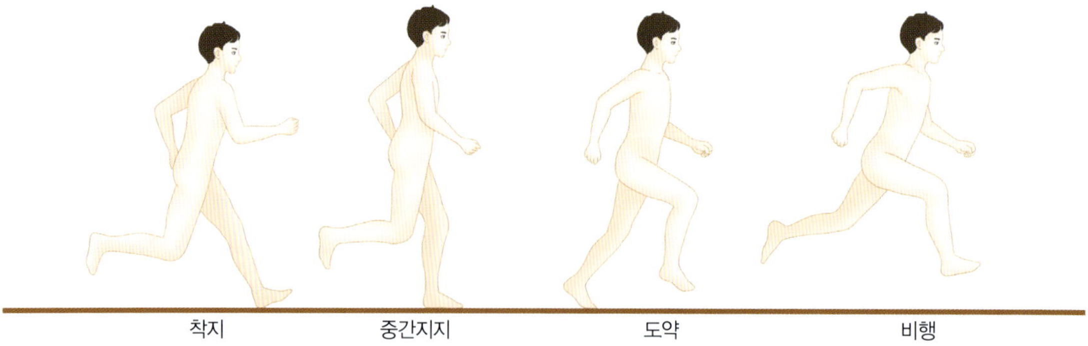


그림 2-5 달리기 사이클. 그림은 달리기의 일반화된 단위적 주기를 보여주고 있다.

[7] Perry, J. & Burnfield, J. M. (1993). Gait analysis: normal and pathological function. 이 책은 "보행분석(개정 2판)(정석, 이성용 옮김, 영문출판사, 2012)"으로 출판되어 있다.

지면을 내디딘 다음 지면을 밀어 몸을 강하게 앞으로 이동시킨다. 그리고 몸 전체를 공중에 띄워서 앞으로 전진한 뒤, 반대 발로 지면을 내딛는다. 이것이 달리기의 단위적 움직임이 된다.

이렇게 걷기와 달리기의 단위적 움직임을 글로써 묘사할 수 있다. 또한 겉으로 보기에도 하나의 움직임이 반복되는 것처럼 보인다. 그러나 그 움직임의 한 주기, 즉 단위 움직임만을 만들어내기는 쉽지 않다. 왜냐하면 걷기와 달리기는 단위적 움직임이 분리되어 멈추지 않고 지속적인 흐름을 이어가야 하기 때문이다. 움직임이 일어나고 있는 동안, 양다리는 멈추지 않고 교대로 앞뒤로 움직여야만 한다. 그럼에도 불구하고 만약 한 주기의 움직임만을 만들어낸다면, 그것은 기능적으로도 걷기나 달리기가 아니며, 또한 그렇게 보이지도 않을 것이다. 특히, 달리기는 그 분리가 어려울 뿐만 아니라, 만들어낸다 하더라도 그것은 더 이상 달리기가 아니라 한 발 멀리뛰기에 가까운 어떤 것이 될 것이다. 이처럼 반복되는 율동적 움직임을 단위 움직임의 단순한 합으로 이해하는 것은 한계가 있어 보인다. 좀 더 살펴보자.

### 율동적 움직임은 단위 움직임의 합이 아니다: 피츠 과제

율동적 움직임의 특성을 이해하기 위해 **피츠 과제**(Fitts' task)는 단순하면서도 중요한 실험적 방법으로 이용되고 있다.[8] 피츠 과제는 사람의 운동행동을 모델화하기 위해 **폴 피츠**(Paul Fitts, 1912~1965)가 고안한 것이다.[9] 이 과제는 두 개의 공간적 목표물을 손을 사용하여 빠르면서도 정확하게 이동하는 것이다(그림 2-6a). 과제의 난이도는 목표물의 크기와 서로 간의 거리에 의해 조절된다. 피츠는 이 과제를 통하여 목표물 간의 거리가 커질수록 그리고 목표물의 크기가 작아질수록 움직임에 걸리는 시간이 늘어난다는 것을 발견하였다. 이는 사람의 운동행동에 대한 가장 유명한 모델 중에 하나인 **피츠 법칙**(Fitts' law)이다(그림 2-6b).

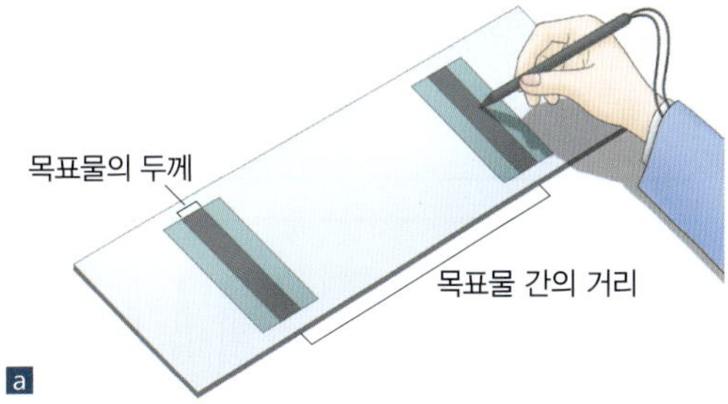


b

움직임에 걸린 시간 목표물 간의 거리

$$T = a + b \log_2\left(2\frac{D}{W}\right)$$

목표물의 두께

그림 2-6 피츠 과제와 피츠 법칙. 두 개의 공간적 목표물을 빠르면서도 정확하게 이동할 때, 움직임에 걸리는 시간은 목표물 간의 거리가 커질수록 그리고 목표물의 크기가 작아질수록 늘어난다.

[8] Buchanan, J. J., Park, J. H., Ryu, Y. U. & Shea, C. H. (2003). Discrete and cyclical units of action in a mixed target pair aiming task. *Experimental Brain Research, 150*(4), 473-489.

[9] Fitts, P. M. (1954). The information capacity of the human motor system in controlling the amplitude of movement. *Journal of experimental psychology, 47*(6), 381.

피츠 과제에서 손의 움직임은 출발 지점의 목표물에서 시작해서 다른 목표물에서 끝난다. 겉으로 보기엔 목표물의 크기나 목표물 간의 거리에 상관없이 목표물을 이동하는 손의 움직임은 크게 다르게 보이지 않는다. 만약 이러한 단위적 움직임을 반복한다면 어떻게 될까? 흥미롭게도 목표물의 크기에 따라 움직임의 가속도 프로파일은 달라진다(그림 2-7). 특히, 그림 2-7에서 보듯이 목표물이 가장 큰 경우와 가장 작은 경우의 가속도 프로파일은 전혀 다르게 나타난다. 가장 작은 목표물의 가속도 프로파일은 하나의 단위적 움직임들이 마치 서로의 손을 잡은 것처럼 보이지만(그림 2-7c), 가장 큰 목표물의 프로파일은 서로를 꽉 껴안고 있는 것처럼 보인다(그림 2-7d). 이렇게 나타난 이유는 무엇일까?

목표물의 크기가 작은 경우엔 손이 목표물에 상대적으로 오래 머무르게 된다. 왜냐하면 목표물의 영역 안에 정확하게 도달하기 위해서는 움직임의 빠르기를 늦출 수밖에 없기 때문이다. 그러는 동안, 손이 허공을 가로지르면서 발생시킨 힘(가속도)을 거의 소진해버리게 되고, 목표물에서의 가속도는 0에 가까워지는 것이다. 그리고 다시 다음 목표물로 이동할 때, 새로 시작하듯이 힘을 발생시켜야 한다. 이처럼 작은 목표물 과제는 목표물에서 힘을 대부분 소진해버리게 되고, 이러한 과정은 움직임의 시작과 끝을 명료하게 만드는 효과를 가져오게 된다. 가속도 프로파일은 이를 명확하게 끄집어내고 있다. 따라서 가장 작은 목표물에서의 반복된 움직임은 하나의 단위 움직임의 합에 가까워진다.

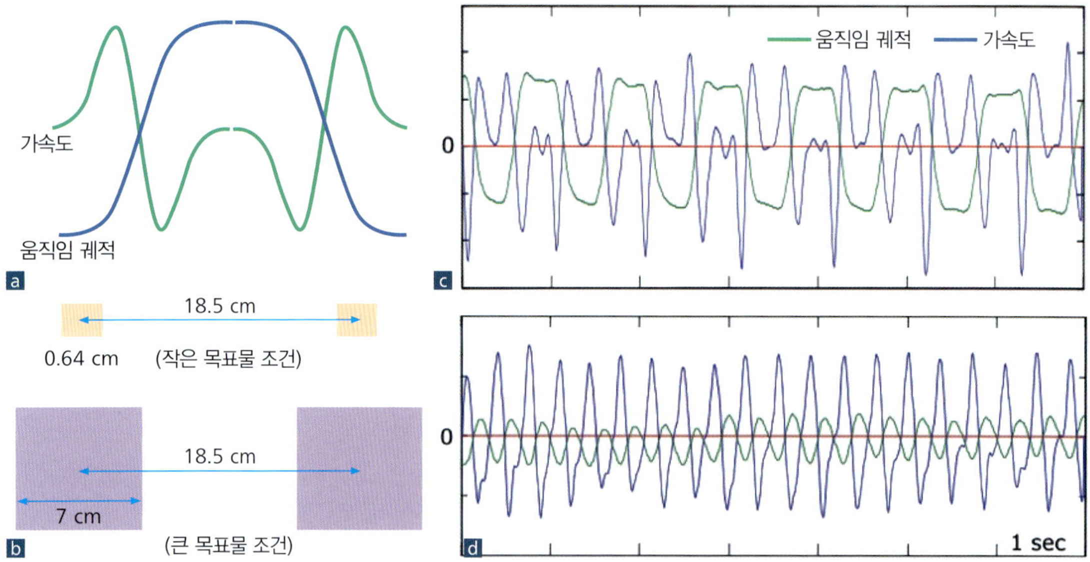


그림 2-7 피츠 과제의 가속도 프로파일. 그림 a는 목표물의 크기와는 상관없이 단위적 움직임을 하는 동안 나타나는 가속도 프로파일이다. 그림 b와 같은 목표물 조건으로 실험을 진행하였다. 작은 목표물 조건(c)의 가속도 프로파일은 하나의 단위적 움직임들이 마치 서로의 손을 잡은 것처럼 보이지만, 큰 목표물 조건(d)의 가속도 프로파일은 서로를 꽉 껴안고 있는 것처럼 보인다.

## 글상자 2-1 율동적 움직임은 단위 움직임의 합이 아니다: fMRI 연구

율동적 움직임을 그것을 이루는 단위 움직임의 합으로 이해하는 것이 제한적이라는 것은 뇌 영상 연구에서도 지지되었다. 샬 등(Schaal et al., 2004)은 뇌가 단위 움직임과 그것의 반복된 움직임을 어떻게 조절하는지에 대해 관심을 가졌다.[10] 피험자들은 fMRI 장비 안에 들어가서 손목을 굽혔다 펴는 동작을 이용한 여러 움직임 과제를 수행하였다. 그들이 수행한 가장 기본적인 과제는 손목의 단위 움직임과 그것이 반복되는 율동적 움직임이었다. 단위 움직임 과제는 손목을 한 번만 굽히든가 펴는 동작을 하는 것이었고, 율동적 움직임 과제는 피험자가 자신의 편한 속도로 손목을 굽혔다 폈다를 반복하는 것이었다.

fMRI의 영상을 분석한 결과, 두 움직임 과제가 활성화시키는 뇌의 영역이 특징적으로 나타났다. 율동적 움직임 과제에서는 뇌의 한쪽 운동영역 부분에서 활성화된 반면, 단위 움직임 과제에서는 운동영역뿐만 아니라 양측의 이마엽과 관자엽(temporal lobe)을 포함하는 여러 뇌의 부위에서 광범위하게 활성화되었다. 이러한 결과는 뇌도 단위 움직임과 그것의 반복된 움직임을 다르게 조절한다는 것을 나타낸다.

움직임 과제에 따라 뇌 활성화 영역의 차이가 나타난 이유는 무엇일까? 단위 움직임 과제에서 나타난 이마엽과 관자엽 등의 활성화된 영역은 움직임에 필요한 인지적이고 운동지각적인 요소를 처리하는 영역이다. 즉, 실험에서 손목을 한 번 굽히거나 펴는 아주 간단한 움직임이라 하더라도 뇌는 움직임의 그러한 요소들을 처리한다는 것이다. 반면, 율동적 움직임 과제에서 나타난 뇌의 활성화 특성은 자동화된 움직임에서 나타나는 특성과 닮아 있다. 우리가 걷거나 자전거를 탈 때 다리의 움직임에 대하여 그다지 생각하지 않고 반복하게 된다. 이때는 그 움직임에 대한 계획이나 주의를 주지 않아도 되기 때문에 이마엽이나 관자엽 등의 영역에서 활성화는 관찰되지 않는 것이다.

하지만 큰 목표물에서는 이야기가 달라진다. 그곳에서는 손이 목표물에 머무르는 시간이 상대적으로 짧아지게 된다. 목표물로 다가가는 손의 빠르기를 늦추지 않더라도 충분히 정확하게 목표물의 영역 안에 손을 가져갈 수 있으며, 이렇게 줄어든 정확성의 요구를 빠르기에 더 많이 투자할 수 있기 때문이다. 이를 통해 손이 허공을 가로지르며 발생시킨 힘을 목표물에서 좀 더 많이 보존할 수가 있고, 그 보존된 힘을 반대쪽 목표물로 이동할 때 사용할 수 있다. 이러한 율동적 움직임을 통해 가속도 프로파일은 시작과 끝이 명료하게 구분되지 않고 서로 껴안듯이 연결된다.

### 떠오름과 복잡계

피츠 과제의 가속도 프로파일 관찰은 사람의 움직임을 이해하는 방식으로 환원주의나 구조주의적 방법론이 중요한 뭔가를 놓칠 가능성이 있다는 것을 분명히 보여주고 있다(글상자 2-1). 그러한 방법론들은 하위의 구성요소들이나 단위적 모듈들이 모여 만들어내는 새로운 특성들을 고려하지 않는다. 피츠 과제에서 작은 목표물과 큰 목표물이 만들어내는 가속도 프로파일의 변화는 저절로 나타난 움직임의 특성이다. 그 특성은 움직임이 목표물의 크기와 과제 특성과 함께 서로 영향을 주고받았기 때문에 나타난

[10] Schaal, S., Sternad, D., Osu, R. & Kawato, M. (2004). Rhythmic arm movement is not discrete. *Nature neuroscience*, *7*(10), 1136-1143.

것으로, 피츠 과제의 단위 움직임에서는 전혀 예상되지 않는다. 따라서, 피츠 과제를 위해 만들어진 율동적 반복 움직임은 그 단위 움직임의 단순한 합으로 이해할 수 없는 것이다. 강조하자면, 단위 움직임의 단순한 합은 움직임의 새로운 특성을 만들어낼 수 있으며, 심지어 그것은 단위 움직임으로부터 예측할 수 있는 것도 아니다.

운동행동의 좀 더 아래 수준으로 내려가 봐도 마찬가지다. 움직임은 근육의 수축을 통해 발생하고, 근육의 수축은 뇌를 포함한 중추신경계의 움직임 계획이 말초신경을 통해 전달되어 나타난다. 이 때문에 신경계를 이루는 기본 단위인 신경세포의 작동을 이해하는 것이 움직임을 이해하는 데 도움이 될 것처럼 보인다. 하지만, 신경세포는 단순하게도 켜짐과 꺼짐, 단 두 개의 상태로 작동한다. 하나의 신경세포가 모여 어떻게 뇌를 이루고, 뇌가 어떻게 움직임을 계획하는지, 그 두 가지의 상태로는 도저히 설명할 수 없는 것이다. 즉, 뇌라는 구조와 뇌에서 만들어진 계획과 명령은 수많은 신경세포가 모여서 나타난 *새로운 어떤 것*이다. 움직임이란 현상은 신경세포 하나에 의해 만들어질 수 있는 것이 아니라, 무려 1,000억 개에 가까운 신경세포와 그것들 간의 연결인 1,000조 개의 연접으로부터 나타난 새로운 구조와 기능에 의해 계획되고 조절된 현상으로 바라보아야 한다.

이처럼 시스템의 하위 구성요소들이 모여 그것들이 가지지 않는 특성이나 행동이 **저절로**(spontaneously) 나타나는 현상을 **떠오름**(창발, emergence)이라고 한다.[11] 이 떠오름 현상은 대개 수많은 구성요소들로부터 나타나는 것이 특징이다. 수많은 구성요소들이 모여 떠오름을 만들어내는 시스템을 **복잡계**(complex system)라고 한다.[12] 정리하자면, 복잡계는 시스템을 구성하는 요소들이 충분히 많아야 하며, 그 구성요소들이 상호작용하여 그것들의 단순한 합으로 이해할 수 없는 새로운 성질(떠오름)이 나타나야 한다. 아무리 많은 구성요소들이 모여 있다고 할지라도 떠오름이 나타나지 않는다면 복잡계가 아니다. 떠오름이 나타나지 않는 시스템에서의 구성요소들은 완전히 독립적이란 말이며, 서로 어떠한 영향도 주고받지 않는 상태인 것이다.

## 인체라는 복잡계, 사람이라는 떠오름

사람의 몸은 대표적인 복잡계이며 떠오름의 멋진 예다. 60조(!) 개나 세포들이 어울려 새로운 모습의 구조물과 기능을 만들어내고, 다시 그 구조물들과 기능들이 서로 영향을 주고받으면서, 마침내 사람이라는 유일무이한 존재가 탄생하는 것이다. 대개의 해부학 교과서에서 1장은 인체의 구성에 관한 내용이 등장한다. 인체의 가장 기본 단위는 **세포**(cell)이며, 세포들이 모여 **조직**(tissue)을 만들며, 조직이 합쳐져서 **기관**(organ)을 이루고, 기관이 합쳐져서 **계통**(system)이 탄생하고, 여러 계통의 합이 비로소 하나

[11] 영어로 emergence 혹은 emergent properties로 표현되는 용어에 대하여, 일반적으로 '창발'이라는 용어가 쓰이고 있다. 그러나, 본 책에서는 될 수 있으면 '떠오름', 혹은 자동사로 '떠오른다'라는 우리말 용어를 사용하였다.

[12] 윤영수, 채승병. (2005). "복잡계 개론". 서울: 삼성경제연구소.

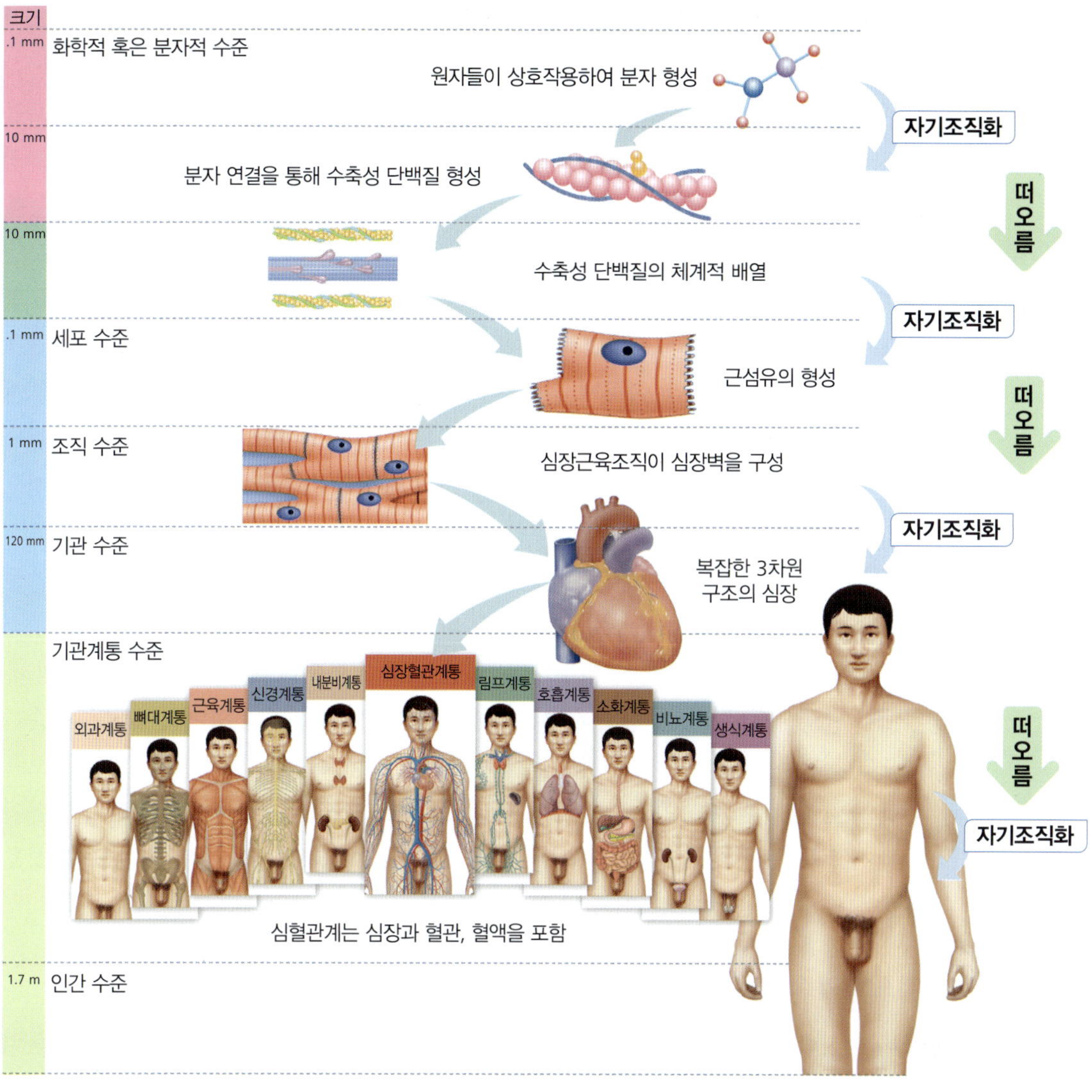


그림 2-8 인체의 떠오름. 세포, 조직, 기관, 계, 인체로 되어 가는 과정이 바로 떠오름의 과정이다.

의 **인체**(human body)가 된다. 이렇게 세포, 조직, 기관, 계, 인체로 되어 가는 과정이 바로 떠오름의 과정이다(그림 2-8). 이 과정을 좀 더 자세히 설명해보자.

세포는 인체를 구성하는 가장 기본 단위로 인식된다. 물론 세포도 복잡계이다. 세포 내에 여러 세포소기관이 있으며, 이러한 세포소기관도 수많은 분자들로부터 만들어진다. 분자들도 쪼개면 앞서 언급한 인체를 구성하는 여러 원소들로 이루어져 있다. 이러한 소기관들과 여러 성분들이 모여 이루어진 하나의 세포는 독립적으로 생명활동이 가능하다. 영양분과 산소를 통해 생명을 유지하고 에너지를 생산할 수 있으며, 세포분열을 통해 복제를 하고 성장한다. 그리고 자극에 대한 반응과 회복도 한다. 사람의 몸은 60~100조 개의 세포로 구성되어 있다. 각 세포는 독립적이지만, 이들이 많이 모이면서 새로운 모양과 기능을 하는 조직으로 떠오른다.

조직을 크게 **상피조직**(epithelial tissue), **결합조직**(connective tissue), **근육조직**(muscle tissue), **신경조직**(nervous tissue)으로 나눈다. 상피조직은 기관의 표면을 감싸는 역할을 하며, 결합조직은 기관이나 조직들을 이어주는 역할을 한다. 근육세포들이 모여 수축을 하는 근육조직이 만들어지며, 신경세포들이 모여 시냅스를 이루고 정보를 전달하는 신경조직을 이룬다. 이 네 개의 조직들이 모여서 특정한 모양과 기능을 하는 기관으로 떠오른다. 예를 들어, 위는 여러 조직들이 모여서 만들어낸 주머니 모양의 기관으로 음식물 소화를 담당한다. 위의 겉과 속은 상피조직으로 기관의 모양을 만들고 위액을 생산해낸다. 근육조직은 상피조직 안에서 위 운동을 만들어내고, 신경조직은 위의 신경 조절에 관여하게 된다. 이러한 조직들은 결합조직에 의해 이어지고 지지된다. 이처럼 위라는 기관은 여러 조직들로 구성되어 있지만, 조직 자체의 이해만으로는 그것들의 집합인 위의 모양과 기능을 전혀 예상할 수 없는 것이 되고 만다. 떠오름이 나타난 것이다.

비슷한 역할을 하는 여러 기관들의 집합을 계통 혹은 시스템이라고 한다. 예를 들어, **소화기계**(digestive system)는 입, 식도, 위, 작은창자, 큰창자로 이어져 음식물의 소화와 영양분의 흡수를 담당하게 된다. 이러한 여러 계들이 모여 사람이라는 하나의 유기체가 탄생하게 된다. 한 명의 사람은 수십조 개가 모인 세포의 덩어리이지만, 단순한 세포의 집합은 아니다. 인간은 수많은 세포의 합으로는 도저히 이해할 수 없는 떠오름 현상의 극적인 예이다. 한 명의 사람은 보고, 듣고, 먹고, 움직이고, 생각하고, 나아가 다른 개인들과 연결되고 관계를 맺는다. 문화와 사회현상도 수많은 개인이 모여, 상호작용을 통해 나타난 떠오름이다.[13]

## 떠오름의 원리: 자기조직화

우리가 시스템의 상위 수준에서 나타나는 행동을 이해하기 위해서는 환원적으로 분리된 구성요소가 아니라 구성요소들의 상호작용과 그 원리에 대해 살펴보는 것이 보다 더 적절하다. 구성요소들은 어떻게 상호작용하는가? 물론 그 구체적인 방법은 아주 다양하다. 그 이유는 복잡계를 이루고 있는 구성요소들이 시스템마다 모두 다르기 때문이다. 세포들의 상호작용을 통해 상위 수준의 떠오름인 사람이 나타나며, 사람들의 상호작용을 통해 상위의 사회현상이라는 떠오름이 나타난다. 세포들의 상호작용과 사람들의 상호작용이 같지는 않다. 이렇게 시스템마다 하위 구성요소들의 구체적인 상호작용의 방식은 다를 수 있다. 그러나 상호작용의 근본적 원리는 있다. 그것은 바로 **자기조직화**(self-organization)이다.[14]

자기조직화란 시스템 내의 하위 시스템들 혹은 구성요소들이 스스로 상호작용을

[13] Sawyer, R. K. & Sawyer, R. K. S. (2005). *Social emergence: Societies as complex systems.* Cambridge University Press.

[14] Levin, S. A. (2005). Self-organization and the emergence of complexity in ecological systems. *Bioscience, 55*(12), 1075-1079.

하여 이를 통해 새로운 특성이 저절로 떠오르는 현상을 말한다. '스스로'라는 말은 사실 애매하게 혹은 신비롭게도 들릴 것이다. 어떻게 구성요소들은 스스로 상호작용을 할 수 있는가? 어떠한 지시나 명령 체계 혹은 설계도나 프로그램이 필요 없다는 뜻인가? 아니면 구성요소들이 살아서 꿈틀거리는가? 스스로 어떠한 생각이라도 하는 것일까? 어떻게 '자기'조직화가 가능할 수 있는가? 단도직입적으로 이야기하자면 그것은 가능하다. 상위의 설계자나 명령을 내리는 어떤 것이 없어도 상호작용은 가능하며, 프로그램이 아니어도 특정 과정을 따를 수 있다. 구성요소들이 스스로 생각하고 움직이는 생명이 아니더라도 가능하다. 그것을 통해 떠오름은 저절로 나타난다. 다음에서는 자기조직화의 예를 몇 가지 들어 보겠다.

### 자기조직화의 몇 가지 예

먼저, 땅을 가로지르는 하천과 그 주위의 모습을 관찰해보자. 하천을 흐르는 물은 산과 같은 높은 지대에서 발원하여 아래로 흘러 바다로 가는 먼 여행을 한다. 흐르는 물 주위를 살펴보면 상류, 중류, 하류에서 주로 발견되는 돌이나 흙의 모양이 서로 다르다는 것을 알 수 있다(그림 2-9). 상류에는 바위와 거친 돌들이 있으며, 중류로 갈수록 상류의 바위보다 작고 둥근 돌멩이들이 발견되며, 하류로 갈수록 돌멩이는 작아져 모래를 이룬다. 그리고 바다와 합류하는 지점에서는 작고 부드러운 모래와 흙이 삼각주를 만

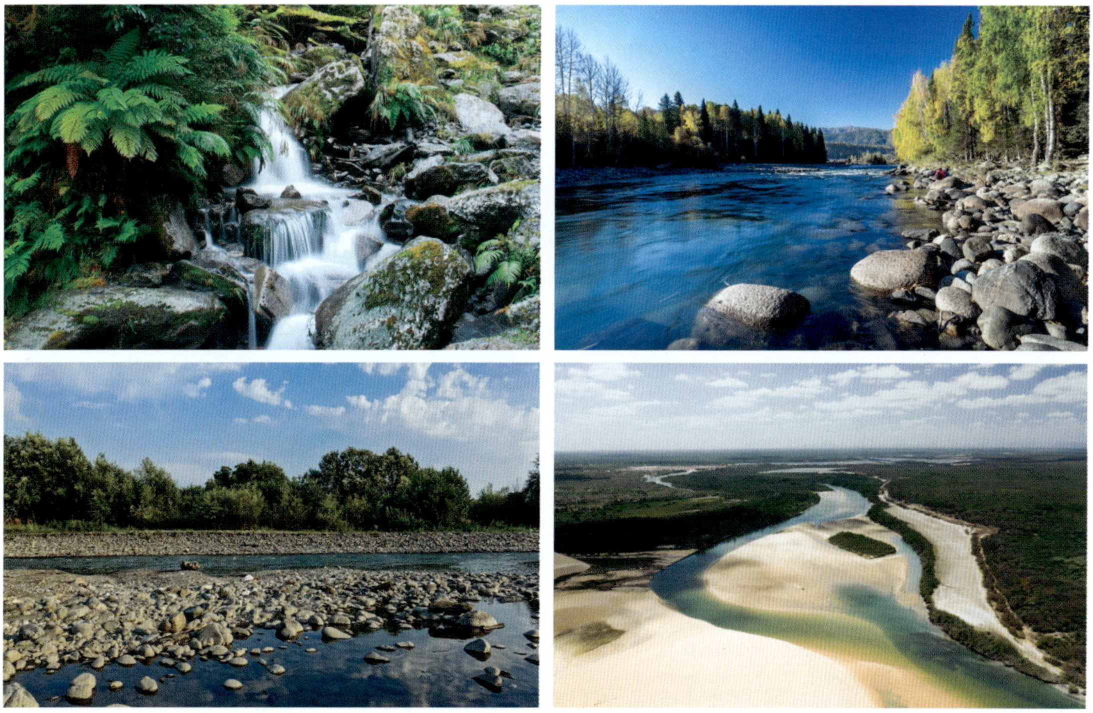

그림 2-9 자연의 조경술. 계곡과 강을 따라 보이는 암석의 모양과 분포적 특성은 물의 낙차와 유속 등이 암석의 물리적 성질과 상호작용하여 저절로 떠오른 것이다.

들어낸다. 이러한 암석의 모양과 분포는 어떻게 형성되는가?

물은 중력에 의해 높은 곳에서 낮은 곳으로 흐르게 된다. 따라서 지대가 높은 발원지에서는 계곡을 흐르는 물살에 의해 침식작용이 활발해진다. 이를 통해 깎이고 작아진 돌들은 좀 더 아래로 내려가고 여전히 무거운 바위와 돌들이 상류에 주로 남아 있게 된다. 돌들이 아래로 내려오는 동안 점점 더 깎여 중류에서는 둥근 자갈돌이 주로 분포하게 된다. 물은 하류로 올수록 해수면 높이와 비슷해져 유속이 느려지게 된다. 느려진 유속에도 운반될 수 있는 작은 모래와 흙이 떠내려와 하구에 쌓이게 된다. 계곡과 강을 따라 보이는 암석의 모양과 분포적 특성은 이렇게 스스로 '떠오른' 것이다. 물의 낙차와 유속 등과 같은 물리적 특성과 더불어 암석의 물리적 성질이 서로 어울린 결과이지, 누군가가 뜻과 힘을 가지고 조경한 것이 절대 아니다. 다시 말해, 그것은 자연이 스스로 이룩한 조경이다.

이번엔 상류에서 바다까지 쉬지 않고 흘러가는 물을 관찰해보자. 물은 아마도 자기조직화에 대한 가장 훌륭한 예이자 비유일 것이다. 앞서 얘기했듯, 물은 높은 곳에서 낮은 곳으로 쉬지 않고 흘러간다. 그러는 동안, 둥근 바위를 만나면 부드럽게 돌아가며, 크고 거친 바위 앞에서는 세차게 부딪혀 물방울을 튀기기도 한다. 높은 곳에서는 물줄기를 흩날리며 낙하하고, 낙차가 작은 곳에서는 자신의 근육을 잠시 보여주며 아래로 내려간다. 건기에는 물이 말라버리기도 하겠지만, 비가 많이 오는 날에는 거대한 급류를 형성하며 폭군처럼 아래로 쏟아진다. 수심이 얕은 곳으로 내려오면 바닥에 놓인 돌들을 명랑하게 타서 넘어간다. 수심이 깊은 강에서는 무겁고 고고하게 흘러갈 줄도 안다. 물은 흘러가면서 여러 상황을 마주하지만, 그렇다고 애쓰거나 별다른 준비도 하지 않는다. 그런 모습을 하기 위해 누군가의 명령도 기다리지 않는다. 그냥 그러하게 스스로 자신의 모습을 변화시킬 뿐이다.

이번엔 눈을 들어 하늘을 보자. 하늘에는 유유히 떠가는 비행기를 볼 수 있다. 비행기는 어떻게 날아오르는 것일까? 무엇인가 엄청난 기술이 숨어 있는 것일까? 물론 비행기가 이륙하고 하늘을 나는 것은 공학적 기술의 덕이 크다. 그럼에도 불구하고 비행기가 나는 데는 기본적 원리가 있다. **베르누이의 원리**가 그것이다. 베르누이(Daniel Bernoulli, 1700~1782)에 의해 정리된 이 원리는 유체(fluid)의 속도가 빨라질수록 압력은 낮아진다는 것을 말한다. 유체의 속도가 빨라지면 단위 면적당 유체의 양은 감소하게 되고 그러면 압력은 떨어지는 것이다. 반대로 속도가 느려지면 상대적으로 정체되면서 압력은 높아진다. 이 원리가 어떻게 비행기에 적용될 수 있을까?

비행기는 날기 전에 아주 빠른 속도로 달린다. 엔진을 달군 뒤, 굉음을 내며 활주로를 아주 빨리 달려간다. 달리는 동안 비행기의 날개는 공기를 위아래로 가르게 된다. 날개의 단면은 위쪽이 볼록하고, 아래쪽이 평평한 모양을 하고 있다(그림 2-10). 이러한 모양 덕분에 날개 위쪽을 지나가는 공기는 아래쪽을 지나가는 공기보다 더 먼 거리를 이동하게 되고, 따라서 더 빠른 속도로 흘러가게 된다. 베르누이의 원리에 따라, 이

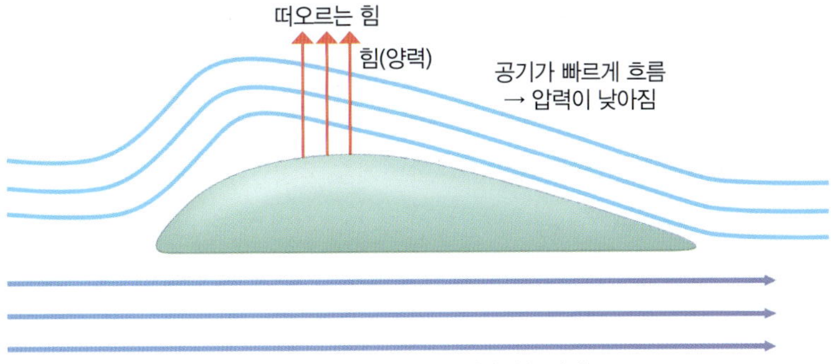


그림 2-10 베르누이의 원리. 비행기가 뜨는 것은 비행기가 활주로를 달려가는 동안, 날개의 모양과 공기의 흐름이 상호작용한 결과로 나타난다.

러한 공기 흐름의 차이는 날개 위쪽의 압력이 아래쪽에 비해 상대적으로 낮아지게 만든다. 빨리 달릴수록 압력의 차이는 더 커지게 되고 어느 순간, 날개 아래쪽의 압력이 위쪽의 압력보다 비행기를 들어 올릴 만큼 커지면 비행기는 떠오른다.

이처럼 비행기가 뜨는 것은 날개의 모양과 공기의 흐름이 서로 영향을 주고받기 때문이다. 이 둘 간의 작용은 누군가의 명령이나 프로그램에 의해서가 아니다. 태극기의 태극처럼 서로 조화롭게 맞물려 상호작용한 결과이다. 누군가는 공기 흐름의 속도(혹은 비행기가 달리는 속도)가 비행기를 뜨게 하는 설계자나 명령자가 아니냐고 질문할 수도 있다. 하지만, 속도는 날개의 위아래에서 발생하는 압력이나 비행기의 이륙에 대한 그 어떠한 정보도 담고 있지 않다. 공기의 흐름도 비행기가 달림으로 해서 자연스럽게 나타난 것이지 비행기를 띄우기 위한 목적이 처음부터 있었던 것은 아니다. 결국 모든 것은 구성요소들의 상호작용을 통해 자연스럽게 나타난 것이다. 이렇게 저절로 나타난 압력의 차이는 비행기를 달리다가 날도록 만들어 준다. 달리는 것과 나는 것은 질적으로 다른 상태이다. 보는 그대로 하늘과 땅의 차이다. 이처럼 눈으로 확인되는 행동의 차이나 변화가 구성요소들의 단순한 상호작용에 의해 나타날 수 있다는 것을 우리는 이해해야 한다.

자기조직화를 통한 떠오름은 비단 무생물적 자연에서만 나타나는 것은 아니다. 사람이 만들어내는 사회적 현상이나 예술 현상 등에서도 나타난다. 마을 공동체로부터 나타나는 사회현상도 마을 구성원들 간의 상호작용을 통해 만들어진다. 물론 품앗이나 마을 잔치와 같은 마을 공동 행사들은 자기조직화가 아니라 상위의 결정자가 있을 수도 있다. 하지만, 명령이나 결정에 의해 만들어진 집단 행사의 흥망도 그때까지의 구성원들 간의 관계에 달려 있을 가능성이 많다. 그러한 관계를 바탕으로 행사는 잘 진행될 수도 있지만, 부진한 참여로 김빠질 수도 있다. 인간관계는 누군가 짝지어 주거나 만들어주는 것이 아니다. 서로 영향을 주고받는 자기조직화 과정을 통해 나타난다.[15] 그것

[15] Gilpin, D. R. & Miller, N. K. (2013). Exploring complex organizational communities: Identity as emergent perceptions, boundaries, and relationships. *Communication Theory*, *23*(2), 148-169.

은 마치 갓 입학한, 서로를 모르던 학생들이 시간이 지나 절친이 되거나 어색한 사이가 되는 모습과도 같다. 어떤 상호작용은 서로의 관계를 더욱 강하게 해주며, 어떤 상호작용은 관계를 파탄 내기도 한다. 축제 기간에는 모두 친구가 되기도 하고, 시험과 같은 극한 상황에 다다르면 파편화되기도 한다. 조직과 같은 명령 체계에서조차도 그 집단의 강도는 구성원들 간의 자발적 상호작용에 달려 있을 가능성이 크다.

예술에서는 어떻게 자기조직화를 통해 떠오름이 나타날까? 영화 <그린 북(Green Book, 2018)>[16]을 보면 주인공 돈 셜리가 어느 바의 밴드와 함께 즉흥 연주를 펼치는 장면이 나온다. 셜리는 드럼, 베이스, 트럼펫 연주자들로 구성된 그 밴드와 일면식도 없었다. 그들이 만들어낸 연주는 말 그대로 즉흥적이었다. 사전에 계획된 바가 없으니 연주가 어떻게 흘러갈지 전혀 예측도 되지 않는다. 그렇다고 어느 누구 하나 이렇게 저렇게 연주하자고 나서는 사람도 없었다. 하지만 그들은 그 즉흥 연주를 아주 멋들어지게 만들어낸다. 어떻게 이런 일이 가능할까? 이 연주팀은 하나의 시스템이라고 볼 수 있으며, 각 연주자들은 시스템의 요소라 할 수 있다. 이제 이 연주 시스템 속의 각 연주자들은 상호작용을 한다. 어떤 부분에서는 피아노가 치고 나가고 그동안 드럼은 소리를 죽인다. 어떤 부분에서는 베이스가 리듬을 이끌면서 다른 악기들은 리듬을 뒷받침해 준다. 다른 부분에서는 모두들 한껏 자신의 연주를 뽐내며 불꽃을 튀긴다. 연주자들 간의 이러한 협력과 조화는 아마 어떤 음악적 느낌의 교환을 통해 나타났으리라. 이것이 바로 연주적으로 서로 밀고 당기는 자기조직화의 과정이다. 이를 통해 하모니라는 새로운 느낌적 떠오름을 이끌어 낸 것이다. 청중이 느끼는 감동은 덤이며 또 다른 떠오름이다. 만약 연주자들이 상호작용 없이 각자의 연주만 했다면 어땠을까? 그것은 연주라기보다 무질서한 소음이 되었을 것이다.

자기조직화와 그것을 통한 떠오름의 예를 몇 가지 살펴보았다. 사실 자기조직화의 예는 너무나 다양하고 많다. 구성요소들의 상호작용을 통해 저절로 나타나는 떠오름 현상은 저마다 서로 다른 자기조직화의 기전이 작동하고 있다. 방금 설명한 예들뿐 아니라 앞서 살펴본 인체의 구성이나 피츠 과제에서의 움직임 특성 등 모두 서로 다른 자기조직화의 과정을 통해 나타난 떠오름인 것이다. 그리고 앞으로 더 많은 예들을 만나게 될 것이다. 우리가 만들어내는 움직임도 예외는 아니다. 복잡계인 움직임 시스템으로부터 나타나는 움직임도 시스템 구성요소들의 상호작용, 나아가 과제와 환경과의 상호작용이라는 자기조직화 과정을 통한 떠오름 현상으로 이해할 필요가 있다.

16 우정과 인종차별에 대해 그리고 있는 피터 패럴리 감독의 영화 <그린 북>은 2019년 아카데미 작품상을 수상하였다. 참고로, 2020년 아카데미 작품상은 봉준호 감독의 <기생충>이 받았다.

## 주요 용어

자연(自然, nature)
환원주의(reductionism)
원자(atom)
상호작용(interaction)
움직임의 최소 단위(motor primitive)
동작의 최소 단위(a unit of action)
율동적 움직임(rhythmic movements)
보행(locomotion)
걷기(walking, gait)
달리기(running)
딛기(stance phase)
흔들기(swing phase)
피츠 과제(Fitts' task)
피츠 법칙(Fitts' law)
떠오름(창발, emergence)
자발적인, 자연스러운(spontaneous)
복잡계(complex system)
세포(cell)
조직(tissue)
기관(organ)
계통(system)
인체(human body)
상피조직(epithelial tissue)
결합조직(connective tissue)
근육조직(muscle tissue)
신경조직(nervous tissue)
소화기계(digestive system)
자기조직화(self-organization)
베르누이의 원리

# 2.2 역동적 균형

*흔들리지 않고 피는 꽃이 어디 있으랴.*

— 도종환[17]

*이 단원을 읽고 나서 다음을 이해하고 설명할 수 있다.*

1. 가격 결정은 왜 역동적이며 자기조직화의 과정인지 설명할 수 있다.
2. 모래더미 게임의 실험에서 나타난 자기조직화된 임계성에 대해 설명할 수 있다.
3. 자기조직화된 시스템에서 나타나는 균형의 흔들림에 대해 설명할 수 있다.
4. 느웰의 제한요소 모델에 대해 설명할 수 있다.
5. 피츠 과제를 느웰의 제한요소 모델을 통해 설명할 수 있다.
6. 운동기술의 난이도를 젠타일의 운동기술 분류와 관련지어 설명할 수 있다.

## 가격 결정의 원리: 보이지 않는 손

앞서 살펴보았듯이, 복잡계는 시스템을 구성하는 수많은 요소들이 자기조직화를 통하여 떠오름을 만들어내는 시스템이다. 자기조직화로 나타난 떠오름은 구성요소들의 상호작용이 균형을 이룬 지점에서 나타난다. 예를 들어 살펴보자. 특정 재화에 대한 경제적 가치를 나타내는 가격은 어떻게 결정되는가? 가격은 수요와 공급이 만들어낸 떠오름이라 볼 수 있다. 애덤 스미스(Adam Smith, 1723~1790)는 시장경제의 원리에 대해 설명하면서 특정 재화에 대한 적정 가격은 어떤 '**보이지 않는 손**(invisible hand)'에 의해 결정된다고 하였다. 보이지 않는 손이란 무엇일까?

그의 설명을 대입하여 감자 가격이 어떻게 형성되는지 설명해보자. 만약 여러 이유로 감자의 수확이 급격히 감소하게 되었다고 가정해보자. 이럴 경우 시장에서는 감자의 공급량이 감자를 소비하는 수요량을 따라갈 수 없게 되어, 감자의 가격은 상승하게 된다. 이렇게 상승한 가격은 생산자들에게 더 많은 이윤을 가져다줄 수 있게 되고, 때문에 감자 농사는 더 확대된다. 감자 농지가 넓어지고 감자 농사를 짓는 사람이 늘어난다. 이는 생산의 증대로 이어지고, 시장에 감자 공급량을 늘린다. 증가된 공급량은 감자 수요량보다 많아지게 되고, 감자 가격의 하락을 가져오는 것이다. 이는 이윤의 축소로

[17] 도종환 시인의 <흔들리며 피는 꽃>의 한 구절이다. 시집 "사람의 마을에 꽃이 진다(문학동네, 2001)"에 수록되어 있다.

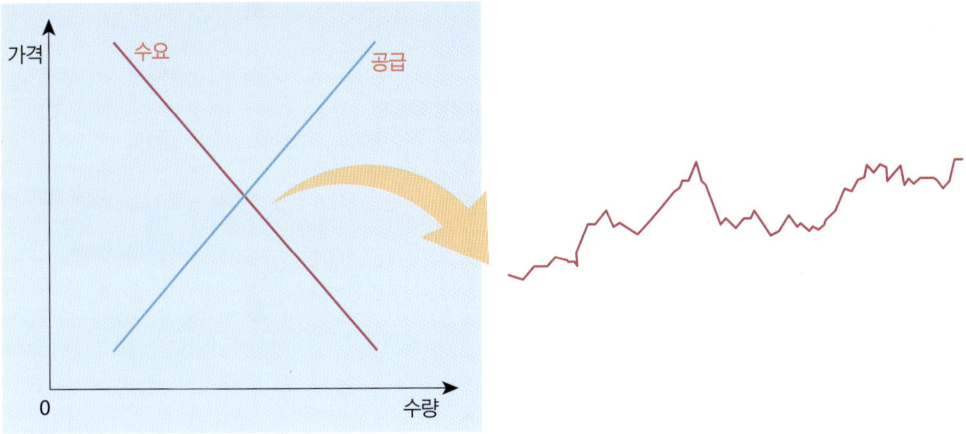


그림 2-11 가격의 결정. 가격은 상위의 통제자가 없어도 소비자와 공급자 간의 역동적인 상호작용과 이를 통해 균형이 맞춰지는 지점에서 떠오른다.

이어지며, 감자 농사의 축소를 가져온다. 이러한 과정을 통하여 시장에서는 감자의 적정 가격이 형성되는 것이다. 이처럼 가격은 수요와 공급 사이의 적정한 지점에서 결정되며, 그렇게 결정된 가격으로 인해 다시 수요와 공급은 적절히 조절되는 것이다.

수요와 공급의 지속적인 변화와 그 둘 간의 역동성으로 인해 가격은 조금도 멈추지 않고 이리저리 떠다닌다(그림 2-11). 우리가 매일 보는 주식이나 환율의 변동도 동일한 역학을 통해 탄생한다. 애덤 스미스는 가격을 결정하는 이런 역동성을 만드는 존재가 드러나지 않기 때문에 '보이지 않는 손'이라는 말을 쓴 것이다. 하지만 이는 은유에 지나지 않는다. 왜냐하면 가격 결정 과정에는 가격을 지시하거나 결정 내리는 '손'의 역할을 하는 존재가 애초에 없기 때문이다. 이러한 가격 결정 시스템은 상위의 통제자 없이 오로지 가격 결정 시스템을 구성하는 소비자와 공급자 간의 역동적인 상호작용과 이를 통해 균형이 맞춰지는 자기조직화 시스템인 것이다.[18]

## 모래더미 게임: 자기조직화된 임계성

이번엔 좀 더 다른 예를 살펴보자. 우리는 이따금 공사장에 부어놓은 원뿔 모양의 모래더미를 볼 수 있다. 혹은 한번쯤 모래나 시멘트 포대, 혹은 밀가루나 설탕 봉지를 찢고 바닥에 부어 본 적이 있을 것이다. 이때 그 가루들은 차곡차곡 쌓이면서 원뿔 모양의 더미를 이루게 된다. 입자의 종류나 성질에 따라 더미의 기울기는 조금씩 다르겠지만, 그 누구도 마법사의 고깔모자처럼 아주 뾰족하게 생긴 더미를 보거나 만들어낸 사람은 없을 것이다. 여기서 중요한 것은 그렇게 계속 붓게 되더라도 더미의 크기는 커져가겠지만 그 더미의 기울기는 비교적 일정하게 유지된다는 사실이다. 이런 현상은 어떻게 설명되는가?

[18] Kochugovindan, S. & Vriend, N. J. (1998). Is the Study of Complex Adaptive Systems Going to Solve the Mystery of Adam Smith's "Invisible Hand"?. *The Independent Review*, *3*(1), 53-66.

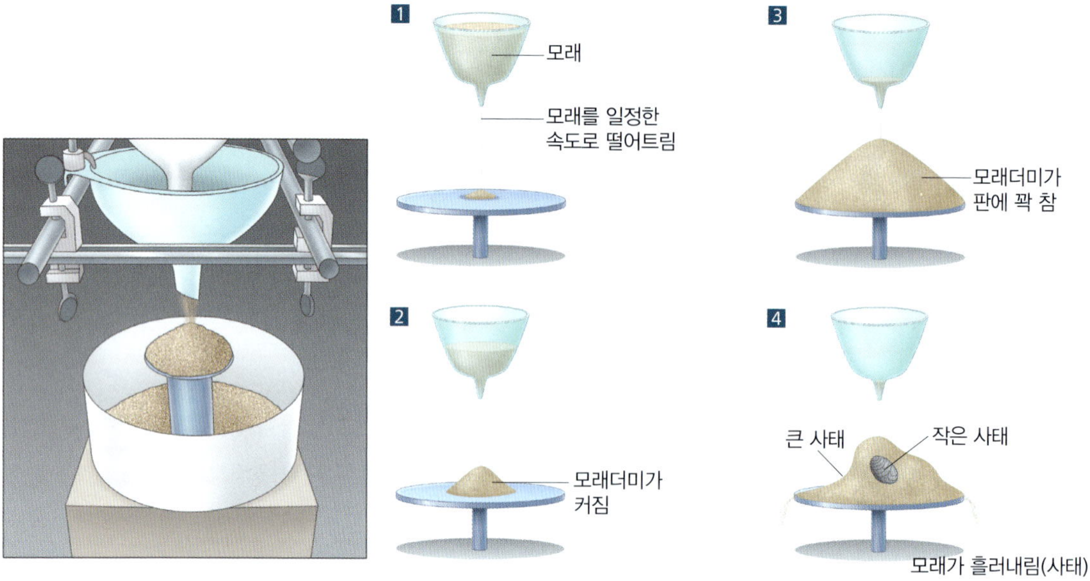


그림 2-12 모래더미 게임. 위에서 모래가 흩뿌려지면, 자연스럽게 원뿔 모양의 더미가 만들어진다. 모래더미의 기울기는 쌓임과 사태 간의 아슬아슬한 균형 속에서 탄생되고 유지된다.

페르 박(Per Bak, 1948~2002)은 탕(Tang)과 위젠펠드(Weisenfeld)와 함께 바로 이 현상을 연구하였다.[19] 모래더미 게임이라고 이름을 붙인 그들의 실험 방법은 너무도 간단하였다. 위에서 바닥의 둥글고 평평한 판으로 모래알을 일정한 속도로 뿌리는 것이 전부였다(그림 2-12). 그 다음 발생하는 상황은 이미 우리가 경험한 가루 쏟기의 기억과 동일하다. 모래는 점점 더미를 이루며 쌓여갔고, 원뿔 모양의 산이 되었다. 그렇게 형성된 더미는 어느 적정한 기울기를 가지면서 점점 커져갔다. 모래더미가 산을 이루고 바닥의 둥근 판에 가득 차자, 이제 흩뿌려지는 모래 알갱이들은 어느 정도 더미에 쌓이자 휩쓸려 아래로 내려갔다. 이를 통해 모래더미가 이룬 산의 기울기는 더 이상 완만해지거나 가팔라지지 않았다.

물론 기울기를 유지시켜 주는 사태는 특정 각도를 넘으면 바로 발생하는 것은 아니었다. 조금 쌓인 후에 바로 모래가 쓸려 내려가기도 하지만, 어떤 경우엔 더 많이 쌓인 뒤, 큰 사태를 발생시키기도 하였다. 그 작은 사태와 큰 사태를 오가면서 모래더미의 기울기는 어느 적정한 각도로 유지되었다. 이 각도는 사태가 임박한 임계 지점(critical point)으로 작동하는 것이다. 모래더미가 쌓이는 상태와 쌓이지 못하고 사태를 만들어내는 경계 지점이다. 따라서 모래더미가 만들어낸 산의 적정한 기울기란 결국 쌓임과 흘러내림 간의 아슬아슬한 균형이 만들어낸 것이다.

이 긴장 가득한 균형은 어떻게 만들어진 것일까? 간단하다. 그냥 모래가 바닥으로 뿌려졌을 뿐이다. 어느 누구도 모래더미가 원뿔 모양의 산이 되는 것을 막지 않았고,

[19] Bak, P., Tang, C. & Wiesenfeld, K. (1987). Self-organized criticality: An explanation of the 1/f noise. *Physical review letters*, *59*(4), 381.

더 가파른 산이 되도록 명령을 내린 것도 아니다. 오로지 수많은 모래 알갱이들이 스스로 그 균형을 향해 나아갔다. 그리고 쌓임과 흘러내림을 오가며 그 균형을 유지할 뿐이다. 이 균형은 사실 너무나도 불안정하다. 모래가 지속적으로 흩뿌려진다면 크든 작든 사태는 늘 임박해 있는 것이다.

시스템을 이루는 구성요소들에 의해 저절로 나타난, 이렇게 늘 임박한 불안정한 균형에 대해 연구자들은 **자기조직화된 임계성**(self-organized criticality)이라는 이름을 붙여주었다.

## 균형의 흔들림: 자기조직화 시스템의 시그니처

모래더미를 이루기 위해서는 수많은 모래 알갱이들이 필요하다. 몇 알 혹은 한 줌의 모래 알갱이로도 부족할 수 있다. 이렇게 많은 모래 알갱이들은 쌓여서 원뿔 모양의 산으로 변해간다. 생각해보라. 그런 모양이 되어야 할 이유는 전혀 없다. 그 모양은 저절로 만들어진 것이다. 하나의 모래 알갱이로는 설명할 수 없는 새로운 특성이 탄생한 것이다. 따라서 모래더미는 전형적인 복잡계이다. 더 오묘한 것은 이 모래더미 시스템은 그렇게 산이 되어 가는 동안 자신의 숨겨진 로고스(logos)를 바깥으로 드러낸다는 사실이다. 원뿔 모양의 산이 가지고 있는 가파름의 각도는 거의 일정하게 유지된다. 그것은 역동적 균형, 즉 쌓임과 흘러내림 간의 아슬아슬한 긴장 속에서 탄생한다.

로고스로 표현한 산의 기울기는 대체적으로 내재된 것일까? 공사장에 쌓인 모래더미의 모양이 대개 비슷하므로 대략적인 기울기를 예측할 수 있을 것이다. 하지만, 그 대략적인(!) 지점은 모래더미가 산을 이루고 나서야 알 수 있다. 왜냐하면 시스템을 이루고 있는 모래 알갱이들이 셀 수 없을 정도로 많고, 하나같이 서로 다른 모양을 지녔기 때문이다. 젖어 있거나 말라 있거나, 크거나 작거나, 곱거나 거칠거나 등 모래 알갱이의 특성에 따라서도 기울기는 달라질 수 있다. 게다가 모래더미는 완벽한 원뿔 모양이 아니라 좀 더 쌓여 있거나 움푹 들어간 부분도 있다. 이처럼 이 무수한 알갱이들의 상호작용을 정확하게 예측한다는 것은 애초에 '불가능'하다. 이것이 바로 복잡계의 특성이다. 단일한 구성요소를 가진 모래더미의 기울기를 정확히 아는 것도 쉽지 않은데, 엄청나게 많은 변수와 구성요소를 가진 날씨를 예측한다는 것은 더욱 어렵다. 날씨 예보는 가능해도 완벽히 현실과 동일하게 맞출 수는 없다. 오히려 종종 빗나가거나 심지어 예보와는 전혀 다른 날씨가 나타나기도 한다.

모래더미 게임에서 모래 알갱이들은 임계적 기울기에서 좀 더 쌓이기도 하고 조금 더 깎여 나가기도 한다. 균형 지점은 그렇게 조금씩 흔들린다. 그래서 이 균형을 **역동적 균형**(dynamic equilibrium)이라 말할 수 있다.[20] 가격 결정 시스템에서도 마찬가지다. 가

[20] 여기서 사용한 '균형(equilibrium)'이라는 용어는 '평형'이라는 용어와 동일하게 교환되고 사용될 수 있다. 덧붙여, 자기조직화된 임계성은 완전한 평형상태에서 멀리 떨어진 곳에서 나타난 평형상태로 이해할수 있다(3장 참조). 사실, 균형(혹은 평형) 지점에서 나타나는 흔들림을 지칭하는 일반적 용어는 없다. 몸의 생리적 상태를 유지하기 위한 항상성(homeostasis)도 최적화 지점에서 끊임없이 흔들린다는 점에서 역동적 균형 상태로 이해할 수 있다.

격이라는 피드백을 통해 소비자와 공급자가 그들의 행동을 수정할 것이지만, 소비와 공급이 정확히 일치하는 일은 잘 발생하지 않을 것이다. 소비자의 마음은 갈대와 같이 움직일 것이며, 공급량은 농사가 끝나 봐야 알 수 있다. 가격은 다시 그렇게 정처 없이 움직인다. 이렇듯 실제 나타난 균형은 임계점 사이를 왔다 갔다 하며 흔들리고 있다. 시스템은 그 완전한 균형의 지점이 정확히 어디인지 알지 못한다. 다만 그곳에 도달하기 위해 끊임없이 움직일 뿐이다. 이렇게 흔들리고 있음은 시스템이 스스로 조직된다는 것을 암시한다. 시스템은 살아서 꿈틀거린다. 누군가의 명령이 아니라 스스로 움직인다.

## 느웰의 제한요소 모델

칼 느웰(Karl M. Newell)은 움직임이 관련 요소들의 균형이 이루어진 지점에서 나타나는 떠오름 현상임을 너무나 잘 알고 있었다.[21] 그가 말한 관련 요소들은 움직임을 만들어내는 수행자, 움직임의 과제적 요소, 그리고 움직임이 수행되는 환경을 말한다. 이 세 요소들은 서로 영향을 주고받으며 균형을 이룬 지점에서 움직임이라는 떠오름을 만들어낸다(그림 2-13). 느웰은 이 세 가지 요소를 움직임을 제한한다는 의미로 **제한요소**(constraints)라 이름 붙였다. 사실 이는 그 혼자만의 생각은 아니다. 운동행동 연구들에서 움직임에 영향을 주는 요소를 일반적으로 제한요소라고 한다. 움직임의 생성에 대한 학문도 운동제어(motor control) 혹은 운동조절이라 한다. 이러한 용어들은 움직임이란 현상은 제한되어 다듬어지는 과정을 통해 나타난다는 생각이 밑바닥에 깔려 있다. 느웰이 제시한 세 요소들에 대해 살펴보자.

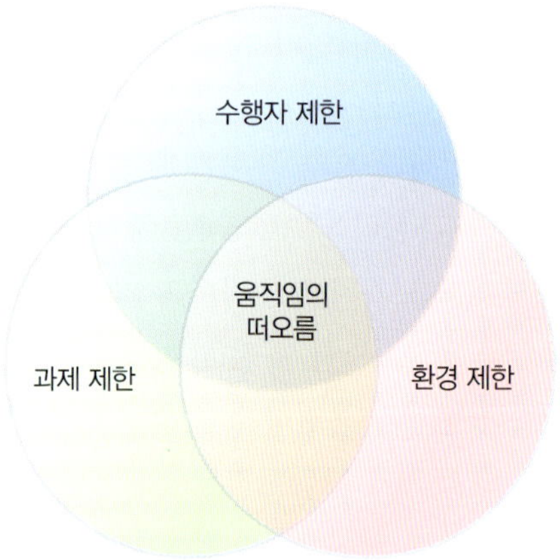


그림 2-13 느웰의 제한요소 모델. 움직임은 유기체-과제-환경의 역동적 균형이 이루어진 지점에서 자연스럽게 나타나는 떠오름 현상이다.

[21] Newell, K. M. (1986). *Constraints on the development of coordination. In motor development in children: Aspects of coordination and control.* Wade, MG, Whiting, HTA, Eds, 341-361.

## 움직임 제한요소: 유기체, 과제, 환경

수행자는 움직임을 직접 만들어내는 **유기체**(organism)로서의 역할을 한다. 움직임은 우리 몸을 구성하고 있는 너무나 많은 요소들에 의해 영향을 받는다(**수행자 제한요소, individual constraints**). 움직임을 발생시키는 가장 기본적인 신경계와 근골격계뿐만 아니라, 외부의 여러 정보를 받아들이는 감각계, 신경전달물질이나 호르몬 등과 같은 내분비적 요소들도 움직임에 영향을 미칠 수 있다. 또한 몸의 길이나 무게와 같은 물리적 요소, 근육의 구성이나 힘의 발생 등과 같은 생체역학적 요소, 손상이나 질환과 같은 병리적 요소, 균형 능력이나 숙련도와 같은 기술적 수준, 성장과 노화와 같은 발달적 요소, 동기나 경험과 같은 심리적 요소, 그리고 구별, 선택, 판단 같은 인지적 요소 등도 포함된다. 물론 여기에 제시되지 않는 더 많은 유기체 요소들이 움직임에 영향을 줄 수 있다. 이렇게 수많은 요소들의 상호작용으로 만들어지는 움직임 시스템의 상태는 다시 움직임 과제 및 환경과 상호작용을 하여 움직임이란 현상을 만들어내게 된다.

**보상적 움직임**(compensatory movements)은 움직임 시스템의 구성요소들 중 어느 부분에 문제가 있을 때, 그것이 어떻게 해결되는지 보여주는 훌륭한 예이다. 우리는 다리에 부상이나 통증이 있을 때 절뚝거리며 걷게 된다. 이는 그것을 자극하지 않기 위해 움직임 시스템의 구성요소들이 자기조직화를 통해 새로운 걷기 패턴을 만들어낸 결과이다. 만약 신경계의 문제로 인해 발목의 발등굽힘(dorsiflexion)이 되지 않는다면 움직임 시스템은 역시 다른 움직임 방법을 사용하여 걷게 된다. 이때는 발을 내려놓는 중에 발끝이 바닥에 닿는 것을 방지하기 위해 닭다리 모양(steppage gait)으로 걷거나 발을 옆으로 크게 돌려 걷게(circumduction gait) 된다. 이러한 움직임은 시스템이 보상적으로 새로운 움직임 패턴을 자발적으로 만들어낼 수 있음을 보여준다. 이는 새로운 패턴을 만들어냄으로써 움직임 과제가 가지는 기능적인 면을 충족시키는 과정으로 이해할 수 있다.

이번엔 움직임의 **과제적 제한요소**(task constraints)에 대해 살펴보자. 움직임 과제란 움직임에 대한 직간접적인 지시나 과제가 내포하고 있는 특성으로 이해할 수 있다. 빠르기, 정확성, 반복 유무, 동작 순서, 균형 유지, 이동, 인지적 요구, 낯섦 정도, 기술적 요구 등이 과제적 요소가 될 수 있다.

움직임의 과제적 요소는 여러 측면으로 분류할 수 있다. 움직임의 연속성에 따라서 **반복적 과제**(continuous task), **단속적 과제**(discrete task), 그리고 **순서적 과제**(serial task)로 나눌 수 있다. 반복적 과제는 우리가 앞서 살펴보았던 걷기나 자전거와 같은 율동적 동작들이 해당되며, 단속적 과제는 시작과 끝이 분명한 팔 뻗기, 공차기, 앉기나 일어서기와 같은 과제가 해당된다. 순서적 과제는 서로 다른 단속적 과제들이 시간적 순서에 의해 나열된 동작을 말한다. 예를 들어, 자동차에 타서 시동을 걸고, 기어를 조정하여, 액셀을 밟아 차를 운전하기 위해서는 여러 단속적 움직임이 바른 순서를 이루어야 가능하다. 움직임의 바닥면에 대한 고정 여부에 따라 안정성(stability)과 **이동성**

(mobility) 과제로 나누기도 한다. 예를 들어, 앉기나 일어서기 등의 움직임은 우리 몸이 바닥면에 고정된 채로 나타나기 때문에 안정성 과제로 구분할 수 있다. 점프나 걷기 등은 움직임이 바닥에서 떨어지면 나타나므로 이동성 과제라 할 수 있다. 뻗기, 쥐기, 던지기, 휘두르기, 들기 등과 같이 손의 조작이 필요한 움직임을 **조작(manipulation)** 과제라고 한다.

마지막으로 **환경**(environment)에 의해서도 수행자의 움직임은 영향을 받는다. **중력**(gravity)은 가장 대표적인 환경적 요소로 지구라는 땅 위에 있는 이상 우리의 모든 움직임은 9.8 N의 중력이 가미된 것이다. 1969년 아폴로 11호의 선장이었던 닐 암스트롱(Neil Armstrong, 1930~2012)은 "나에겐 작은 발걸음이지만, 인류에겐 큰 도약"이라 말하며, 인류 최초로 달에 발걸음을 내디뎠다. 실제로 그는 달 표면에서 크게 도약하듯이 걸었다. 이는 지구의 1/6에 해당하는 상대적으로 약한 달의 중력으로 인한 것이었다. 우리가 물속에 들어간다면, 부력으로 인해 비슷한 상황을 겪을 수 있다. 중력이나 부력뿐만 아니라 우리가 직면한 환경들은 모두 움직임에 영향을 줄 수 있다. 기온, 습도, 밝기, 소음 등과 같은 배경 환경이나, 지면의 미끄럽거나 흔들리는 정도, 물체의 모양이나 크기 등이 움직임의 환경적 요소들의 예들이다.

**환경적 제한요소들**(environmental constraints)은 통제 가능한 것과 그렇지 못한 것으로도 나눌 수 있다. 거의 통제할 수 없는 환경은 앞서 말한 중력이 대표적일 것이다. 온도나 습도, 소음 등과 같은 환경은 야외에 나가 있다면 통제하기는 힘들 것이나, 실내에 있다면, 통제가 가능할 것이다. 예측 가능성도 환경의 특성에 해당한다. 예를 들어, 비포장 도로를 달리는 차 안에서의 흔들림은 지속적인 예측이 가능하지 않으나, 실내의 바닥은 지진이 발생하지 않는 이상 변동 없이 예측 가능한 환경이 된다.

## 움직임의 떠오름: 피츠 과제

그렇다면 이 세 요소들은 어떻게 상호작용하여 움직임이라는 떠오름을 이루어내는가? 사실 움직임이라는 현상을 이해하는 것은 이 질문에 대한 것이라 해도 과언이 아니다. 운동행동에 대한 과학적 연구의 대부분도 이에 대한 탐구로 채워진다. 그러나 움직임을 이해하는 것은 그다지 쉬운 일은 아니다. 각각의 제한요소는 하위의 많은 구성요소들로 이루어져 있거나 다양한 특성을 지니고 있으며, 그것들이 어떻게 상호작용하는지는 사실상 관찰하기 힘들다. 외부로 나타난 움직임은 그 상호작용의 결과이다. 때문에 많은 과학적 연구들은 이 세 제한요소의 구성요소를 단순화하고, 통제하고, 나아가 체계적으로 변화시킴으로써, 그에 따른 움직임의 변화를 보여주는 방법을 많이 사용한다. 앞서 살펴본 피츠 법칙은 이러한 과학적 방법을 통해 탄생하였고, 여전히 인간의 운동행동을 탐구하는 중요한 방법으로 사용되고 있다.[22] 이 피츠 과제의 예를 통해 움직임

[22] 구글 스칼라(scholar.google.com)에서 'fitts law'로 검색하면 2020년 11월 현재 약 13,400개의 연구들이 검색되고, 2020년으로 한정하더라도 약 522개의 연구들이 검색되고 있다.

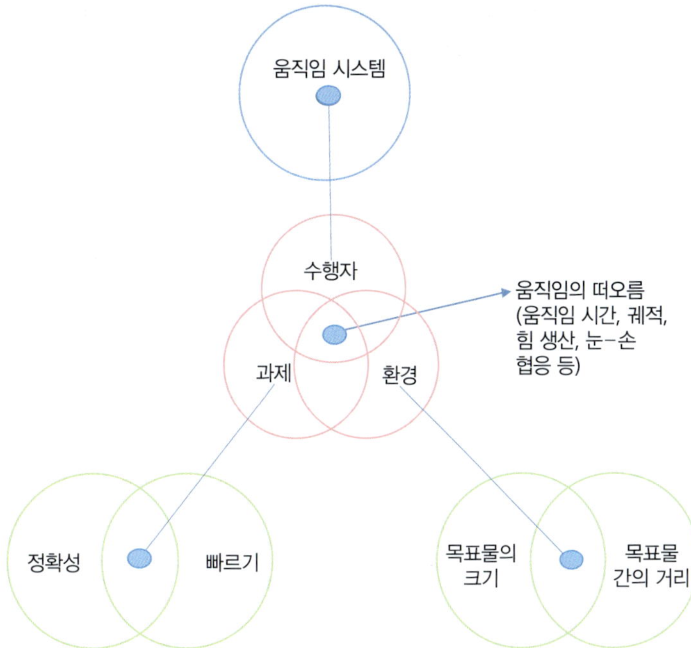


그림 2-14 피츠 과제에 대한 제한요소 모델. 수행자의 움직임 시스템 상태로부터 나타나는 움직임은 목표물이라는 환경에 대하여 빠르기와 정확성을 동시에 만족시키기 위해 저절로 떠오른 것이다.

이 어떻게 느웰이 말한 세 제한요소들 간의 균형에서 떠오르는지 살펴보자(그림 2-14).

피츠 과제는 두 개의 공간적 목표물을 정확하면서도 빠르게 이동하는 것이다. 따라서 움직임의 환경적 요소는 목표물의 크기와 거리가 되고, 과제적 요소는 **정확성**(accuracy)과 **빠르기**(speed)이다. 즉, 피츠 과제 자체가 목표물이라는 환경에 대한 과제적 요구로 결합되어 있다. 피츠는 목표물의 크기와 거리를 체계적으로 변화시키는 가운데, **움직임에 걸린 시간**(움직임 시간, movement time)을 측정하였다. 그가 발견한 것은 목표물 간의 거리가 커질수록, 목표물의 크기가 작아질수록 움직임 시간이 늘어난다는 것이다. 이러한 관찰은 목표물의 특성에 대해 빠르기와 정확성을 동시에 만족하라는 과제적 요구로 인한 것이다. 만약 빠르기만 과제적 요구로 제시하였다면, 목표물의 크기는 움직임 시간을 전혀 변화시키지 못하였을 것이다. 만약 정확성만 요구하였다면, 움직임의 빠르기로 인한 움직임 시간을 측정할 필요가 없어졌을 것이다. 다시 말해, 피츠 법칙에서 움직임 시간이라는 특성은 수행자가 움직임의 환경적 요소에 대해 과제적 요소를 만족시키는 가운데서 나타나는 것이다. 즉, 움직임 시간은 수행자, 환경, 과제라는 세 요소가 결합되어 나타난 것이다.

피츠 법칙은 간결하게 수학적으로 표현되어 있지만, 대상자를 통해 데이터를 수집해보면 실제 나타난 움직임 시간은 피츠 법칙의 수학적 예측과는 조금씩 차이가 난다. 그 이유는 공식에 수행자의 요소가 빠져 있기 때문이다. 사실 움직임이라는 현상은 수행자에 의해 만들어지는 것이다. 앞서 제한요소에서 설명한 수행자의 상태에 따라 움직임의 특성은 달라질 수 있다. 심지어 수행하는 동안에도 움직임을 변화시킬 여러 요인들이 발생할 수 있다. 갑자기 눈이 침침해진다거나, 잠시 주의가 분산된다거나, 혹은 에너지 고갈로 인한 피로감이나 힘의 생성에 어려움이 온다거나 등 수행자로부터 발생할 수 있는 수많은 요인들이 피츠 법칙에서 예측되는 움직임 시간을 출렁거리게 할 수 있다. 애초에 피츠 법칙은 수행자가 동일한 움직임을 출력한다는 가정이 포함된 것이다.

수행자의 상태에서 가장 중요한 것은 움직임의 빠르기와 정확성 간의 판단일 것이다. 수행자는 자신의 피드백에 근거하여 움직임을 수정할 수 있다. 목표물을 벗어난다면 움직임의 속도를 더 늦춰야 할 것이며, 목표물에 정확하게 도달했다 하더라도 느리다고 판단되면 속도를 좀 더 끌어올려야 한다. 빠르면 정확성이 떨어지고, 정확하고자 하면 느려지게 된다. 이를 **빠르기-정확성 교환**(speed-accuracy trade-off)이라고 한다.[23] 이 빠르기-정확성 교환이 피츠 과제의 핵심이다. 비유하자면, 피츠 과제는 움직임의 빠르기와 정확성 간의 외줄 타기와 같다. 수행자는 한 손에 빠르기, 다른 손엔 정확성을 들고 균형을 맞추면서 외줄을 건너간다. 하지만 빠르기와 정확성 간의 완벽한 균형점은 결코 고정되어 나타나지 않는다. 균형을 끊임없이 오가며 흔들린다. 그리고 이 둘 간의 아슬아슬한 긴장이 발생하는 지점에서 움직임의 특성은 저절로 나타난다. 움직임 시간과 목표물에 대한 공간적 오차를 비롯하여, 움직임 궤적, 힘의 생성과 조절, **눈과 손의 협응**(eye-hand coordination) 등 모든 움직임의 특성들이 그곳에서 탄생하고 변화한다.

한낱 조그마한 모래 알갱이들도 모여서 균형을 발견해낸다. 모래 알갱이들은 오로지 물리적 성질에 자신을 기댈 뿐이다. 우리의 움직임 시스템은 모래 알갱이들보다 확실히 더 세련되었다. 우리는 외부적 환경과 움직임에 대한 정보를 전달하는 감각 시스템을 가지고 있으며, 그러한 정보를 **되먹임**(피드백, feedback)으로 이용할 수 있다. 그리하여 이들을 적절히 사용하여 아주 빠르게 균형의 근처로 다가갈 수 있다. 모래 알갱이들처럼 산으로 만들어지기까지 기다릴 필요가 없다. 물론 이것은 양날의 검이다. 감각 시스템과 되먹임이 없거나 오작동을 하면 움직임은 질적 저하를 면치 못한다. 하지만 움직임이 좋아진다거나 저하된다는 이러한 생각도 사실은 옳지는 않다. 왜냐하면 움직임과 관련된 모든 요소들이 상호작용하여 균형을 이룬 지점에서 저절로 나타나는 것이 움직임이기 때문이다. 특정 상황에서 나타난 움직임은 그 자체로 자기조직적으로 임계성에 도달한 상태를 나타낸다. 움직임은 스스로 그러한 것이다.

[23] Plamondon, R. & Alimi, A. M. (1997). Speed/accuracy trade-offs in target-directed movements. *Behavioral and brain sciences, 20*(2), 279-303.

## 글상자 2-2 젠타일의 운동기술 분류

목적을 가진 모든 움직임들은 환경–과제 결합에 대한 수행자의 대응으로 볼 수 있다. 버스에 자리가 없어 서 있을 때를 떠올려보자. 이때 움직임의 환경적 요소는 버스의 바닥이며, 과제적 요구는 서 있는 자세를 유지하는 것이다. 버스가 가만히 서 있다면, 수행자는 서 있는 자세만 유지하면 된다. 그러다 서서히 버스가 움직이기 시작하면 이제 환경적 요소는 흔들리는 바닥이 된다. 수행자의 서 있는 자세는 동요되고, 넘어지지 않기 위해서 움직임 시스템도 바빠지기 시작한다. 그러다 스마트폰으로 누군가에게 긴급하게 문자를 보내줘야 하는 상황이 오면 수행자는 선 자세를 유지하는 데 더욱 어려움을 겪게 된다.

이 예는 우리에게 무엇을 말해주는가? 바로 움직임의 환경과 과제를 결합시키면, 움직임의 난이도(difficulty)가 '떠오른다'는 것을 나타낸다. 젠타일(Gentile, 2000)은 이를 활용하여 운동기술(motor skill)의 난이도를 분류했다. 움직임의 환경적 맥락과 동작 간의 변화(variability)를 한 축으로 하고, 몸의 이동 유무와 물체 조작의 유무를 다른 축으로 하여 이 두 축을 결합하였다. 이를 통해 16개의 서로 다른 난이도를 가진 운동기술이 나타난다.

표 2-1에서 왼쪽 위의 운동기술이 가장 난이도가 낮고, 오른쪽 아래로 갈수록 난이도가 높아진다. 즉, 가장 쉬운 운동기술은 변화가 없는 환경 아래에서 몸을 움직이지 않으면서 물체도 조작하지 않는 것이다. 예를 들어, 바닥이 고정된 실내에서 가만히 앉아 있는 과제이다. 가장 어려운 운동기술은 변화되는 환경 아래 계속 다른 움직임을 만들어내면서 물체를 조작하며 이동하는 과제이다. 예를 들면, 농구 선수가 많은 수비수 사이를 드리블하면서 골대 앞으로 나아가는 것이다.

젠타일은 원래 물리치료사들이 환자의 움직임 능력을 평가하고, 이를 바탕으로 기능적으로 적절한 신체 활동을 선택하는 데 도움을 주기 위해 이 운동기술 분류법을 개발하였다. 그러나 사실 움직임 재활에만 국한되지는 않는다. 이 분류법은 운동기술의 난이도를 체계적으로 기술하고 있기 때문에 수행자의 움직임 능력을 평가하고, 운동기술 습득을 위한 단계적 기초를 제공하고 있다. 따라서 물리치료사뿐만 아니라, 운동기술을 훈련시키는 지도자들에게도 탁월한 도구이며 지침이 된다.

표 2-1 젠타일의 운동기술 분류

| 환경적 맥락 | | 동작의 기능 | | | |
|---|---|---|---|---|---|
| | | 신체 안정성 | | 신체 이동 | |
| | | 물체 조작 없음 | 물체 조작 | 물체 조작 없음 | 물체 조작 |
| 환경 고정 | 동작 간 변화 없음 | 1A 방에 가만히 서 있기 | 1B 책을 들고 방에 가만히 서 있기 | 1C 평지 걷기 | 1D 책을 들고 평지 걷기 |
| | 동작 간 변화 | 2A 방에 서서 다양한 포즈 취하기 | 2B 방에 서서 큐브 맞추기 | 2C 방에서 춤추기 | 2D 곤봉이나 공으로 리듬체조 하기 |
| 환경 변화 | 동작 간 변화 없음 | 3A 움직이는 버스 안에서 가만히 서 있기 | 3B 움직이는 버스 안에서 큐브 맞추기 | 3C 움직이는 버스 안에서 걸어가기 | 3D 움직이는 버스 안에서 걸어가며 큐브 맞추기 |
| | 동작 간 변화 | 4A 움직이는 버스 안에서 다양한 포즈로 서 있기 | 4B 움직이는 버스 안에서 다양한 포즈로 큐브 맞추기 | 4C 사람을 피해 앞으로 가기 | 4D 농구에서 방해하는 수비수 사이를 드리블하며 골대로 나아가기 |

## 주요 용어

보이지 않는 손(invisible hand)
자기조직화된 임계성(self-organized criticality)
역동적 균형(dynamic equilibrium)
제한요소(constraints)
유기체(organism)
수행자 제한요소(individual constraints)
보상적 움직임(compensatory movements)
과제적 제한요소(task constraints)
반복적 과제(continuous task)
단속적 과제(discrete task)
순서적 과제(serial task)
조작(manipulation)
이동성(mobility)
중력(gravity)
환경적 제한요소(environmental constraints)
움직임 시간(movement time)
정확성(accuracy)
빠르기(speed)
빠르기-정확성 교환(speed-accuracy trade-off)
눈-손 협응(eye-hand coordination)
되먹임(피드백, feedback)
운동기술(motor skill)
난이도(difficulty)

# 2.3 균형(balance)의 이해

*균형은 모든 곳에 있다. 도저히 있을 수 없다고 생각되는 곳조차도*

— 패트리지아 콜라드

*이 단원을 읽고 나서,*

1. 섭동(perturbation)과 요동(fluctuation)에 대해 설명할 수 있다.
2. 균형(balance)이 무엇이고, 일상에서 어떻게 위협받을 수 있는지 설명할 수 있다.
3. 가만히 선 자세에서의 질량중심, 중력중심, 압력중심, 기저면에 대해 설명할 수 있다.
4. 가만히 선 자세의 균형 획득 과정에 대해 설명할 수 있다.
5. 가만히 선 자세에 섭동을 일시적으로 가했을 때, 몸이 균형을 잡는 전략에 대해 설명할 수 있다.
6. 앞뒤로 움직이는 바닥 위에 가만히 서 있을 때, 몸이 균형을 잡는 전략에 대해 설명할 수 있다.

## 자세적 균형

2장에서 마지막으로 던질 질문은 움직임을 제한하는 요소들 중에서 특정한 요소를 변화시킬 때, 움직임은 어떻게 나타날 것인가이다. 앞서 언급한 역동적 균형이 암시하는 바는, 자기조직화된 균형의 지점은 구성요소들의 역동성으로 인해 항상 변할 수 있다는 것이다. 그리고 움직임 시스템은 자기조직화된 임계성에 의해 그 지점을 스스로 찾아가고 그리하여 지속적으로 균형을 만들어낼 수 있다는 것이다.

그러나, (흔들리지만) 안정되어 있는 균형을 아주 크게 뒤흔드는 요인이 발생했다면 시스템은 어떻게 행동할 것인가? 때때로 뉴스에서 농산물이나 주식 가격이 폭락이나 폭등을 했다는 말을 심심치 않게 들을 수 있다. 이런 현상은 왜 나타나는 것일까? 만약 피츠 작업을 하는데, 목표물 간의 거리가 우리 몸의 범위를 벗어나 동네와 동네 혹은 도시와 도시라면 어떻게 될까? 만약 모래더미 게임에서 모래를 사용하지 않고 둥글고 매끄러운 자갈돌을 사용한다면 어떻게 될까? 시스템은 이 상황을 어떻게 해결해 나갈 것인가? 물론 더 이상 가격 결정 시스템이나 피츠 작업, 모래더미 게임을 예로 들지는 않고, 이것은 학습자의 몫으로 남겨둔다. 대신 안정된 균형(equilibrium)을 흔드는 여러 상황에 대해 **자세적 균형**(postural balance)이 어떻게 획득되는지를 통해 질문에 대답해보고자 한다.

자세적 균형은 사람이 특정 자세를 안정적으로 유지하는 상태를 말한다. 이 자세적 균형도 사실 수행자-과제-환경의 역동적 균형을 통해 나타나는 현상임은 두말할 이유가 없다. 균형은 자세를 유지하기 위해 반드시 필요한 신체적 기능이다. 균형 능력이 없다면 움직이기는커녕 가만히 앉아 있는 것조차 힘들 것이다. 아기가 앉고 일어서고 걷는 것도 균형 능력의 확보가 우선이다. 이처럼 자세적 균형은 안정적인 자세와 움직임을 위한 기반이 된다.

하지만 일상생활 속에서 균형은 항상 도전받는다. 지하철이나 버스에서 서서 가야 할 때, 우리는 넘어지지 않기 위하여 얼마나 노력하는가? 관절과 근육은 긴장을 늦추지 않으며, 이리저리 자세를 고쳐가며 그 엄청난 외부의 **섭동**(perturbation)을 견뎌낸다(글상자 2-3). 하지만 이는 극단적 경우이다. 우리의 몸은 아무런 외부의 방해 없이 가

## 글상자 2-3 섭동과 요동

앞으로 섭동(perturbation)과 요동(fluctuation)이라는 용어가 자주 등장할 것이다. 이 두 용어는 외부적 자극에 대한 시스템 상태와 안정성을 이해하는 데 중요하다.

섭동은 시스템에 가해지는 외부적인 간섭이나 변화를 의미한다. 섭동을 받은 시스템은 흔들리게 된다. 흔들리는 시스템은 요동치게 된다. 즉, 요동은 섭동으로 인해 흔들리는 시스템의 상태를 의미한다. 물론 시스템은 내재적으로도 끊임없이 요동치고 있으나, 섭동으로 인해 더 크게 요동칠 수 있다.

그림 2-15를 보면서 섭동과 요동의 특징에 대해 좀 더 살펴보자. 그림에서 깊이와 폭이 다른 두 그릇은 서로 다른 두 시스템을 나타낸다. 그리고 그릇에 담긴 구슬은 시스템이 내부적으로 흔들리는 정도, 즉 요동의 정도를 보여준다. 그릇에 아무런 외부적 변화나 간섭이 없을 때, 당연히 구슬은 미동도 없이 그릇의 가장 오목한 곳에 놓여 있게 된다.

이제 동일한 정도의 섭동을 각 그릇에 가해 보자. 그 섭동은 구슬이 그릇 밖으로 튀어나가지 않을 정도라고 가정하자. 섭동으로 인해 구슬은 그릇 안에서 구를 것이다. 하지만, 폭이 좁고 깊이가 깊은 그릇 a에 담긴 구슬은 상대적으로 넓고 얕은 그릇 b에 담긴 구슬보다 훨씬 작고 적게 흔들릴 것이다. 이는 동일한 섭동을 겪더라도 시스템의 상태에 따라 요동의 크기는 다를 수 있음을 나타낸다. 즉, 시스템이 견고할수록 요동의 크기는 줄어들고 섭동에 좀 더 안정적으로 견딜 수 있다.

이제 섭동이 멈추면 다시 구슬은 그릇의 가장 오목한 곳으로 가서 멈추게 된다. 이때, 그릇 a의 구슬이 상대적으로 그릇 b의 구슬보다 좀 더 빨리 멈출 것이다. 즉, 시스템의 상태에 따라서 요동으로부터 회복되는 시간도 달라지게 된다. 요약하자면, 섭동으로부터 잘 견디고 회복이 빠른 시스템은 견고하고 안정한 시스템으로 이해할 수 있다.

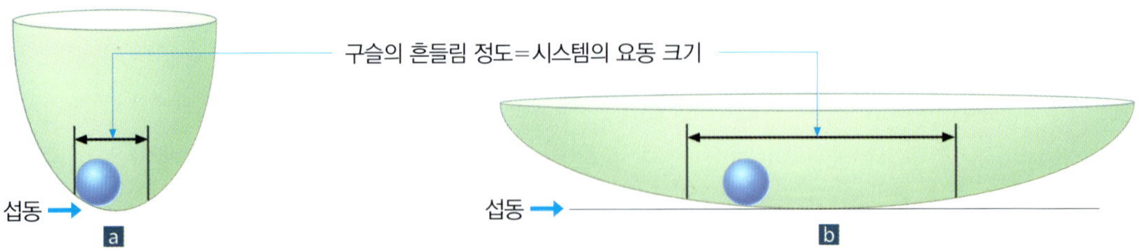


그림 2-15 섭동과 요동. 섭동은 시스템 외부에서 시스템을 흔드는 간섭이나 변화이며, 요동은 섭동으로 인해 시스템이 흔들리는 상태를 의미한다. 동일한 외부적 섭동을 받더라도 시스템의 상태에 따라 요동의 정도가 다르며, 섭동이 그친 후 회복에 걸리는 시간도 달라진다. 예를 들어, 동일한 섭동에서 좁고 깊은 그릇 a에 담긴 구슬이 넓고 얕은 그릇 b에 담긴 구슬에 비해 덜 요동치며, 더 빨리 회복된다.

만히 서 있을 때조차도 끊임없이 흔들리고 있다. 이 **자세적 흔들림**(postural sway)으로부터 넘어지지 않고 지속적으로 안정된 선 자세를 유지해주기 위해, 움직임 시스템은 자발적인 자세 조절의 메커니즘을 작동시킨다. 균형은 어떠한 틈이 있어서는 안 된다. 그 틈은 우리를 쓰러트릴 수 있으며, 그것은 생존과 연결되어 있다. 그렇기 때문에 움직임 시스템은 자세적 균형이라는 목적을 달성하기 위해서 최선의 노력을 다한다. 그 노력은 다름 아닌 자기조직화를 통해 이루어지며 그것만이 다양하게 발생하는 시스템의 **요동**(fluctuation)에 대한 틈을 메워 놓을 수 있다.

넘어지지 않기 위해서는 몸의 **질량중심**(center of mass)을 **기저면**(base of support) 안에 두고 있어야 한다. 두 발바닥으로 이루어진 기저면이라는 영역 밖으로 몸의 질량중심이 벗어나면 우리는 쓰러질 수밖에 없다. 몸의 질량중심은 서 있을 때, 키의 약 0.58배 정도 되는 높이인 엉치뼈(sacrum) 윗부분 정도에 위치하고 있다. 이 점이 수직 방향으로 떨어져 지면에 놓인 점을 **중력중심**(center of gravity)이라고 한다. 몸의 **압력중심**(center of pressure)은 기저면에 가해진 모든 힘의 분포 중심으로, 압력중심과 질량중심은 비슷한 궤적을 나타내지만 압력중심은 질량중심이 안정적으로 유지될 수 있도록 질량중심의 주위를 끊임없이 움직인다. 힘판(force plate)이라는 도구로 우리는 이 압력중심이 어떻게 움직이는지 자세히 관찰할 수 있다.

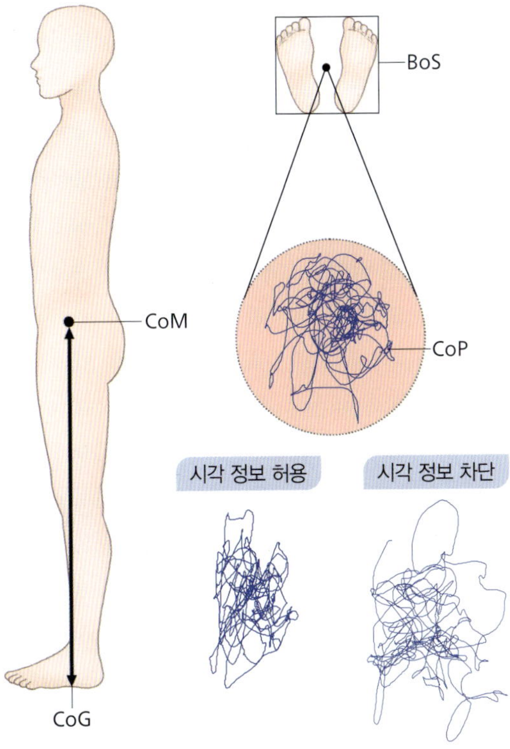


그림 2-16 선 자세의 흔들림. 가만히 서 있는 동안에도 우리의 몸은 끊임없이 흔들리고 있다. 이 흔들림은 유기체-과제-환경에 의해 다르게 나타난다. BoS=기저면, CoG=중력중심, CoM=질량중심, CoP=압력중심

그림 2-16은 우리가 아무런 방해가 없이 가만히 서 있는 자세를 하고 있는 동안, 눈을 뜨고 있을 때와 눈을 감고 있을 때의 압력중심이 어떻게 변화하는지를 보여준다. 느웰의 모델에 따르면 움직임은 제한요소들에 의해 다듬어진다고 하였다. 그림에서 보듯 시각 정보의 유무에 따라 압력중심의 궤적은 차이를 보여준다. 즉, 눈을 감고 시각적 정보를 차단했을 때 궤적이 커진 반면, 눈을 떠서 외부의 시각적 정보를 받아들이는 동안 궤적은 작아졌다. 이렇게 환경적 요소는 유기체를 통해 움직임의 생성에 영향을 준다.

## 가만히 선 자세의 흔들림

여기서 중요한 것은 압력중심은 불규칙하게 끊임없이 움직이고 있다는 것이다. 이는 우리의 몸이 앞뒤 좌우로 그렇게 흔들리고 있다는 것을 나타낸다. 우리가 가만히 서 있는 자세를 유지한다고 해서 그것이 정적인 것은 아니며, 오히려 역동적 과정으로 이해

할 필요가 있다. 우리 몸은 끊임없는 섭동과 마주하는 동시에, 그것에 의해 무너지지 않기 위해 끊임없이 대응하고 있다.

압력중심의 이동에 대해 좀 더 관찰해보자. 만약 압력중심이 앞으로 이동한다면 몸이 앞쪽으로 쏠리고 있다는 것을 나타낸다. 이를 막지 못하면 질량중심이 기저면을 벗어나 쓰러질 수도 있다. 따라서 움직임 시스템은 그러한 상황이 발생하지 않도록 미연에 조치를 취해야 한다. 이를 위해 시스템은 여러 메커니즘을 작동시킨다. 그중 하나가 **고유수용성 감각**(proprioception)의 이용이다. 고유수용성 감각은 관절이나 신체의 위치나 움직임 등에 대한 정보를 지각하는 감각이다. 몸이 앞쪽으로 움직이는 동안 발의 뒤쪽 근육이 늘어나게 되고, 이에 대한 정보를 **근방추**(muscle spindle)라는 감각체가 척수로 보내주게 된다. 그러면 척수에서는 늘어난 근육을 수축시키라는 명령을 내려 몸을 다시 뒤로 움직이게 된다. 그러나 근방추의 역할만을 생각한다면, 앞과 뒤, 혹은 오른쪽과 왼쪽의 흔들림이 번갈아 가면서 나타나야 할 것이다. 하지만 압력중심의 궤적은 그림 2-16에서 보다시피 아주 불규칙하다. 이는 우리의 몸이 어느 방향으로 이동할지, 얼마나 흔들릴지, 누구도 알 수 없다는 것을 의미한다. 따라서 선 자세에서의 균형 획득을 근방추의 기전만으로 이해하는 것은 충분치 않다.

압력중심의 궤적이 단일 방향으로 나타나지 않고 불규칙하게 보이는 것은 우리 몸에 작용하는 힘이 몸의 형태에 영향을 받기 때문이다. 일단 우리 몸을 무너뜨리고자 하는 힘이 몸 전체에 걸쳐 작용하고 있다. 이 힘은 중력이다. 중력은 9.8 N의 힘으로 몸을 지구 중심 방향으로 한 순간도 쉬지 않고 당기고 있다. 하지만 몸은 이러한 중력에 흔들리지 않을 만큼 견고하지 않다. 몸은 앞뒤, 좌우, 위아래 모두 비대칭이며, 그런 몸을 오직 조그마한 두 발바닥이 지탱하고 있다. 따라서 애초에 식탁이나 장롱처럼 흔들리지 않고 서 있는 것이 불가능하다. 오히려 선 자세를 유지하는 동안 겉으로는 흔들림이 없어 보인다는 것이 놀라울 정도이다. 아주 미세한 대칭의 오차에도 몸은 흔들릴 수밖에 없는 것이며, 그 방향은 예상하기 어렵다.

한 가지 명확한 사실은 선 자세의 흔들림은 어느 순간에 이르러서는 반드시 흔들림의 이동 방향을 바꿔야 한다는 것이다. 한 방향으로만 질량중심이 이동한다면 쓰러질 수밖에 없기 때문이다. 이는 움직임 시스템이 너무나 잘 알고 있다. 조금 후에 설명하겠지만, 질량중심이 기저면 내에 있다 하더라도 그 중심이 조금만 이동해도 선 자세에 심각한 타격을 입힐 수 있다. 움직이는 질량중심을 미연에 차단하지 않으면 가속도가 붙어서 움직임 시스템이 그것을 따라잡기 힘들어진다. **쓰러짐**(falling down)이라는 파국을 피하기 위해 시스템은 사용할 수 있는 모든 자원을 다 열어 두고 있어야 한다. 근방추나 **골지힘줄기관**(golgi tendon organ)과 같은 고유수용성 감각이나 균형을 감지하는 **안뜰소뇌계**(vestibulocerebellum) 등은 흔들림을 지속적으로 관찰한다. 그리고 그러한 정보를 받아 흔들림에 대응할 근육들도 긴장의 끈을 놓치지 않는다. 언제든, 어느 방향으로든 몸이 흔들려도 대응할 준비가 되어 있어야 하는 것이다. 이렇게 선 자세를 유지하기 위해 필요한 모든 요소들은 민감하지만 자유롭게 활동한다. 즉, 흔들림의 방향 전환은 확대되는 불안정성에 대한 시스템의 끊임없는 대응으로 이해할 수 있다. 따라서 이러한 정적 선 자세의 흔들림은 과제적 목적을 이루기 위해 발생한다고 볼 수 있다. 과제적 목적은 움직임 없이 가만히 서 있는 것이고, 움직임 시스템은 이를 방해하는 상황에 대해 끊임없이 대응하고 있는 것이다. 이렇게 볼 때 압력중심의 궤적, 즉 흔들림은 자세적 안정성과 확대되는 불안정성 사이의 끊임없는 균형 획득의 과정인 동시에, 과제적 목적과 그것을 방해하는 요소들 간의 끊임없는 균형 획득의 과정으로 이해할 수 있다. 따라서 선 자세에서의 흔들림은 근본적으로 앞서 이야기한 모래더미 게임이나 가격 결정 시스템에서 보인 역동적 균형 획득 과정에 다름 아니다.

### 선 자세가 섭동을 견디는 방법: 호랙과 내쉬너(1986)

'거의' 움직이지 않고 서 있는 몸에 이제 조금씩 외부에서 힘을 가해 보자. 몸에 섭동을 주어 움직임 시스템이 어떻게 그 환경적 변화에 대응하고 과제적 목표인 균형을 획득해가는지 살펴보자. 호랙과 내쉬너(Horak & Nashner, 1986)는 일반인들을 대상으로 정적 선 자세에 질량중심이 흔들릴 정도의 외부적 힘을 조금씩 가해 보는 연구를 하였다.[24] 그들이 관찰한 것을 요약하면 다음과 같다. 몸의 앞으로 질량중심을 조금만 흔드는 외부적 힘을 몸에 가했을 때, 움직임 시스템은 발목을 굽혀 그 섭동을 이겨냈다. 그리고 곧바로 선 자세로 돌아가서 균형을 회복하는 것을 관찰하였다. 연구자들은 이를 **발목관절 전략**(ankle strategy)이라 하였다. 그리고 발목관절 전략이 나타나게 한 힘보다 좀 더 큰 힘을 가해 보았다. 그러자 이번엔 엉덩관절을 굽혀서 좀 더 많이 흔들린 질량중심에 대응하였다. 이를 **엉덩관절 전략**(hip strategy)이라 하였다.

이 두 전략에서 짚고 넘어가야 할 사실은 질량중심은 기저면을 벗어나지 않았으며, 그 질량중심의 이동은 그리 큰 차이가 아니었다는 것이다. 물론 이 두 전략은 질량중심을 기저면 내에 좀 더 안정하게 위치시키기 위한 과정으로 이해된다. 그렇지만, 그 작은 차이에 따라 움직임 시스템은 전혀 다른 대응을 보여주었다. 그림 2-17에서 보듯이 두 전략 간의 관절 협응(coordination)[25] 패턴뿐만 아니라 활성화시키는 근육군이 전혀 달랐다. 발목 전략에서 사용된 근육은 종아리근(calf muscles), 허벅지뒷근(hamstrings), 척추세움근(erector spinae) 등으로 다리와 몸의 뒤쪽 부분 근육들이 활성화되는 반면, 엉덩관절 전략에서는 넙다리네갈래근과 배근(abdominalis) 등으로 몸의 앞쪽 근육들이 활성화된다. 이러한 활성화는 거의 동시에 작동하였다. 이렇게 비슷한 근육군을 동시에 작동하는 과정을 시너지(synergy)라 한다. 시너지도 많은 의미를 지니고 있지만, 이에 대한 좀 더 자세한 설명은 다음 장으로 잠시 미루도록 하겠다.

[24] Horak, F. B. & Nashner, L. M. (1986). Central programming of postural movements: adaptation to altered support-surface configurations. *Journal of neurophysiology*, *55*(6), 1369-1381.

[25] 협응에 대한 개념과 내용은 4장에서 다룬다.

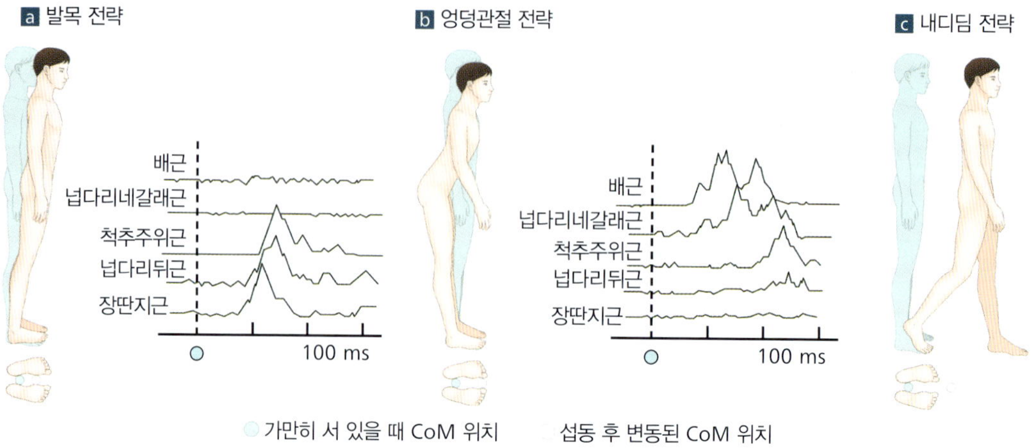


그림 2-17 질량중심이 기저면 내에서 얼마나 이동하느냐에 따라 움직임 시스템은 다른 움직임 패턴을 사용하여 균형을 이루어낸다. 질량중심이 기저면 밖으로 나가게 되면 한 발을 내디뎌 균형을 유지하나, 만약 질량중심의 속도를 따라잡지 못하면 쓰러지게 된다.

이제 더 큰 힘을 가해 질량중심을 기저면에서 벗어나게 해 보자. 앞서 언급했지만, 질량중심이 기저면 내에 있을 때에만 자세는 유지될 수 있다. 따라서 질량중심이 기저면을 벗어나면 더 이상 발목이나 엉덩관절을 굽히는 것만으로 선 자세를 유지할 수 없다. 몸은 쓰러지기 시작하며, 더 이상 양발이 만들어낸 기저면 내로 질량중심을 가져오는 것은 불가능하게 된다. 쓰러지지 않기 위해서 마지막 남은 방법은 무엇일까? 그것은 강제적으로 기저면을 넓혀서 질량중심을 그 안에 가둬두는 것이다. 우리의 움직임 시스템은 이 상황을 즉시 알아채고, 한쪽 다리를 앞으로 내디뎌 기저면을 넓히는 전략을 취하게 된다.[26] 이를 **내디딤 전략**(stepping strategy)이라 한다. 이러한 재빠른 반응을 통해 우리는 다행히도 쓰러지지 않는다. 만약 이동하는 질량중심의 속도를 미처 따라가지 못한다면, 걷잡을 수 없이 쓰러질 수밖에 없는 것이다. 물론 이런 경우에도 훈련된 사람이라면 낙법을 하여 좀 더 안전하게 쓰러지는 방법을 택할 것이다. 이를 낙법 전략이라 불러도 좋다.

## 선 자세가 섭동을 견디는 방법: 뷰캐넌과 호랙(1999)

내쉬너의 실험은 선 자세에 외부적 힘을 한 번만 가한 것이었다. 이 한 번의 섭동은 하나의 패턴을 순간적으로 만들어내고, 균형을 회복한 뒤 패턴은 사라졌다. 만약 외부적 섭동이 버스나 지하철처럼 상대적으로 긴 시간 동안 적용된다면 움직임 시스템은 이에 어떻게 대응할까? **존 뷰캐넌**(John J. Buchanan)과 호랙(1999)은 바닥을 앞뒤로 반복적으로 움직이게 하여 선 자세에 지속적인 섭동을 가하였다.[27] 바닥이 앞뒤로 움직이는

[26] Maki, B. E. & McIlroy, W. E. (1997). The role of limb movements in maintaining upright stance: the "change-in-support" strategy. *Physical therapy*, *77*(5), 488-507.

[27] Buchanan, J. J. & Horak, F. B. (1999). Emergence of postural patterns as a function of vision and translation frequency. *Journal of Neurophysiology*, *81*(5), 2325-2339.

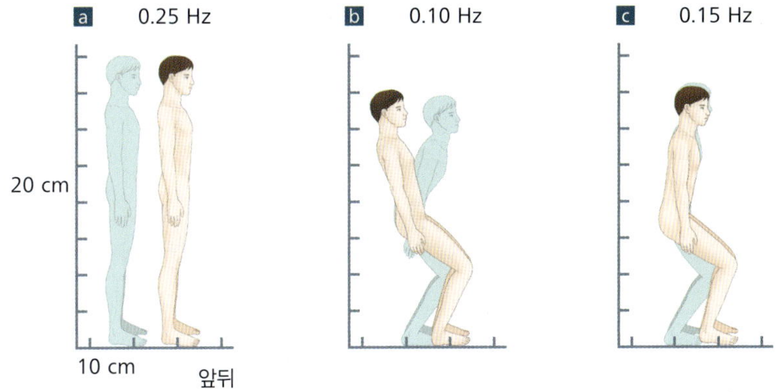


그림 2-18 앞뒤로 12 cm 움직이는 바닥에 올라가 서 있는 동안, 바닥의 움직이는 주기에 따라 서로 다른 자세 패턴이 자연스럽게 나타나서 균형이 유지되었다. a는 타기 패턴, b는 엇패턴, 그리고 c는 머리고정 패턴을 나타낸다. (출처: Buchanan & Horak, 1999)

길이는 12 cm이고, 주기는 0.1 Hz, 0.25 Hz, 0.5 Hz, 0.75 Hz, 1 Hz, 1.25 Hz였다. 피험자들은 움직이는 바닥 위에서 눈을 뜨거나 감은 채로 균형을 유지하였다.

바닥이 상대적으로 천천히 움직이는 0.1 Hz와 0.25 Hz 조건에서 몸은 선 자세 그대로 유지한 채 바닥과 함께 움직였다. 이는 외부적 섭동으로서의 바닥의 움직임이 서 있는 자세에 크게 영향을 주지 못했다는 것을 의미한다. 몸이 바닥과 같이 움직이더라도 질량중심을 기저면 내에 안정적으로 유지시킬 수 있는 것이다. 따라서 **타기 패턴**(ride pattern)이 자연스럽게 나타난 것이다(그림 2-18a).

하지만 1.0 Hz와 1.25 Hz의 주기로 왕복하는 바닥에서는 그림 2-18c처럼 다른 모습이 나타났다. 피험자들은 무릎과 엉덩이를 살짝 굽혔다. 그리고 다리만 바닥의 움직임을 따라갈 뿐, 몸통과 머리는 공간상에 고정시켰다. 이는 바닥의 움직임이 서 있는 자세를 그대로 유지할 수 없을 만큼 큰 섭동으로서 작동한 것이다. 몸통과 머리의 움직임을 고정시키게 되면, 다리가 앞뒤로 빠르게 움직이더라도 질량중심의 이동을 줄여주게 된다. 이와 동시에 무릎과 엉덩이를 굽히게 되면 질량중심이 낮아져 서 있을 때보다 상대적으로 질량중심이 덜 흔들리게 된다. 이러한 자세적 대응은 결국 질량중심이 기저면 내에서 흔들리게 되더라도 균형을 유지할 수 있게 만들어낸다. 이러한 대응적 패턴을 **머리고정 패턴**(head fixed in space pattern)이라 하였다.

그렇다면 우리의 움직임 시스템은 0.5 Hz와 0.75 Hz에서는 어떤 전략으로 흔들리는 바닥에 대하여 대응하였을까? 이 주기들에서는 타기 패턴과 머리고정 패턴 중에 하나의 패턴이 사용되었다. 즉, 이 두 패턴이 모두 사용될 수 있었겠으나 어느 패턴이 사용될지는 알 수 없었다. 이는 두 패턴이 모두 안정한 상태이나 시스템의 상황에 따라 어떤 것이라도 선택될 수 있는 상태임을 암시한다.

이 실험에서 또 다른 흥미로운 것은 1.0 Hz와 1.25 Hz 조건에서 그림 2-18b와 같은 패턴도 관찰된 것이다. 이것은 다리(바닥)의 움직임 방향과 몸통 및 머리의 움직임의 방향이 다른 **엇패턴**(out-of-phase head-to-platform pattern)이다. 이 패턴은 8명의 피험자 중에 3명에게서 관찰되었는데, 흥미롭게도 이 3명의 피험자들도 처음 몇 번의 수행에서만 엇패턴을 만들어냈을 뿐, 그 이후에는 이 패턴을 버리고 모두 머리고정 패턴을 사용하여 균형을 유지하였다. 이 패턴이 나타난 이유는 무엇일까? 왜 어떤 사람에게는 나타나고 어떤 사람에게는 나타나지 않은 것일까? 왜 잠시 쓰이다가 폐기된 것일까? 이 패턴은 아마도 안정한 패턴일 것이라 생각된다. 앞뒤로 바닥이 움직이면서 다리는 같이 움직일 수밖에 없다. 앞뒤로 움직이는 다리에 대하여 질량중심을 중심점으로 하여 다리와 몸이 서로 반대 방향으로 움직이면 질량중심의 이동을 최소화시킬 수 있다. 그러나 이는 실험에서처럼 바닥이 다시 반대 방향으로 움직일 경우에만 해당된다. 바닥이 움직이는 끝 범위에서 질량중심은 한 방향으로 이동하게 된다. 그러나 바닥이 다시 반대로 움직이므로 질량중심은 그 방향으로 쏠리지 않고 지속적으로 비슷한 지점에서 위치하게 된다. 따라서 이 패턴이 나타날 수 있었던 이유는 바닥이 주기적으로 앞뒤로 움직이기 때문에 가능한 것이다. 만약 바닥이 한 방향으로만 계속 움직였다면 어떻게 될까? 우리가 스케이트보드를 타고 있는 동안 몸이 다리 방향과 반대에 놓이게 된다면, 여지없이 엉덩방아를 찧고 말 것이다. 따라서 실험에서 나타난 엇패턴은 과제적 특성이 만들어냈다고 볼 수 있다. 따라서 좀 더 안정한 머리고정 패턴을 나중에 선택한 것으로 생각된다.

덧붙여, 엇패턴이 머리고정 패턴에 비해 불리한 점이 하나 더 있다. 그것은 시각 정보이다. 엇패턴의 경우, 머리도 몸통과 같이 흔들리기 때문에 눈으로 들어오는 시각 정보가 흔들리게 된다. 이는 균형을 유지하는 데 부정적인 효과를 가져온다. 머리를 고정할 경우, 시각 정보의 흐름도 고정되기 때문에 자세 흔들림을 좀 더 줄일 수 있는 것이다. 앞서 언급은 하지 않았지만, 뷰캐넌과 호랙의 실험에서 피험자들은 눈을 감은 상태로도 이 균형 과제를 수행하였다. 그 결과는 시각적 정보가 없는 상태에서도 패턴의 변화는 없었다. 다만 머리의 흔들림이 더 크게 나타났다. 이러한 결과는 감각 정보가 움직임을 다듬는 데 사용되고 있음을 나타내는 것이다. 앞서 선 자세의 흔들림이 시각 정보에 의해 변화되는 것과 같은 결과이다. 많은 연구들은 고유수용성 감각이나 균형 감각 등 많은 감각 정보들은 자세와 움직임을 안정화시키는 역할을 하고 있다는 것을 보여준다. 이러한 이유들 때문에 시스템이 만약 머리고정 패턴을 선택할 수 있다면 엇패턴을 버리는 것이 균형 획득에 유리한 것이다.

## 새로운 질문

이처럼 호랙과 내쉬너, 그리고 뷰캐넌과 호랙의 실험은 외부적 섭동에 대하여 움직임 시스템이 어떻게 균형을 확보하여 쓰러짐을 막아내는지에 대해 잘 보여주고 있다. 이 연구들에서 몸에 가해진 외부적 힘은 느웰의 삼각형 모델에서 환경적 요소의 변화이다. 이러한 변화에 대해 수행자-과제-환경의 삼각편대는 상호작용을 통하여 새로운 균형(equilibrium)을 찾아 균형(balance)을 이루어냈다. 흥미로운 것은 이 실험들의 결과에서 보듯이 손상당한 균형을 회복하기 위해 움직임 시스템은 전혀 다른 자세와 움직임의 모양을 사용했다는 것이다. 즉, 그러한 패턴들 사이엔 어떠한 선형적인 변화는 없었다.

물론 움직임의 제한요소들이 변화할 때, 그것을 통해 나타난 움직임의 결과가 반드시 비선형적인 것은 아니다. 앞서 그림 2-16에서 보았듯이, 균형 유지에 있어서 시각적 정보의 유무는 흔들림의 크기를 선형적으로 변화시킬 수 있다. 그럼에도 불구하고, 시스템은 자신의 상태를 위협하는 섭동에 대하여 선형적 변화를 선택하는 대신, 자세나 움직임의 모양을 비선형적으로 만들어냄으로써 그 변화에 대응할 수도 있다. 왜 움직임 시스템은 외부의 섭동에 전혀 다른 패턴으로 대응할까? 여기에 어떠한 원리가 숨어 있을까? 이 질문에 대해 느웰의 모델은 어떠한 답도 주지 않는다. 그의 모델은 움직임이 여러 요소들의 굴레 속에서 제한되고 다듬어져 저절로 나타나는 현상임을 말할 뿐이다.

## 주요 용어

자세적 균형(postural balance)
자세적 흔들림(postural sway)
섭동(perturbation)
요동(fluctuation)
질량중심(center of mass)
기저면(base of support)
중력중심(center of gravity)
압력중심(center of pressure)
고유수용성 감각(proprioception)
쓰러짐(falling down)
근방추(muscle spindle)
골지힘줄기관(golgi tendon organ)
안뜰소뇌계(vestibulocerebellum)
엉덩관절 전략(hip strategy)
발목관절 전략(ankle strategy)
내디딤 전략(stepping strategy)
타기 패턴(ride pattern)
머리고정 패턴(head fixed in space pattern)
엇패턴(out-of-phase pattern)

CHAPTER

03

# 움직임의 모양

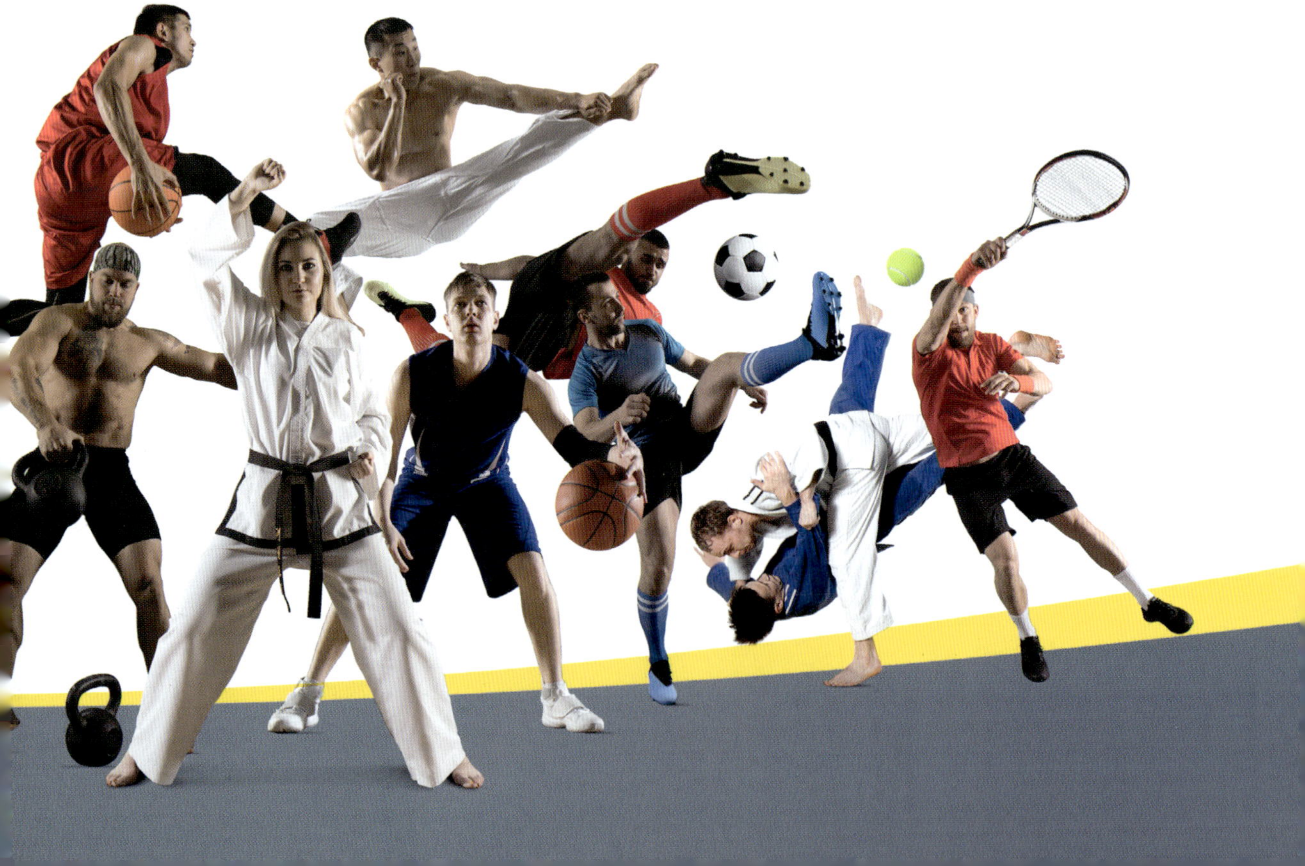

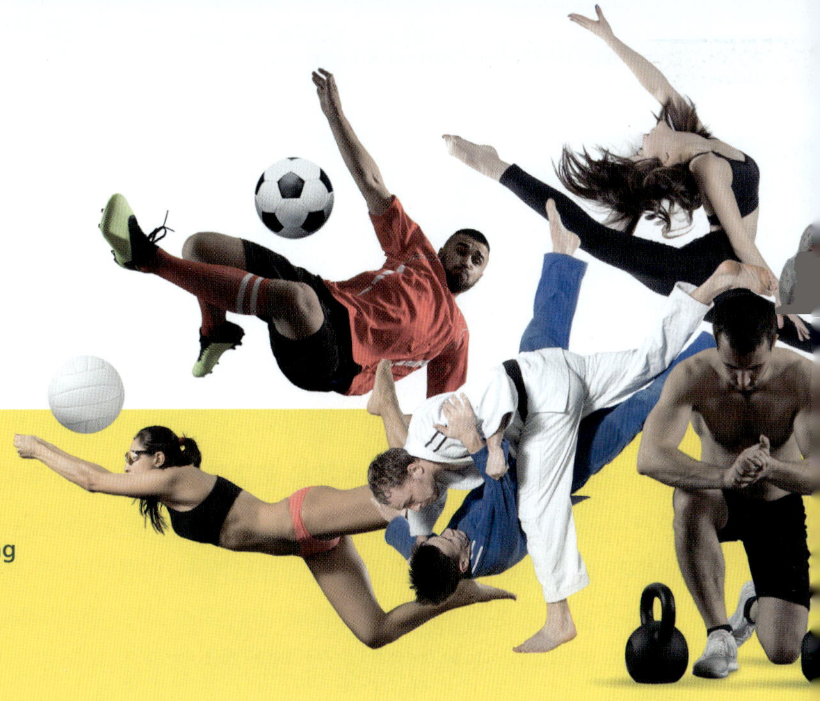

# 3.1 모양의 형성

*패턴을 찾는 것이야말로 지혜의 본질이다.*

— 데니스 프래거

*이 단원을 읽고 나서,*

1. 기능적인 움직임들이 패턴인 이유를 설명할 수 있다.
2. 베나르의 실험에서 베나르 세포가 나타나는 과정에 대해 설명할 수 있다.
3. 베나르 세포의 형성이 왜 자기조직화인지 설명할 수 있다.
4. 프리고진의 소산구조에 대하여 설명할 수 있다.
5. 호이트와 테일러의 말 보행 패턴 변화 연구에 대하여 설명할 수 있다.
6. 보행 패턴의 변화를 소산구조로 설명할 수 있다.

## 자연, 움직임, 모양

자연은 **패턴**(pattern)으로 가득하다. 꽃과 열매, 가지와 나뭇잎, 뭉게구름과 양떼구름, 산들바람과 태풍, 얼룩말의 무늬와 호랑나비의 무늬. 자연이 만들어낸 여러 모양과 무늬와 함께 우리는 살아가고 있다. 모양과 무늬는 자연이 자신의 질서를 드러내는 방식이다(그림 3-1).[1]

움직임도 패턴으로 이해할 수 있다(그림 3-2).[2] 실제로 우리가 기능적으로 만들어내는 움직임들은 어떠한 형태를 지니고 있다. 기기, 걷기, 달리기, 멀리뛰기, 뛰어오르기, 앉기, 일어나기, 차기, 던지기, 휘두르기, 팔 뻗기 등. 일상생활에서나 특수한 작업, 스포츠, 춤 등에서 나타나는 동작들은 모두 형태적 특징이 있어서 우리는 그것이 무엇인지 쉽게 구분할 수 있다. 그러나 자연이 만들어낸 여러 형태들과는 달리[3] 그러한 동

[1] 자연이 만들어내는 여러 모양과 그 원리를 알고 싶다면, 사이언스북스(2014)에서 번역 출판된 필립 볼(Phillip Ball)의 형태학 3부작인 "모양", "흐름", "가지"를 읽어보길 추천한다.

[2] Kelso, J. A. S. (1995). *Dynamic patterns: The self-organization of brain and behavior*. MIT press. 켈소가 1981년에 움직임의 자기조직화에 대한 논문을 최초로 발표한 이후 15년간의 연구를 정리한 책이다. 켈소는 이 책을 통하여 자신의 이론을 **다이나믹 패턴**(dynamic pattern) 및 **협응 역학**(coordination dynamics)이라는 이름으로 완성하였다.

[3] 사실 자연이 만들어내는 패턴도 변화무쌍하다. 하늘의 구름을 보면 확실히 느낄 수 있다. 우리가 시시각각 만들어내는 움직임의 변화도 하늘의 구름이나 계절이 바뀌는 모습과 다를 바 없다. 단지 시간의 차이일 뿐 패턴의 지속적인 변화라는 점에서 동일하다.

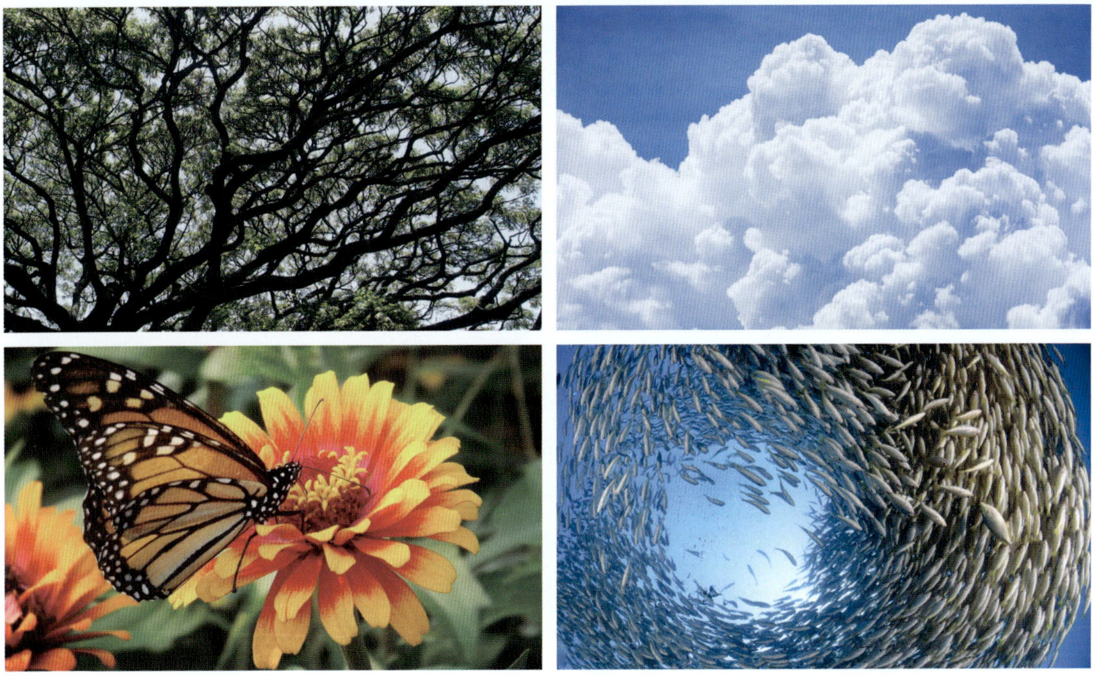

그림 3-1 자연은 패턴으로 가득하다. 자연이 만들어낸 여러 모양과 무늬와 함께 우리는 살아가고 있다.

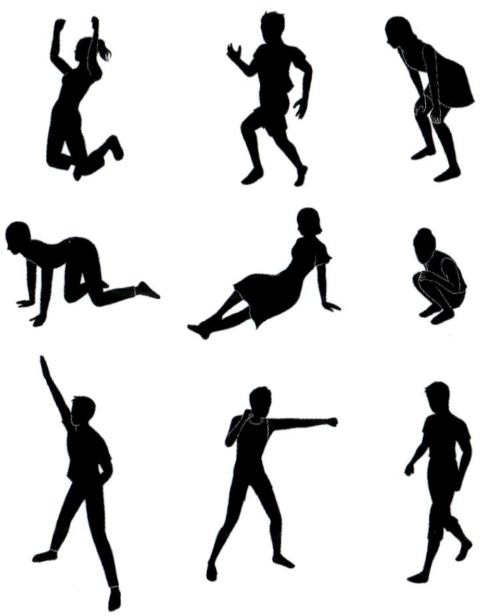

그림 3-2 움직임의 모양. 우리가 기능적으로 만들어내는 움직임들은 어떠한 형태적 특징을 지니고 있다.

작들은 시간에 따라 계속 변화하며 순식간에 나타났다 사라진다. 그렇게 변화가 너무 빠르기 때문에 우리는 움직임의 나타남을 패턴의 출현으로 이해하는 시도가 낯설지도 모른다.

앞서 2장에서 움직임 시스템이 섭동으로부터 균형을 획득하는 방법에서 보았듯이, 움직임은 근육이나 관절 변화의 특정한 패턴을 동반하여 나타난다. 게다가 시스템에 가해진 섭동을 해결하기 위해 시스템은 전혀 다른 패턴(움직임의 모양)으로 대응할 수도 있음을 보았다. 이 장에서는 우리가 만들어내는 동작들을 **모양(패턴)**[4] **형성**(pattern formation)이라는 관점으로 이해해보고자 한다. 모양 형성에는 어떠한 원리가 숨어 있으며 그것은 사람의 움직임을 이해하는 데 어떻게 적용될 수 있을까?

[4] 본 책에서는 '패턴(pattern)'이라는 영어 용어를 우리말인 '모양'으로 사용하고자 하였다. 물론 '패턴'을 사용하는 것이 더 자연스러울 경우에는 그렇게 하였다. 따라서 본 책에서 '움직임 패턴'이라는 말과 '움직임의 모양'이라는 말은 같다. 사실 영어의 'pattern'은 우리말로 번역하자면 '무늬'에 더 가깝다고 볼 수 있다. 그러나 어떤 형태를 지닌 움직임을 말할 때는 움직임의 '무늬'라고 말하는 것보다 움직임의 '모양'이 더 어울린다고 생각된다. 예를 들어, '걷는 무늬'보다는 '걷는 모양'이라는 말을 우리는 일상생활 속에서 흔히 사용하고 있다.

## 베나르의 실험

먼저 모양(패턴) 형성에 대한 고전적이면서도 간단한 예인 대류에 대해 알아보자. 우리는 따뜻한 공기는 위로 올라가고 찬 공기는 아래로 내려간다는 것을 알고 있다. 이러한 대류 현상은 1900년에 베나르(Bénard)가 액체에 열을 가하는 방법을 통해 처음으로 실험하였다.[5] 그의 실험은 너무나 간단하여 우리가 직접 해 보고 눈으로 확인해볼 수도 있다.

먼저 냄비나 프라이팬을 준비하는데, 밑동은 열을 팬에 균일하게 확산시키기 위해 두꺼운 게 좋다. 그리고 준비된 팬에 대략 1~2밀리미터 정도의 깊이로 액체를 붓는다. 액체는 묽은 것보다 점성이 있는 기름이나 실리콘 오일이 좋으며, 대류의 모습을 좀 더 잘 관찰하고 싶다면 계핏가루를 뿌려주면 좋다. 액체가 담긴 팬을 가열하기 전에 상온에서 얼마간 두어 기름과 팬과 대기의 온도가 비슷하게 만들어주는 것이 실험 목적에 부합한다. 준비를 마쳤으면, 팬을 불 위에 올려놓고 천천히 가열하면 된다.[6]

하부의 열은 팬을 데우고 액체층으로 이동하게 된다. 이러한 전도를 통해 액체의 온도는 점차 올라가게 되고, 액체 분자들은 점점 더 격렬하게 요동치면서 움직이게 된다. 하지만 무질서한 상태는 지속되지 않는다. 어느 순간, 분자들의 불규칙한 움직임들이 갑자기 거시적인 흐름을 만들어낸다. 이것을 옆에서 관찰할 수 있다면, 시계방향이나 반시계방향으로 둥글게 도는 흐름이며, 위에서 관찰하면 세포 모양의 여러 구획들로 나뉜다(그림 3-3). 이렇게 형성된 모양을 **베나르 세포**(Bénard cell)라고 부른다. 열로 인해 무질서하게 된 액체 분자의 움직임은 새로운 질서를 가진 흐름으로 변한 것이다. 이 과정을 좀 더 자세히 살펴보자.

## 베나르 세포의 형성

열을 가하기 전의 액체는 겉으로 보기엔 아무 일도 없는 것처럼 너무나 고요하다. 그러나 좀 더 배율을 높여 액체 분자들을 관찰한다면, 놀랍게도 그것들은 가만히 있는 게

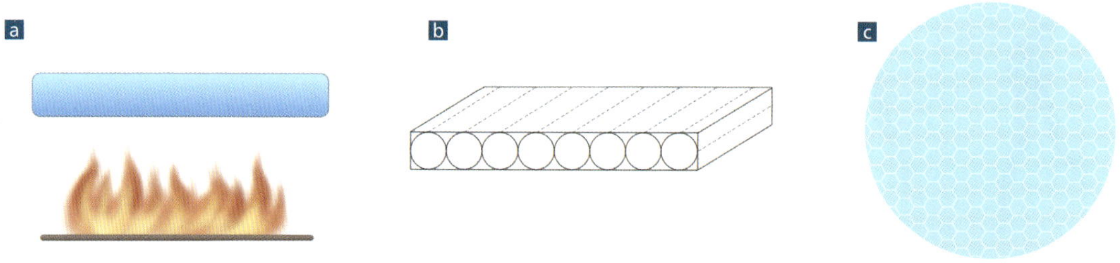


그림 3-3 베나르 실험. (a) 액체에 열을 가하면 액체 하부와 상부의 온도 차가 어느 임계점에 이르러, (b) 둥글게 돌아가는 대류를 만들어내게 된다. (c) 위에서 보면 세포처럼 질서 있는 패턴이 나타난다.

[5] Koschmieder, E. L. (1974). Bénard convection. *Adv. Chem. Phys*, *26*, 177.

[6] 필립 볼의 책 "모양"의 부록에 나오는 실험 방법을 요약하였다.

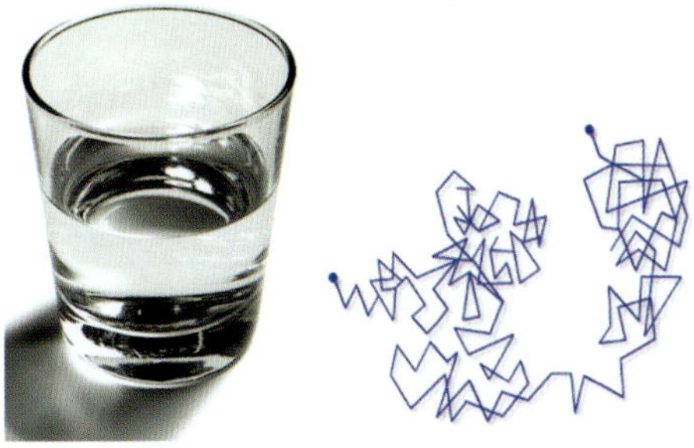

그림 3-4 브라운 운동. 겉으로 보기엔 고요한 물이지만 물 분자들은 아주 불규칙하게 움직이고 있다. 이는 흡사 2장에서 살펴보았던 선 자세의 흔들림 궤적과 닮아 있다.

아니라 아주 불규칙하게 움직이고 있다(그림 3-4). 그 끊임없이 요동치고 있는 액체 분자들의 움직임을 **브라운 운동**(Brownian motion)이라 한다. 물론 그러한 변화는 맨눈으로 관찰하기는 쉽지 않다. 따라서 거시적으로는 안정한 상태를 유지하고 있으므로 '거의' 평형상태라고 표현할 수 있다. 흥미롭게도 브라운 운동의 궤적은 2장에서 살펴본 선 자세의 압력중심의 변화 궤적과 닮아 있다. 선 자세도 겉으로 보기엔 가만히 있는 것처럼 보이지만, 사실 끊임없이 흔들리고 있다. 이러한 선 자세의 흔들림은 시스템이 균형을 유지하는 데 필요한 모든 요소들의 독립성을 허락하기 때문에 발생하는 것이라고 앞서 살펴보았다. 마찬가지로 열이 가해지지 않은 상온에서의 액체 분자들도 개별적으로는 미세하게 요동치고 있다.

이제 팬의 하부에 열을 가하면, 열은 액체로 전달된다. 열을 흡수한 분자들의 움직임은 더욱 활발해지면서 화학적인 평형상태로부터 멀어져 간다. 열을 흡수하면 할수록 분자들의 움직임은 더욱 격렬해지고 무질서해져 간다. 열역학 제2법칙에 따르면 액체 분자들의 움직임은 무질서의 극치에 다다라 그렇게 파국을 맞이하여야 한다. 열역학 제2법칙이란 시간이 감에 따라 시스템의 무질서도(엔트로피)가 증가하여 종국엔 질서를 찾아볼 수 없는 상태에 이르게 된다는 것이다. 그러나 그러한 사건은 이어지지 않는다. 액체 분자의 움직임은 열역학 제2법칙을 거슬러 앞서 말한 베나르 세포를 만들어 낸다. 지옥과 같은 어느 순간, 마구 요동치는 액체 분자들의 개별적인 움직임이 대류라는 집단적 움직임으로 바뀌어 버리는 것이다.

왜 열을 받은 액체 분자들은 더욱 무질서하게 되지 않은 것일까? 왜 질서를 가진 집단적 움직임으로 행동을 바꾼 것일까? 그 이유는 이렇다. 팬 아래에서 가해지는 열은 팬과 액체를 통과해서 공기 중으로 발산된다. 하지만, 팬 쪽과 공기 쪽 액체 간의 온도 차이는 점점 더 커지게 된다. 그 온도 차가 어느 임계치에 다다르면, 팬 쪽의 낮은 밀도의 액체는 떠오르고 공기 쪽의 밀도가 높은 액체는 가라앉는 움직임이 만들어진다. 그것이 바로 **대류**(convection)이다.

대류는 이제 아무런 대책 없이 공기 중으로 발산되는 열을 덩어리로서의 액체에 잡아둔다. 이는 수많은 분자로 이루어진 액체가 요동치며 흩어지는 열을 가두는 역할을 하게 된다. 즉, 대류를 통해 에너지가 발산하지 않고 액체 내부에서 보존되는 효과를 가져오고, 따라서 액체는 더욱 뜨거워진다. 이 과정은 흡사 액체 내에 사람의 뇌와 같은 통제 시스템이 있지 않을까 하는 생각을 불러일으킨다. 열을 받아 마구 요동치는 액체 분자들에게 "이렇게 각자 마구 날뛰어서는 안 돼. 열이 새고 있어. 방법을 찾아보자"라고 소리치는 리더들이 있는 것과 같은 착각마저 불러일으키게 한다. 하지만, 거기에는 아무도 없다. 개별 액체 분자들 이외엔 시스템을 통제하는 자나 그 비슷한 것도 없다. 베나르 세포는 결국 시스템이 변화하는 환경에 따라 저절로 만들어진 것이다. 즉, 액체 분자들의 자기조직화를 통해 나타난 것이다. 이처럼 복잡계는 스스로 자신을 조직하고 질서인 모양을 만들어낼 수 있다.

### 프리고진의 소산구조

이 베나르 대류에 대해 관심을 가지고 연구한 사람은 러시아 출신의 노벨 화학상(1977) 수상자인 **일리야 프리고진**(Ilya Romanovich Prigogine, 1917~2003)이었다. 프리고진의 관심은 열역학 제2법칙에 대한 반동으로부터 시작되었다고 볼 수 있다.[7] 열역학 제2법칙은 **닫힌 시스템**(closed system)에서는 변치 않는 진리로 간주된다. 다시 말해, 닫힌 계에서 **엔트로피**(entropy)는 절대 감소하지 않는다.

말끔히 정리된 아이의 방을 생각해보자. 아이가 그 방에서 놀기 시작하면 얼마 가지 않아 장난감, 책, 크레용 등이 한데 어울려 방은 어지럽혀진다. 하지만 그게 끝이 아니다. 시간이 지날수록 장난감은 부서지고, 책은 찢어지고, 벽은 낙서로 가득해진다. 방은 이윽고 무질서의 극치에 다다른다. 이것이 닫힌 시스템으로써의 아이 방이 가진 예정된 미래이다. 이처럼 이 법칙은 시스템의 시작과 끝을 명료하게 알려준다. 하지만, 아이의 방은 늘 무질서하게 방치되지 않는다. 왜 그럴까? 마찬가지로 열역학 제2법칙은 자연에서 관찰되는 여러 질서들에 대해 아무런 설명을 해주지 못한다. 특히, 고도의 질서를 가진 생명체와 생명현상에 대해서는 더욱 그렇다.

프리고진은 평형상태에서 멀리 떨어진 **비평형상태**(nonequilibrium state)의 **열린 시스템**(open system)에 대해 많은 연구를 하였다. 그는 그러한 상태에서는 일반적인 열역학적 개념이 적용되지 않고, 시스템은 어느 임계 지점에 이르러 주위의 **에너지**(energy)를 흡수함으로써 거시적인 질서를 만들어낼 수 있다는 것을 발견하였다. 다시 말해, 열린 비평형계는 에너지를 흡수하여 엔트로피(무질서도)를 흩어버림으로써 자신의 질서를 유지시킬 수 있는 것이다. 프리고진은 이를 엔트로피가 흩어진다는 뜻의 **소산구조**(dissipative structure)라 하였다.[8]

베나르 세포가 바로 소산구조의 대표적인 예이다. 수많은 분자들로 이루어진 액체는 외부 환경인 대기로 열려 있는 시스템이다. 열이 가해지는 동안, 액체의 평형상태는 깨어져 비평형상태로 치닫지만, 어느 순간 액체는 대기 중으로 흩어지는 열을 자신의 내부로 흡수하여 (엔트로피를 감소시켜) 대류라는 질서를 만들어내는 것이다. 앞서 이야기한 어질러진 아이의 방도 마찬가지이다. 거의 대부분의 경우, 엄마의 노력이라는 외부 에너지의 투입으로 인해 다시 질서로 돌아간다. 혹은 더 멋진 모습으로 꾸며질 수

[7] Prigogine, I. (1978). Time, structure, and fluctuations. *Science*, *201*(4358), 777-785.

[8] Nicolis, G. & Prigogine, I. (1977). *Self-organization in nonequilibrium systems: from dissipative structures to order through fluctuations*. John Wiley & Sons.

도 있다. 다시 말해서 아이 방은 엄마라는 외부 에너지가 투입되는 열린 시스템이며, 엄마의 노동을 통해 정리된 방으로 유지되는 소산구조이다.

프리고진은 생명현상도 대표적인 소산구조라고 설명하였다. 생명체는 에너지를 통해 자신을 지속시켜 나가게 되는데, 그 에너지는 근본적으로 외부로부터 공급받는 것이다. 어떤 생명체도 에너지가 공급되지 않는 상태, 즉 먹이나 양분을 섭취하지 않는 상태에서는 자신의 생명을 유지할 수 없다. 굶어 죽고 마는 것이다. 물론 그 죽음이라는 완벽한 무질서에 도달하기까지 자신의 내부에 저장된 에너지를 사용할 수 있으나, 오래 지속할 수는 없다. 게다가 내부에 쌓인 에너지도 저절로 만들어진 것이 아니며 언젠가 외부로부터 공급받아 저장된 것이다. 동물이 움직이는 이유는 자신의 질서인 생명을 유지하기 위해 끊임없이 먹이를 찾기 때문이다. 프리고진이 비록 생명현상을 직접적으로 연구한 것은 아니지만, 열린 비평형계의 소산구조를 밝힘으로써 이렇게 생명과 질서에 대한 이해를 높여주었다.[9]

지금까지 베나르 세포의 형성 과정과 프리고진의 소산구조를 살펴보았다. 베나르 세포, 즉 대류의 형성은 간단한 모양 형성의 예이지만, 열린 시스템의 구성요소들이 상호작용을 통해 질서를 만들어낼 수 있음을 보여준다. 그리고 모양이라는 새로운 질서는 외부로부터 에너지를 흡수함으로써 나타나는 소산구조이다. 그렇다면 앞서 언급한, 우리가 만들어내는 여러 특정한 동작들도 모양 형성의 과정으로 이해할 수 있을까? 이에 대한 질문을 보행 패턴을 통해 살펴보자.

### 말의 보행 패턴

**보행**(ambulation)은 발을 가진 동물의 생존을 위해 반드시 필요한 운동기술이다. 특징적인 것은 보행 패턴은 이동 속도에 따라 다르게 나타난다는 것이다. 천천히 이동할 때와 빠르게 이동할 때, 서로 다른 보행 패턴이 사용된다. 사람의 보행 패턴을 이해하기 전에 먼저 말의 보행 패턴을 살펴보자.

그림 3-5에서 보듯이 말은 속도에 따라 서로 다른 시공간적 특징을 가진 네 다리 움직임 패턴을 나타낸다. 걷기(walk) 패턴은 천천히 이동할 때 나타난다. 이 패턴을 말로 설명하기 쉽지 않지만, 그림을 보고 따라오면 이해할 만할 것이다. 먼저 오른쪽 뒷다리가 앞으로 내딛는다. 그동안 오른쪽 앞다리는 공중에서 움직인다(1). 그리고 오른쪽 앞다리가 앞으로 내딛는 동안 왼쪽 뒷다리가 공중에서 움직이게 된다(2). 그리고 왼쪽 뒷다리가 앞으로 내딛는 동안 왼쪽 앞다리가 공중으로 올라가게 되고(3), 왼쪽 앞다리가 앞으로 내딛는 동안 오른쪽 뒷다리가 공중으로 올라가게 되어(4) 이 걷기 사이클이 완성되는 것이다. 걷기 패턴보다 좀 더 빠르게 이동할 때에는 속보(trot) 패턴이 나

[9] Prigogine, I. & Nicolis, G. (1971). Biological order, structure and instabilities. *Quarterly reviews of biophysics*, *4*(2), 107.

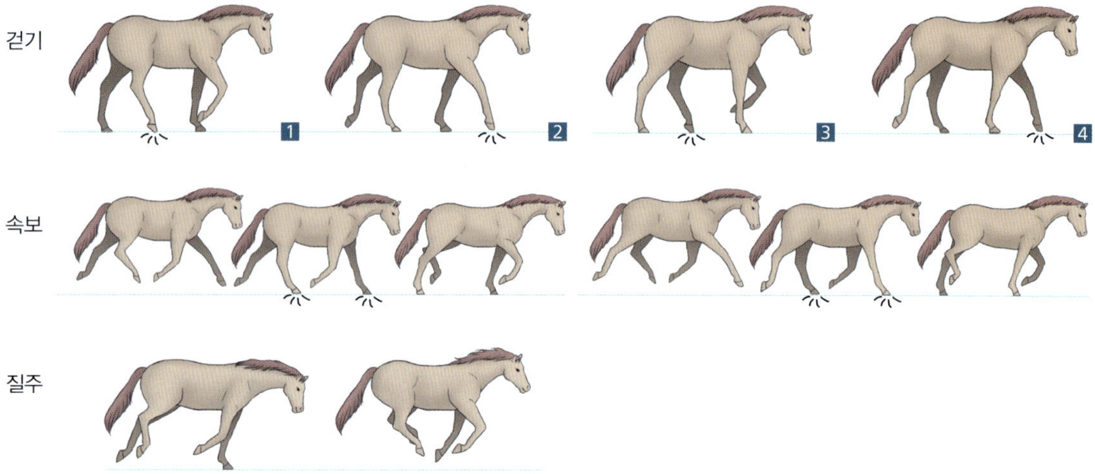


그림 3-5 말의 다양한 보행 패턴. 말은 이동 속도에 따라 다른 보행 패턴을 사용한다. 보행 패턴은 네 발의 서로 다른 시공간적 특징에 따라 걷기, 속보, 질주로 구분된다.

타나게 된다. 속보(trot) 패턴은 네 다리 중 세 개의 다리가 지면에 닿아 있는 걷기 패턴과 달리 네 다리가 모두 땅에서 떨어져 공중을 나는 지점이 있다. 이때 오른쪽 앞뒤 다리가 몸 쪽으로 이동할 때 왼쪽 앞뒤 다리는 몸 바깥으로 벌어진다. 그리고 떨어지면서 오른쪽 뒷다리와 왼쪽 앞다리로 착지한다. 그리고 왼쪽 앞다리와 오른쪽 뒷다리가 공중에서 앞으로 이동하게 된다. 그리고 다시 네 다리 모두 공중으로 뛰어오르게 된다. 말이 가장 빨리 달리기 위해서는 질주(gallop) 패턴을 사용하게 된다. 앞다리 두 개와 뒷다리 두 개가 동시에 앞뒤로 움직이면서 날 듯 달려가는 패턴이다.

## 말은 보행 패턴을 왜 바꾸는가?

이러한 보행 패턴의 변화는 이동 속도에 따라 자연스럽게 하지만 갑자기 일어난다. 각 패턴들 간의 중간 과정이 존재하지 않는다는 말이다. 왜 이러한 불연속적인 모양의 변화가 나타나는 것일까? 호이트와 테일러(Hoyt & Taylor, 1981)는 말의 보행 패턴 변화를 설명하기 위해 에너지 관점으로 접근하였다.[10] 그들은 말이 이동 속도에 따라 보행 패턴을 바꾸는 이유가 소비하는 에너지와 관련되어 있을 것이라 생각하였다. 그들은 먼저 작은 말들이 자연스럽게 땅 위에서 달리는 동안 보행 패턴과 속도를 관찰해보았다. 그림 3-6 하단의 막대그래프는 이들이 관찰한 말들 중 한 마리의 데이터로, 그 말이 땅 위를 달리는 동안 자연스럽게 선택한 보행 속도와 그 속도에서 나타난 보행 패턴의 빈도를 나타낸 것이다. 이 히스토그램이 말하는 바는 명확하다. 말은 특정한 속도에서 특정한 보행 패턴을 선택한다는 것이다. 걷기 패턴은 1 m/s(초당 1미터 속도)에서 가

[10] Hoyt, D. F. & Taylor, C. R. (1981). Gait and the energetics of locomotion in horses. *Nature*, *292*(5820), 239-240.

장 많이 관찰되었으며, 속보는 3 m/s 부근, 그리고 질주는 5 m/s에서 6 m/s의 속도 사이에서 선택되었다.

히스토그램이 보여주는 또 다른 흥미로운 점은 각 패턴이 만들어진 특정 속도 사이의 속도는 관찰되지 않았다는 점이다. 다시 말해, 1 m/s의 속도로 걷는 말이 좀 더 빨리 이동하기 위해 곧바로 3 m/s의 속보로 달렸다. 걷기와 속보 사이의 중간 속도는 나타나지 않았다. 마찬가지로 속보에서 더 빠른 질주로의 보행 패턴 변화는 그 사이의 속도를 건너뛰어 나타났다. 이러한 히스토그램의 관찰은 특정한 보행 속도에서 특정 패턴이 선택된다는 것을 보여준다. 그 이유는 무엇일까?

이에 대한 답을 하기 위해 호이트와 테일러는 실험을 하였다. 그들은 특정 보행 패턴을 특정 속도 구간에서 지속적으로 유지할 수 있게 관찰했던 작은 말들을 훈련시켰다. 예를 들어 그림 3-6의 말이 땅 위에서 자연스럽게 만들어낸 속보 패턴은 2.75 m/s에서 3.75 m/s 사이에서 관찰되었지만, 트레드밀을 이용해서 1 m/s에서 5.25 m/s 사이에서도 속보로 보행하도록 훈련시켰다. 이 범위는 걷기가 가장 많이 관찰된 속도와 질주가 많이 관찰된 속도 사이이며, 따라서 패턴과 패턴 사이에 선택되지 않은 속도 범위가 포함된 것이다. 훈련이 완료된 후, 말들이 트레드밀 위에서 걷고 달리는 동안 연구자들은 말들의 산소섭취량을 측정하였다. **산소섭취량**(oxygen uptake)은 신체 조직이 필요로 하는 에너지의 양과 같다. 따라서 산소섭취량이 많다는 것은 몸이 많은 에너지

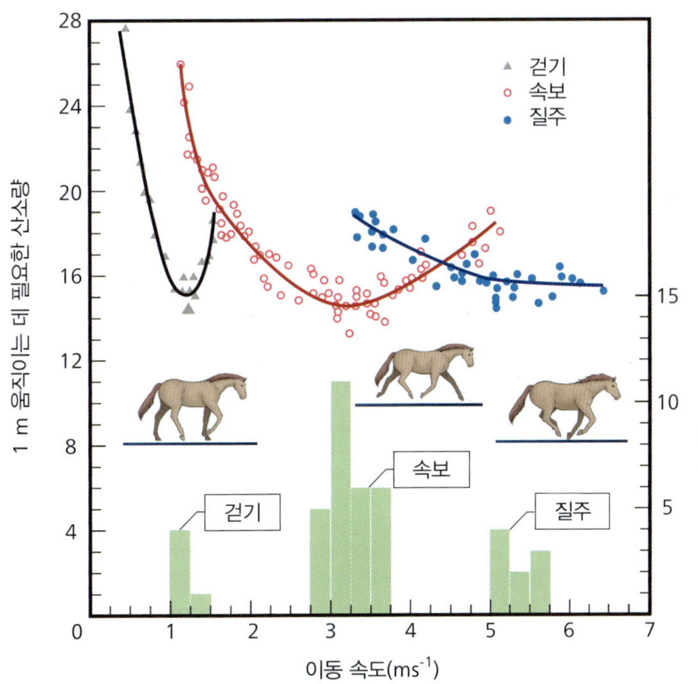


그림 3-6 말의 보행 패턴의 변화. 호이트와 테일러(1981)의 연구 결과이다. 자세한 내용은 본문을 참조하라. (출처: Hoyt & Taylor, 1981)

를 필요로 한다는 것을 나타낸다.

연구 결과, 그림 3-6에서 보듯이 걷기와 속보 패턴에서는 단위 거리당 산소섭취량이 'U'자형을 나타냈다. 즉, 특정한 속도에서 산소섭취량이 가장 낮았으며, 그 전후로 높아졌다는 것이다. 참고로 질주 패턴에서는 U자의 끝부분이 보이지 않는데, 그것은 말이 그 이상의 속도로 달리지 않았거나 달리지 못했음을 나타낸다. 이러한 산소섭취량의 곡선은 각 보행 패턴마다 가장 적게 에너지를 소비하는 보행 속도가 있음을 보여준다. 흥미롭게도 가장 적은 산소섭취량을 나타내는 보행 속도는 말이 자유롭게 달릴 때 가장 많이 선택하는 보행 속도와 일치한다.

여기서 주의 깊게 살펴보아야 할 것은 두 개의 보행 패턴이 겹치는 속도 구간이다. 1 m/s에서는 걷기와 속보가 모두 사용될 수 있지만, 걷기 패턴을 사용했을 때 산소섭취량은 속보 패턴의 그것에 비해 현저히 낮다. 마찬가지로 3.25 m/s와 5.25 m/s 지점에서의 속보와 질주 패턴을 비교해보라. 땅 위에서 자연스럽게 달릴 때 선택되었던 보행 패턴이 다른 패턴에 비해 훨씬 적은 산소섭취량을 보여준다. 덧붙여, 자연스럽게 지면에서 달릴 때, 선택되지 않았던 속도 구간을 살펴보면, 두 패턴이 선택적으로 사용될 수 있었음에도 불구하고, 어느 패턴을 사용하든지 산소섭취량이 최적의 속도에 비해 많다는 것을 알 수 있다.

이러한 관찰들은 말이 자연스럽게 보행하는 동안, 특정 속도에서 특정한 보행 패턴을 선택하는 이유가 바로 에너지 소비를 가장 적게 하기 위해서라는 것을 알 수 있다. 보행 속도를 증가시키기 위해 특정한 속도 구간을 건너뛰는 것도 같은 이유이다. 말이 동일한 패턴을 사용하여 선형적으로 속도를 증가시키게 되면 에너지도 같이 증가하는 것을 연구는 명확히 보여주고 있다.

에너지 소비와 관련지어 연구 결과는 또 다른 중요한 사실 하나를 보여준다. 앞서 말했지만, 그림 3-6에서 산소섭취량 곡선의 U자 아랫부분은 말이 자연스럽게 달릴 때의 속도와 일치한다. 그리고 그 부분의 산소섭취량은 세 패턴 모두 거의 비슷하다는 것을 알 수 있다. 이는 무슨 의미일까? 만약 말이 자유롭게 달린다면, 보행 패턴과 속도는 비선형적으로 변하더라도 단위 거리당 산소섭취량은 별로 변하지 않을 것임을 나타낸다. 이는 보행 속도에 따라 보행 패턴이 바뀌는 이유가 증가되는 에너지 소비를 억제하고 안정화시키기 위한 기전이라는 것을 암시한다.[11]

[11] 하지만, 에너지 관점은 보행 패턴의 변화를 완벽히 설명하는 데 한계를 지니고 있다. 이에 대한 내용과 역동적 시스템 관점이 보행 패턴 변화를 어떻게 설명하는지 다음의 논문을 참고하라. Diedrich, F. J. & Warren Jr, W. H. (1995). Why change gaits? Dynamics of the walk-run transition. *Journal of Experimental Psychology: Human Perception and Performance, 21*(1), 183.

### 보행 패턴 변화와 소산구조

프리고진의 소산구조에 따르면, 비평형상태의 열린 시스템은 증가된 무질서도를 흩어버리기 위해 에너지를 흡수하여 새로운 질서를 만들어낸다. 말의 보행 패턴 변화도 소산구조로 이해할 수 있다. 말이 특정 보행 패턴에 따른 속도 이상이나 이하로 움직이게 되면 에너지 소비가 증가할 수 있다. 에너지가 증가한다는 것은 시스템이 안정한 상태로부터 멀어진다는 것을 의미하는데, 이때 새로운 보행 패턴을 사용하여 에너지 효율적으로 만드는 것이 말의 보행 패턴 변화의 핵심인 것이다.

그렇다면 이 보행 패턴의 변화를 시스템 구성요소의 자기조직화에 의한 것으로 볼 수 있는가? 베나르 세포는 모양 형성에 대한 아주 간단한 예이지만, 열린 시스템이 구성요소의 자기조직화를 통하여 스스로 소산구조의 질서를 만들어낼 수 있음을 보여주었다. 호이트와 테일러의 연구는 말이 속도에 따라 보행 패턴을 바꾼 것이 에너지와 관련되어 있음을 보여주었지만, 여전히 이 과정이 자기조직화에 의한 것인지는 의문이 남게 한다. 움직임 모양의 형성에 자기조직화의 원리가 어떻게 적용되는가?

## 주요 용어

| | | |
|---|---|---|
| 패턴(pattern) | 열역학 제2법칙 | 에너지(energy) |
| 모양 | 대류(convection) | 소산구조(dissipative structure) |
| 무늬 | 닫힌 시스템(closed system) | 보행(ambulation) |
| 모양(패턴) 형성(pattern formation) | 엔트로피(entropy) | 산소섭취량(oxygen uptake) |
| 베나르 세포(Bénard cell) | 비평형상태(nonequilibrium state) | 협응 역학(coordination dynamics) |
| 브라운 운동(Brownian motion) | 열린 시스템(open system) | 다이나믹 패턴(dynamic pattern) |

# 3.2 자유도와 시너지

*우주가 아름다운 이유는 다양한 것들이 통일된 질서를 따를 뿐만 아니라,*
*하나의 질서 속에서 다양한 것들이 나타나기 때문이다.*

— 움베르토 에코[12]

*이 단원을 읽고 나서,*

1. 자유도에 대하여 설명할 수 있다.
2. 관절의 자유도와 중복성을 움직임의 풍성함과 관련지어 설명할 수 있다.
3. 근육의 다기능적이고 중복적인 특징을 움직임의 풍성함과 관련지어 설명할 수 있다.
4. 자유도의 문제를 설명할 수 있다.
5. 번스타인의 시너지에 대하여 설명할 수 있다.
6. 켈소 등(1979)의 피츠 과제를 이용한 양손 협응 실험에 대하여 설명할 수 있다.

## 자유도와 움직임

시스템의 자기조직화에 들어가기 전에 **자유도**(degrees of freedom, *df*)에 대해 이해할 필요가 있다. 자유도란 시스템이 만들어낼 수 있는 기본적인 행동 방법의 수를 말한다. 예를 들어, 신경세포들이 각자 독립적으로 활동한다면 뇌가 만들어낼 수 있는 행동 방법은 신경세포들의 수와 동일하다고 볼 수 있다. 따라서 뇌는 엄청난 자유도를 가진 것이다. 이처럼 기본적으로 수많은 구성요소들로 이루어진 **생물복잡계**(biological complex system)는 높은 자유도를 바탕으로 여러 행동을 만들어낼 수 있다. 그것은 아주 큰 장점이다. 그러나 그 시스템이 자유도를 어떻게 조직하느냐에 따라 행동의 질과 모양이 달라진다. 만약 시스템의 모든 자유도가 독립적으로 활동하게 되면 행동이 불안정하고 무질서하게 나타나게 된다. 반면, 시스템이 자유도를 묶어 조직화하면 행동은 안정적이고 특징적인 질서를 가지고 나타나게 된다. 반사나 자동화된 움직임은 극도로 자유도가 묶인 행동으로 볼 수 있다.

베나르의 실험에서 액체의 행동을 액체 분자들의 자유도 변화로 이해할 수 있다. 열을 받아 개별적으로 요동치던 액체 분자들로 인해 액체는 부글부글 끓어오르는 불안

[12] 움베르토 에코의 소설 "장미의 이름"에 나오는 구절이다.

정하고 무질서한 행동을 보인다. 이는 액체가 가진 모든 자유도가 독립적으로 활동한 결과이다. 그러나 임계상태에 이르게 되면 액체 분자들의 독립적 움직임은 둥글게 돌아가는 **집단적 행동**(collective behavior)으로 통합되어 버린다. 시스템의 자유도는 대류의 개수만큼 의미 있게 줄어든다.

물론 시스템의 어느 수준을 기술하느냐에 따라 자유도는 달라질 수 있다. 동물의 움직임이라는 현상은 수많은 하위 시스템과 그것들의 구성요소로부터 만들어진다. 따라서 움직임을 이해하기 위해서는 신경계 수준이나 관절과 근육 수준의 자유도로 구분해서 이해할 수도 있다.

하나의 신경세포는 켜짐과 꺼짐을 하는 1의 자유도로 볼 수 있다. 따라서 신경계 수준에서는 움직임에 관여하는 신경세포들의 개수만큼의 자유도가 존재한다. 이 수많은 자유도를 바탕으로 신경세포들은 연결되며 엄청나게 다양한 운동행동을 만들어낼 수 있는 것이다. 그러나 각각의 신경세포들이 어떻게 활동하는지 살펴볼 기술이 여전히 부족하여 전체적으로 나타난 운동행동을 신경세포의 자유도로 이해하는 데는 한계가 있다. 그래서 일반적으로 근육과 관절의 수준으로 운동행동을 이해한다. 물론 근골격계에서 나타나는 움직임은 신경계가 자신의 수많은 자유도를 조직화한 '경향'을 따른 것이다.

## 관절의 자유도와 움직임의 풍성함

움직임이 직접적으로 관찰되는 관절의 자유도는 어떨까? 관절의 기본적인 행동은 움직임이 일어나는 평면인 **운동면**(planes of motion)에 달려 있다. 3차원상에서 인체의 모든 움직임을 기술하기 위해서는 **시상면**(sagittal plane), **관상면**(coronal plane), **횡단면**(transverse plane), 이렇게 3개의 면만 있으면 된다. 따라서 하나의 관절에서 일어날 수 있는 최대 자유도는 3, 혹은 방향을 추가하여 6이라고 할 수 있다(그림 3-7). 그러나 우리의 일상적인 움직임을 관찰해보면 단일 관절의 단일 면으로 이루어지는 경우는 거의 없다. 게다가 두 개 이상의 관절이 사용되면 그 자유도의 결합으로 더 많은 움직임이 가능해진다. 예를 들어, 시상면과 관상면이 조합되면 그것은 x-y 축으로 이루어진 평면이 된다. 그 2차원의 평면에 무한한 궤적을 그릴 수가 있는 것처럼, 우리도 수많은 움직임의 궤적을 만들어낼 수 있다.

관절 시스템의 또 다른 특징은 중복적이라는 것이다. 다시 말해, 하나의 운동면에서 발생할 수 있는 움직임을 하나의 관절로 만족하지 않는다. 예를 들어, 시상면에서는 관절의 **굽힘**(flexion)과 **폄**(extension)이 나타나는데, 팔을 보면 어깨, 팔꿈치, 손목, 손가락까지 모두 동일한 움직임을 할 수 있다. 손가락에서도 **중복성**(redundancy)을 관찰할 수 있다. 물체를 쥐거나 잡기 위해서는 엄지와 검지, 이렇게 두 개만 있어도 된다. 그러나 손가락은 5개이며 엄지와 검지를 뺀 나머지 세 손가락들은 중복적이라 할 수 있다. 이렇게 각 관절에서 자유도가 중첩됨에도 불구하고, 관절 시스템은 이를 이용하

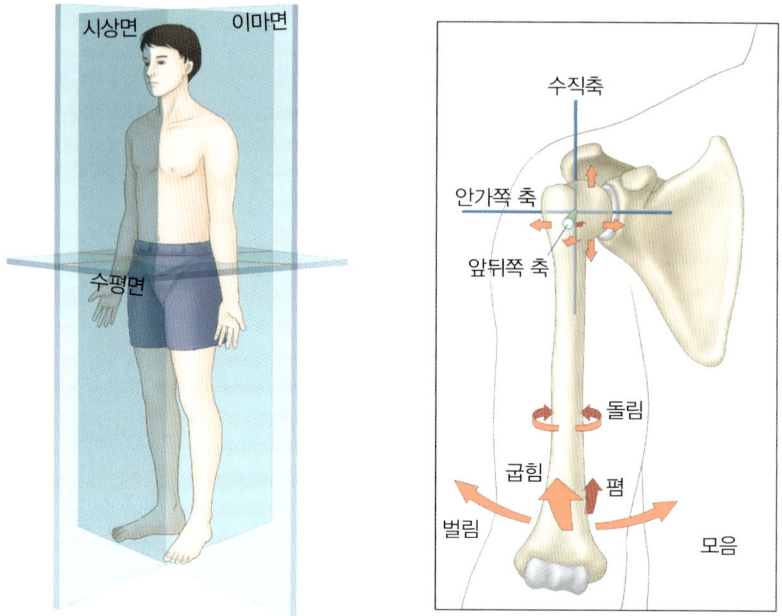


그림 3-7 인체의 면과 자유도. 3차원상에서 인체의 모든 움직임을 기술하기 위해서는 시상면, 관상면, 횡단면, 이렇게 3개의 면만 있으면 된다. 어깨관절은 이 모든 면에서 움직임이 만들어질 수 있다. 따라서 3의 자유도를 지닌다고 볼 수 있다.

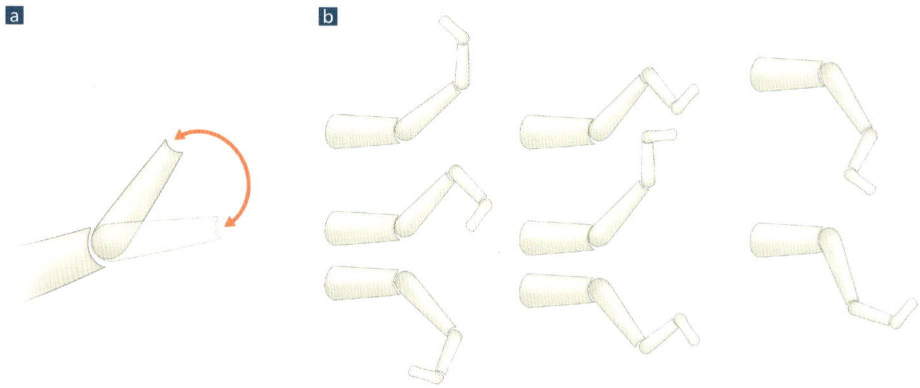


그림 3-8 관절 시스템의 중복성. 인체의 관절은 자유도가 중복되지만, 이를 이용하여 아주 다양한 움직임을 표현할 수 있는 풍성함을 지닌다. 효과기가 하나의 관절(a) 및 3개의 관절(b)로 이루어져 있을 때 표현할 수 있는 움직임의 형태를 비교해보라.

여 아주 다양한 움직임을 표현할 수 있게 된다(그림 3-8). 따라서 이를 중복이 아니라 **풍성함**(abundance)으로 이해하는 것이 움직임에 대한 생각의 폭을 더 넓혀줄 수 있다.[13]

[13] Latash, M. (Ed.). (2000). There is no motor redundancy in human movements. There is motor abundance. *Motor control*, *4*(3), 259-261.

## 다기능적이고 풍성한 근육 시스템

관절에서 만들어지는 다양한 움직임은 직접적으로 근육의 작동에 의한 것이다. 물론 근육은 신경의 지배를 받는다. 근육은 어떻게 무한에 가까운 움직임을 관절을 통해 만들어내는 것일까? 하나의 근육은 기본적으로는 수축과 이완을 하는 1의 자유도로 볼 수 있다. 그러나 근육은 획일화된 모양과 위치를 가지는 것이 아니라 다양한 모양과 주행 방향을 가진다(그림 3-9). 이러한 특징으로 인해 하나의 근육은 여러 움직임을 만들어낼 수 있으며, 만들어낼 수 있는 움직임 개수만큼의 자유도를 가진 것으로 이해하는 것이 합리적이다. 예를 들어, 어깨의 바깥을 감싸고 있는 삼각근(deltoid)은 위팔뼈의 바깥에서 시작하여 쇄골과 어깨뼈로 주행하여 어깨를 둥글게 감싸는 모양을 하고 있다. 이러한 형태와 위치로 인해, 삼각근은 어깨관절의 거의 모든 움직임에 다 관여하고

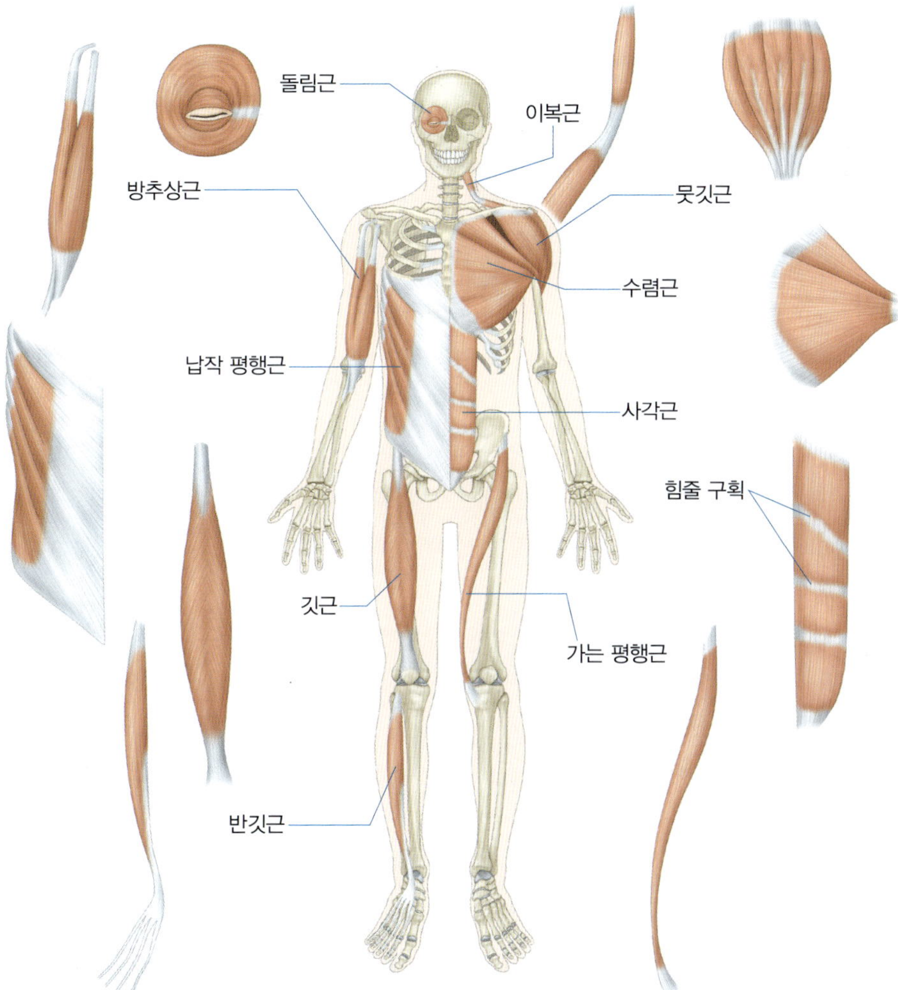


그림 3-9 다양한 근육의 모양과 주행 방향. 이러한 특징으로 인해 하나의 근육은 여러 면의 움직임에 관여하고 다양한 움직임을 만들어낼 수 있다.

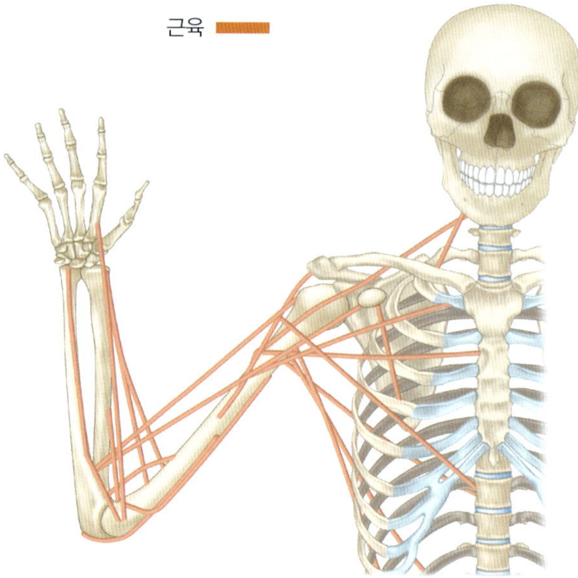


그림 3-10 근육 시스템의 중복성. 하나의 관절 주변에는 여러 근육들이 부착된다. 여러 근육들이 함께 작동하여 하나의 움직임을 더 안정적이고 강하게 만들어낼 수 있으며, 어떤 근육을 좀 더 활성화시키느냐에 따라 움직임을 조금씩 다르게 만들 수도 있다.

만들어낼 수 있다. 어떤 근육은 두 개의 관절을 건너뛰는데, 그런 근육들은 두 관절 모두에서 움직임을 만들어낼 수 있다. 위팔두갈래근(biceps brachii), 위팔세갈래근(triceps brachii), 넙다리곧은근(rectus femoris), 넙다리뒤근(hamstrings) 등이 대표적이다. 이처럼 많은 경우, 하나의 근육은 여러 움직임에 관여할 수 있어 **다기능적**(multifunctional)으로 작동한다.

하나의 근육이 여러 움직임에 관여한다고 하여, 사람의 몸이 몇 개의 큰 근육에 의해 이루어진 것도 아니다. 일반적으로 하나의 관절 주변에는 여러 근육들이 부착된다(그림 3-10). 이는 근육이 가지는 중복적 특성이다. 그러나 이러한 중복성은 여러 근육들이 함께 작동하여 하나의 움직임을 더 안정적이고 강하게 만들어낼 수 있다. 또한 하나의 움직임을 조금씩 다르게 만들 수도 있는 이점을 제공한다. 예를 들어, 손목 주변에는 아주 많은 근육들이 부착되어 있다. 이들의 부착 위치나 주행 방향은 모두 제각각이지만, 어떤 특정 방향의 움직임을 위해서는 하나의 근육이 아니라 동일한 작동을 하는 여러 근육들이 함께 수축한다. 이는 해당 움직임을 보다 안정하게 만들고, 더 큰 힘을 만들어낼 수도 있다. 게다가 각 근육의 모양과 부착 방향이 다르기 때문에 어떤 근육을 좀 더 활성화시키느냐에 따라 움직임의 궤적은 조금씩 변화를 나타낼 수 있다.

관절과 근육 시스템의 중복적이며 다기능적인 특징은 다양한 형태의 움직임을 안정적으로 만들어주는 기반을 제공한다. 덕분에 우리는 움직임의 풍성함과 **창조성**(creativity)을 누릴 수 있다. 이를 통해 다양한 상황과 변화하는 환경에 대해서도 적절한 움직임을 만들어낼 수 있다.

## 자유도의 문제

이처럼 엄청난 자유도의 신경계와 그 자유도로부터 조직화된 움직임 계획은, 역시 풍성한 자유도의 근육과 관절을 통해 유연하고도 풍성함을 가진 운동행동으로 구현된다. 문제는 이렇게 엄청난 자유도를 가진 시스템이 만들어낼 수 있는 수많은 움직임의 방법 중에서 어떻게 하나의 방법이 선택되는가 하는 것이다. 이를 **자유도의 문제**(degrees of freedom problem)라고 한다. 다시 설명하자면, 특정한 하나의 움직임 과제를 위해 사용할 수 있는 방법은 무한에 가깝다. 하지만, 행동을 통해 나타나는 것은 단지 하나의 방법인 것이다. 예를 들어, 우리가 컵을 잡기 위해 팔을 뻗는 단순한 동작도 팔에 있는 수십 개의 근육들과 어깨, 팔꿈치, 손목관절의 자연스러운 어울림이 필요하다. 각 관절이 가진 자유도를 합하면, 우리는 셀 수 없을 정도로 다양한 방법으로 팔을 뻗을 수 있다. 자연스럽게 팔을 뻗는 방법도 수없이 많지만, 아주 다른 방법을 사용할 수도 있다. 롤러코스터처럼 팔을 공중에서 몇 번이고 돌려 가며 앞으로 손을 뻗을 수도 있고, 로봇처럼 각지게 잡으러 갈 수도 있는 것이다. 높은 자유도는 이렇게 다양한 움직임을 가능케 한다.

그러나, 잘 관찰해보면 앞에 놓인 컵을 잡으러 가는 동작은 누구나 비슷하고, 자연스럽게 만들어진다. 이는 움직임 시스템이 선호하는 팔 뻗기 방식이 있으며, 그렇게 하는 동안 시스템은 수많은 구성요소들을 따로 조절하지 않고 패턴화하여 만들어낸다는 것을 암시한다. 만약 중추신경계가 뻗기에 관련된 수많은 구성요소들을 하나하나 따로 조절한다면 엄청난 계산량으로 인해 움직임은 결코 자연스럽게 나타나지 못할 것이다.

## 움직임과 시너지

**니콜라이 번스타인**(Nikolai Aleksandrovich Bernstein, 1896~1966)은 자유도의 문제에 대해 처음으로 질문을 던졌던 러시아의 과학자였다. 번스타인은 시너지라는 개념을 통해 이 문제를 해결하고자 하였다.[14] 그가 말한 **시너지**(synergy)란 중추신경계가 자유도를 만들어내는 구성요소 각각을 따로 조절하지 않고 의미 있는 단위로 묶어서 조절하는 것을 말한다. 비유하자면, 자동차가 달리기 위해서는 4개의 바퀴가 굴러가야 하지만 우리는 각 바퀴를 따로 조종하지 않는다. 하나의 핸들로 그 네 바퀴를 하나의 세트로 묶어서 조종한다. 즉, 4의 자유도를 묶어서 1의 자유도로 운전하는 것이다. 베나르 실험에서도 열을 받은 액체 분자들의 독립적인 요동은 임계점을 지나 대류라는 의미 있는 단위로 통합되었다. 이는 엄청나게 많은 자유도가 대류 개수만큼의 자유도로 줄어든 것을 의미한다. 번스타인은 뇌를 포함한 신경계가 움직임을 시너지를 통해 조절한다고 설명하였다. 이런 방식은 각 근육을 따로 불러내어 조절하고, 각 관절의 시공

[14] Bernstein, N. A. (1967). *The co-ordination and regulation of movements.* Oxford: Pergamon Press.

간적 변수를 조절하는 것보다 계산적으로나 기능적으로 훨씬 더 효율적일 수 있다.

앞서 내쉬너의 실험에서 발목 전략과 엉덩관절 전략이 시너지라는 것을 잠시 언급했다. 잠시 그림 2-17을 보자. 몸에 가해진 힘은 선 자세를 불안정하게 만들고, 그 힘에 의한 요동의 크기에 따라 여러 전략을 통해 선 자세의 안정성을 유지하게 된다. 발목 전략에서는 다리와 몸의 뒤쪽 부분 근육들이 동시에 활성화되었으며, 엉덩관절 전략에서는 몸의 앞쪽 근육들이 동시에 활성화되었다. 이처럼 중추신경계는 필요한 근육들을 동시에 활성화시킨 것이다. 개개의 근육을 따로 조절하지 않고 하나의 단위로 움직이는 것, 결국 시너지인 것이다. 균형의 상실은 아주 위험하고 급박한 것이다. 그러한 상황에서 우리의 중추신경계는 좀 더 효율적인 방법을 만들어내야 했을 것이다. 그것이 시너지의 형태로 나타난 것이다.

그렇다고 시너지는 균형의 상실과 같은 아주 위급한 상황에서만 발생하는 것은 아니다. 우리의 감정 표현도 대표적인 시너지의 작동이다.[15] 우리의 얼굴에는 수십 개의 근육이 있으며, 이들이 움직여 여러 가지 감정을 표현하게 된다. 우리가 기분 좋으면 미소를 지을 수 있으며, 화나거나 짜증이 나면 관련 얼굴근육들이 움직여서 그 감정을 타인에게 전달하게 된다. 우리가 크게 웃을 때를 생각해보자. 목청이 보일 정도로 입을 크게 벌리면서, 눈을 질끈 감고, 콧구멍은 넓어지며, 광대는 부풀어 올라, 하하하 웃게 된다. 이때 사용되는 근육을 대충 살펴봐도 입꼬리당김근(risorius), 윗입술올림근(levator labii superioris), 눈둘레근(orbicularis oculli), 코근(nasalis), 큰광대근(zygomaticus major), 작은광대근(zygomaticus minor) 등이 사용될 것이다. 뇌는 이런 웃음이라는 운동행동을 웃음 패턴이라는 시너지를 사용하여 하나의 단위로 작동시킨다. 화나거나 슬플 때 짓는 표정들도 마찬가지이다. 우리가 그러한 감정이 들 때 감정과 연결된 얼굴근육들은 하나의 의미 있는 단위로 합쳐져서 표정으로 나타나게 된다. 아무리 뛰어난 배우라 하더라도 감정에 따른 표정을 만들기 위해 각 근육을 따로 조절할 수는 없다. 크게 웃는데, 광대근만 작동시키지 않고 웃을 수는 없다. 반쪽 얼굴에는 기쁨을, 반쪽 얼굴에는 슬픔을 표현할 수 없다. 이렇듯 감정 역시 얼굴근육의 시너지를 통해 밖으로 드러난다.

## 시너지의 실험적 증명: 켈소 등(1979)의 양손 움직임 실험

**스캇 켈소**(J. A. Scott Kelso)는 움직임이 시너지에 의해 나타날 수 있음을 실험적으로 보여준 바 있다. 켈소 등(1979)은 피츠 작업을 사용하여 양손의 움직임이 어떻게 이루어지는지에 대해 살펴보았다.[16] 그들은 피험자들에게 한 손이나 양손을 사용하여

[15] Root, A. A. & Stephens, J. A. (2003). Organization of the central control of muscles of facial expression in man. *The Journal of physiology*, *549*(1), 289-298.

[16] Kelso, J. A., Southard, D. L. & Goodman, D. (1979). On the nature of human interlimb coordination. *Science*, *203*(4384), 1029-1031.

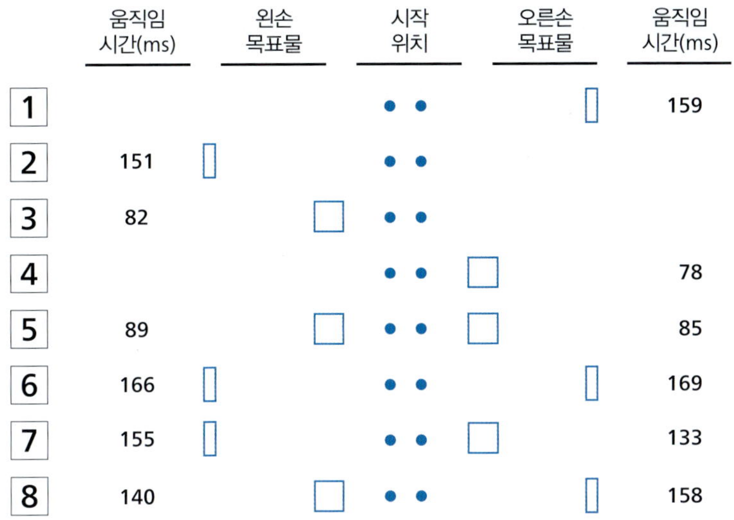


그림 3-11 켈소 등(1979)의 양손 피츠 과제 실험. 양손을 사용한 움직임에서, 움직임 시스템은 각 손을 따로 조절하지 않고 하나의 단위로 묶어서 사용한다는 것을 보여준다. (출처: Kelso, Southard & Goodman, 1979)

그림 3-11과 같은 총 8개의 피츠 과제를 수행하게 하였다. 즉, 피험자들은 오른손과 왼손으로 각각 멀리 있는 작은 목표물과 가까이에 있는 큰 목표물에 도달하는 과제(1~4번 과제), 양손으로 양쪽 큰 목표물 혹은 작은 목표물에 도달하는 과제(5, 6번 과제), 그리고 멀리 있는 작은 목표물과 가까이에 있는 큰 목표물이 복합된 과제(7, 8번 과제)를 수행하였다. 피츠 과제의 과제적 지시는 정확하면서도 빠르게 목표물에 도달하는 것이다. 연구자들은 과제 수행에 걸린 시간을 왼손과 오른손에 대하여 각각 따로 측정하고 각 과제별로 비교해보았다.

결과를 요약해보면 다음과 같다. 양손으로 동일한 움직임을 할 경우에는 한 손으로 같은 움직임을 하는 것처럼 별로 달라지지 않았지만, 양손이 각각 다른 움직임을 만들어내야 할 경우에는 양손의 움직임이 서로 비슷해져 버리는 것이다. 그것도 아주 쉬운 움직임(가깝고 큰 목표물)이 어려운 움직임(멀고 작은 목표물)과 닮아버리는 듯한 결과를 보여주었다. 이러한 결과는 양손을 사용할 때, 움직임 시스템은 각 손을 따로 조절하지 않고 하나의 단위로 묶어서 사용함을 암시하는 것이다. 바로 번스타인이 말한 시너지의 활용이다.

이처럼 움직임 시스템은 수많은 자유도를 조절하는 방식으로 시너지를 사용하며, 이를 통해 움직임을 계산적으로나 기능적으로 훨씬 효율적으로 조절할 수 있다. 그러나 이는 탈출하기 힘든 감옥이 될 수도 있다(글상자 3-1). 누구나 한번쯤은 한 손으로는 동그라미를, 다른 손으로는 네모를 동시에 그려본 적이 있을 것이다. 그러나 누구라도 단번에 쉽게 성공한 사람은 없을 것이다. 물론 아주 많은 연습을 하더라도 그것을 제대로 하는 것은 너무나도 힘들다. 동그라미를 잘 그리려고 하면 네모도 동그라미처

## 글상자 3-1 쌍수호박권

김용의 유명한 무협소설인 "영웅문" 시리즈에는 많은 권법들이 등장한다. 그 가운데서 주백통이 만들어낸 쌍수호박이라는 권법은 왼손과 오른손이 서로 다른 초식을 구사하는 가상의 권법이다. 쌍수호박이란 양손이 서로 싸운다는 뜻으로 주백통이 심심함을 달래기 위해 자신의 양손이 서로 싸우게 하는 가운데 만들어냈다.

이 권법은 무공 그 자체가 극강하다기보다, 양손이 서로 다른 움직임을 만들어낼 수 있기 때문에, 서로 다른 무공의 장점을 양손에 펼쳐 보이거나 약점이 되는 부분의 초식을 다른 손으로 보완할 수 있다는 장점이 있다. 또한 여러 명을 상대할 경우, 양손이 서로 다른 상대와 싸울 수 있으므로 유리하다. 실제로 이 권법을 전수받은 곽정과 소용녀는 무공이 향상되어 적들을 물리치고 강호에 이름을 드날릴 수 있었다.

주백통은 곽정에게 쌍수호박권을 전해줄 때, 한 손으로 동그라미를, 다른 손으로 네모를 그리는 훈련을 시켰다. 이러한 방법은 대다수의 사람이라면 번번이 실패하고 말 것이다. 그도 그럴 것이 움직임 시스템은 시너지를 사용하여 움직임을 만들어내기 때문이다. 양손의 경우 같은 근육군을 사용하려는 경향이 있고, 이러한 시너지 경향으로 인해 한 손은 동그라미, 다른 손은 네모를 만들어내는 것이 사실상 어렵다. 만약 이것이 가능하다면 그 사람의 뇌는 좌우로 분리되어 각각의 팔을 따로 조절하고 있는 것이다. 주백통은 이를 잘 알고 있었기 때문에 멍청한 사람이어야 자신의 쌍수호박권을 배울 수 있다고 하였다. 멍청하다는 것은 마음이 그만큼 순수하여 어떤 고정관념으로도 모아지지 않음을 말하는 것이다. 그렇게 될 때, 마음은 둘로도 분리될 수 있는 지경에 이르러 시너지의 감옥으로부터 탈출할 수 있는 것이다.

럼 둥글게 되고, 네모를 잘 그리려고 하면 동그라미가 찌그러지는 것이다. 결국 양손으로 서로 다른 형태를 동시에 그릴 때 어느 것도 제대로 그리지 못하고, 양손의 그림이 서로 닮아가는 모습을 보이게 된다.[17] 이는 앞서 살펴본 켈소 등의 실험 결과에서 보인 시너지의 또 다른 증거이다. 즉, 중추신경계는 양손의 움직임을 다르게 조절하지 않고 같은 근육군으로 묶어서 사용하려 하는 것이다.

[17] Ivry, R., Diedrichsen, J., Spencer, R., Hazeltine, E. & Semjen, A. (2004). A cognitive neuroscience perspective on bimanual coordination and interference. In *Neuro-behavioral determinants of interlimb coordination* (pp. 259-295). Springer, Boston, MA.

## 더 읽기 니콜라이 번스타인[18]

니콜라이 번스타인은 모스크바에서 태어나고 잠든 구소비에트연방(소련)의 과학자였다. 그의 아버지는 유명한 정신과 의사였고, 그의 삼촌도 유명한 수학자로 알려져 있다. 1914년 모스크바 대학교의 역사-철학 프로그램에 입학하였으나, 이듬해 의학으로 전공을 바꿨다. 1919년에서 1921년까지 군 복무를 하였으며, 러시아 혁명(Russian Revolution) 직후에 학업을 마쳤다.

1922년 모스크바에 위치한 중앙노동연구소(Central Labor Institute)에서 그를 초대하여 노동생산성 향상에 대한 연구를 하였다. 당시 노동 효율성 증대는 중요한 국가적 과제였다. 1900년을 전후하여 미국에서는 산업기술자들에 의해 제안된 노동 관리 방법으로 대량생산의 기틀이 닦이기 시작하였다. 이에 영향을 받은 레닌은 1918년 '중복되고 비효율적인 움직임의 제거와 바른 노동 방법의 확립'을 위해 과학자들을 부르기에 이르렀다. 번스타인은 자신이 개발한 고속 카메라를 사용하여 철공소 노동자들의 작업을 분석하였다.

움직임 과학은 고속 카메라의 등장과 함께 급속히 발전하였다. 1880년대에 고속 카메라를 이용하여 시간에 따른 연속된 이미지를 찍는 방법이 개발되었으며, 1888년에는 사진기에 빠르게 돌아가는 원판을 삽입하여 시간상의 연속 이미지를 분리된 사진으로 만드는 기술(chronophotography)이 개발되었다. 이 기술은 사람의 보행을 연구하는 과학자들에게 이용되었다(Braune & Fisher, 1889). 번스타인은 이를 좀 더 개량하였다. 그의 장비(kymocyclography)는 초당 60번에서 최대 초당 500번까지 촬영이 가능하였다.

연구를 위해 카메라를 개발한 열정에 더하여 그는 시간에 따른 움직임의 속도, 가속도, 토크 등의 움직임 변수에 관심을 가졌다. 또한 율동적 반복 움직임에서 나타나는 불규칙한 궤적을 분석하기 위해 테일러 급수(Taylor series)와 같은 여러 수학적 방법을 동원하기도 하였다. 그는 움직임이라는 현상을 이해하기 위해 수학적 모델링을 중요하게 생각하였다. 번스타인의 이러한 연구적 방법은 움직임을 관찰의 대상에서 근원적 기전을 탐구하는 영역으로 진일보시켜 놓았다.

그의 움직임에 대한 역동적 관점은 일찍이 1929년 피아노를 치는 손가락의 움직임에 대한 논문에서 드러난다. 그는 논문에서 느린 템포에서 손가락은 분리된 임펄스(impulse)를 만들어내며 가장 빠른 템포에서는 진동하는 진자로 전환된다는 것을 보여주었다.[19]

1927년 번스타인은 중앙노동연구소의 과제로 연구한 율동적 반복 움직임을 굉장히 자동화되고, 역학적으로 단순하며, 법칙적인 구조를 가진 것으로 생각하였다. 하지만 1935년의 논문에서는 다른 시각을 드러낸다. 그는 노동자들의 반복되는 율동적 움직임이 매번 성공적이지만 결코 동일하게 반복되지 않는다는 관찰을 하게 된다. 이러한 관찰은 그를 움직임이 중추신호로부터 한 번에 곧장 만들어지는 것이 아니라고 생각하게

[18] 내용은 대부분 다음의 논문을 요약한 것이다. Bongaardt, R. & Meijer, O. G. (2000). Bernstein's theory of movement behavior: Historical development and contemporary relevance. Journal of motor behavior, *32*(1), 57-71.
그리고 번스타인의 대표 논문과 저작은 다음의 책에서 영어로 번역되어 있다. Bernstein, N. A. (1967). *The co-ordination and regulation of movements*. Oxford: Pergamon Press.
이 책은 번스타인의 여러 논문들이 실려 있다. Bernstein, N. A. (1996). On dexterity and its development. In M. L. Latash & M. T. Turvey (Eds. and Trans.), *Dexterity and its development* (pp. 3-244). Mahwah, NJ: Erlbaum. (Original work written 1947, published 1991)

[19] Bernstein, N. A. & Popova, T. (1929). Untersuchung uber die Biodynamik des Klavieranschlags [Study of the biodynamics of piano playing]. *Arbeitsphysiologie*, *1*, 396-432.

만들었다. 중추신경으로부터 움직임 계획이 세워지고 명령이 내려지더라도 그로부터 발생한 움직임은 근육의 긴장 변화를 만들고, 그 변화는 다시 움직임에 영향을 미치고, 움직임은 다시 근육의 긴장 변화를 만들어 내기 때문에 움직임은 늘 다르게 나타난다고 설명하였다. 그리고 이 과정에서 발생하는 상태의 정보가 계속 중추신경계에 전달되고, 이 지속적인 정보의 유입과 순환이 자유도 문제를 마스터하는 데 필요하다고 생각하였다.

번스타인은 운동조절에 있어 자유도의 문제를 처음으로 제기한 과학자였다. 그는 자유도 문제의 해결이 어울림(coordination)으로서의 움직임을 이해하는 열쇠라고 생각하였다. 그는 협응을 움직임 관련 기관들이 자유도를 해결하기 위해 움직임 시스템으로 재탄생하는 것으로 바라보았다. 좀 더 구체적으로 중추신경계의 움직임에 대한 표상이 말초에 전해지면, 그 신호와 말초로부터의 정보가 통합되는 과정을 거치고, 여기에 움직임이 나타나는 몸과 사지의 생체역학적 조직화를 통해 움직임의 협응이 발생한다고 설명하였다(1935년). 이러한 협응에 대한 그의 생각은 당시의 주요 이론이었던 반사와는 많은 개념적 차이를 보여주고 있다. 그는 또한, 새로운 움직임의 기술을 익히는 것도 자유도의 마스터 과정으로 바라보았다. 즉, 고정된 자유도를 풀고, 종국엔 움직임 시스템이 반작용을 완전히 이용하는 것이라고 설명하였다(1940년).

1935년에 번스타인은 논문 없이 박사 학위를 수여받았다. 1941년엔 히틀러의 소련 침공을 피하기 위해 가족들을 데리고 시베리아로 피란을 떠나기도 하였다. 그 전에 그는 실험의학연구원의 모태가 된 신경학연구원 산하의 움직임연구실의 소장이 되었다. 그리고 1942년에는 소련 의과학 아카데미의 창립 멤버가 되었다.

1947년에는 <On the construction of movements>라는 책으로 국가에서 수여하는 스탈린상을 수상하였다. 그는 이 책에서 근육과 관절의 시너지를 통해 협응이 공간 속에서 나타나게 된다고 이야기하였다. 스탈린상을 통해 그의 이름은 더욱 유명해졌지만, 오히려 주류의 견제를 쉽게 받게 되었다. 당시 소련에서는 신파블로프 학파가 주류로 막강한 힘을 발휘하고 있었다. 그러나 번스타인의 이론은 파블로프를 비롯한 전통적인 반사 개념과는 달리 사람의 행동을 유연한 것으로 바라본 것이었다. 그는 1947년에 출판된 그의 책 <On dexterity and its development>에서 조건반사 이론을 과학적으로 부주의하다고 지적하였다. 이를 알게 된 신파블로프 학파는 그에게 보복하게 된다. 이후 학계에서 번스타인의 이론은 철저히 묵살당했다. 학계에서 살아남는 것은 반(反)번스타인이 되어야 하는 것이었고, 그와 그의 이론에 대한 이야기는 몰래 숨어서 해야 하는 것이었다. 번스타인의 저작은 그가 살아 있을 동안 출판되지 못했다.

1949년부터 그는 여러 좋지 않은 누명을 쓰면서 명성을 잃어갔다. 그리고 1950년 공산당 기관지인 프라우다에 이른바 번스타인의 움직임은 반복되지 않는다는 결론이 신파블로프의 조건반사 이론과 배치된다는 비판을 받기에 이른다. 당시 소련은 스탈린의 통치하에 있었고, 과학 역사에 있어 가장 슬픈 시절 가운데 한 시기였다. 스탈린의 학문적 탄압과 힘 있는 학파의 정적 탄압 등과 맞물려 적지 않은 과학자들이 수난당하였다. 번스타인도 그중 한 명이었다. 그는 프라우다의 비판과 함께 당시 자신이 수장으로 있던 번스타인 생체역학연구실에서 쫓겨났고, 연구실 문패는 망치로 산산조각 나버렸다. 이 사건은 그에게 엄청난 정신적 충격을 가져다주었다. 이후 그는 집에서 대부분의 시간을 보내게 되는데, 오후 2시에 모르핀을 반드시 맞아야만 하루를 견딜 수 있었다고 한다. 모르핀 투여는 그가 죽을 때까지 이어졌다.

스탈린 시대가 끝나고 1953년 흐루쇼프가 집권하면서 1954년에 번스타인은 신경학연구소에서의 근무가 허락되었다. 그러나 그는 오전에만 잠시 출근하였다고 한다. 그리고 곧 1956년에 은퇴하였다. 그렇다고 그의 학문적 열망까지 은퇴한 것은 아니었다. 1960년대 그는 활동생리학(physiology of activity)을 정립하고자 원했다.[20] 그가 말한 활동생리학이란 생명의 자연주의적 이해에 다름 아니었다. 동물은 목적 지향적이며, 동물의 신체적 활동은 반드시 자연적인 근원을 가지는 것이었다. 예를 든다면, 다윈의 자연선택은 활동을 만드는 자연의 작동 방식이다. 그는 자연의 작동 방식으로서의 활동을 "한 개체의 반엔트로피적인 구조(anti-entropic structuring of a self)"라고 말한다. 그리고 그 활동은 신체적 움직임뿐만 아니라 그것이 나타나기 위한 그 하위의 구조물과 구성요소들의 활동, 나아가 그것들과 관련하는 주위 환경과의 상호작용 모두를 말하는 것이었다. 이러한 그의 생각은 느웰의 유기체-과제-환경 모델의 씨앗이라 볼 수 있을 것이다. 그는 수학적 모델링을 통해 활동을 표현하고자 하였으나, 그것은 그의 마지막 학문적 열망이 되고 말았다. 번스타인은 1966년 신장암으로 세상에서의 여정을 마무리하였다.

## 주요 용어

자유도(degrees of freedom, *df*)
생물복잡계(biological complex system)
집단적 행동(collective behavior)
운동면(planes of motion)
시상면(sagittal plane)
관상면(coronal plane)
횡단면(transverse plane)
중복적(redundant)
굽힘(flexion)
폄(extension)
중복성(redundancy)
풍성함(abundance)
다기능(multifunction)
창조성(creativity)
자유도 문제(degrees of freedom problem)
시너지(synergy)
쌍수호박권

[20] Bernstein, N. (1966). Notes on the movement physiology and physiology of activity.

# 3.3 움직임의 자기조직화

*눈앞의 현실과 싸운다고 변화를 만들 수는 없다.*
*변화는 새로운 모양을 만들어*
*현재의 모양을 쓸모없게 만들어버림으로써 가능하다.*

— 리차드 버크민스터 풀러

*이 단원을 읽고 나서,*

1. 시너제틱스의 자기조직화 과정을 질서매개변수와 조절매개변수를 사용하여 설명할 수 있다.
2. 켈소의 양 손가락 협응 실험에서 나타난 자기조직화 과정을 시너제틱스 관점으로 설명할 수 있다.
3. 움직임 패턴의 안정성과 불안정성에 대하여 설명할 수 있다.
4. 움직임 패턴의 모양 형성과 자기조직화 과정에 대하여 설명할 수 있다.
5. 운동프로그램의 존재를 부정하는 몇 가지 증거들에 대하여 설명할 수 있다.
6. 새로운 움직임 패턴의 지속적 출현에 대하여 갈래치기와 관련하여 설명할 수 있다.

## 시너제틱스

시너지는 움직임 시스템이 구성요소들로부터 질서를 이끌어 내는 하나의 방식이다. 그 질서는 모양의 형태로 나타난다. 어떻게 특정한 모양이 나타나는 것일까? 그것은 베나르 실험에서도 보았듯이, 구성요소들의 자기조직화가 가장 강력한 방법이 될 것이다. 움직임 시스템을 구성하는 수많은 구성요소와 그것들이 가진 엄청난 자유도를 생각해 본다면 더욱 그렇다. 앞서 설명했듯이 중추신경계가 움직임을 만들기 위해 각각의 구성요소들이나 움직임의 변수들을 개별적으로 통제하고 조절하는 것은 너무나 피곤하고 비효율적이다. 운동프로그램이 중추신경계에 코딩되어 있다는 설정도 움직임의 다양성과 적응성을 생각해볼 때 급하게 받아들일 가설은 아니다.

그렇다면 움직임의 모양 형성에 자기조직화의 원리가 적용된다는 것은 어떻게 증명되는가? 독일의 저명한 물리학자인 **헤르만 하켄**(Hermann Haken)은 물질의 자기조직화 현상을 체계적으로 이론화시키고, 여기에 **시너제틱스**(synergetics)라는 이름을 붙였다.[21] 학문의 명칭에서도 알 수 있듯이 이 이론의 기본적인 아이디어는 시스템은 시너지라는 방식으로 하위 구성요소들을 제어하며, 이는 자기조직화 과정을 통해 나타난다는

[21] Haken, H. (2013). *Synergetics: Introduction and advanced topics*. Springer Science & Business Media.

것이다.

시너지라는 개념에 더하여 그는 자기조직화하는 시스템을 쉽게 이해할 수 있도록 방법론을 제시하고 발전시켰다. 그의 이론에서 기본적으로 **질서매개변수**(order parameter)와 **조절매개변수**(control parameter)에 대한 이해가 필요하다. 질서매개변수는 시스템의 거시적 상태를 표현해주는 변수이다. 시스템이 만들어내는 거시적인 특성이나 모양을 한 번에 가장 잘 설명할 수 있는 요소들을 질서매개변수로 정할 수 있다. 일반적으로 움직임이라는 행동 수준의 모양을 표현하기 위해서 관절 간의 **상대적 위상**(relative phase)을 사용하는 경우가 많다. 예를 들어, 점프하는 동작과 공을 발로 차는 동작을 엉덩관절과 무릎관절 사이의 상대적 위상으로 이해해보자. 점프는 그 두 관절의 각도가 서로 동시에 줄었다가(굽혀졌다가) 커지는(펴지는) 0°의 상대적 위상값을 가진다. 하지만 차기는 그 두 관절의 각도가 서로 반대로 나타나는 상대적 위상값을 가진다. 따라서 우리는 질서매개변수에 의해 그 두 동작은 서로 다른 동작이라고 구분할 수 있다.

반면, 조절매개변수는 시스템의 외부적 상황을 나타내는 변수이다. 하지만 이 변수는 시스템이 어떻게 행동할 것인지에 대해 어떠한 명령이나 지시, 혹은 행동에 대한 어떠한 정보도 전달하지 않는다. 단지 시스템이 노출된 환경이라고 볼 수 있다. 예를 들어, 기온은 하나의 조절매개변수로의 역할을 할 수 있다. 기온의 변화에 따라 사람들의 옷차림이 가벼워지거나 두꺼워진다. 그러나 기온이 사람들에게 그러한 옷차림을 강요하거나 명령을 내린 것은 아니다. 기온에는 옷차림에 대한 어떠한 정보도 들어 있지 않다. 기온은 대기의 온도로써 시스템을 자극하고 동요시켰을 수는 있지만 특별히 사람들의 행동에 대하여 어떠한 구체적인 지시를 내리지는 않는다. 그래서 이 조절매개변수를 **비특이적**(nonspecific) 변수라고 말하기도 한다.

이 두 변수를 사용하여 시스템이 외부적 상황에서 어떻게 거시적인 행동을 만들어내는지 살펴볼 수 있다. 만약, 질서매개변수로 정의되는 시스템의 행동이, 주어진 행동적 과제가 있음에도 불구하고, 어떤 구체적인 명령이 없이 변화했다면 이는 무엇을 뜻하는가? 그것은 시스템이 스스로 자신을 변화시켰다는 의미이다. 즉, 자기조직화된 행동임을 암시한다.

## 켈소의 양 손가락 협응 실험

시너제틱스의 이론을 바탕으로 사람의 운동행동이 자기조직화될 수 있음을 보여준 실험을 만나보자. 앞서 언급한 켈소는 1981년과 1984년에 이에 대한 논문을 발표하였다.[22] 논문에서 그는 양쪽 집게손가락을 사용한 움직임 패턴이 움직임의 빠르기에 의해 갑자기 변화할 수 있음을 보여주었다.

[22] Kelso, J. A. S. (1981). On the oscillatory basis of movement. In *Bulletin of the psychonomic society*. Kelso, J. A. S. (1984). Phase transitions and critical behavior in human bimanual coordination. *American Journal of Physiology-Regulatory, Integrative and Comparative Physiology, 246*(6), R1000-R1004.

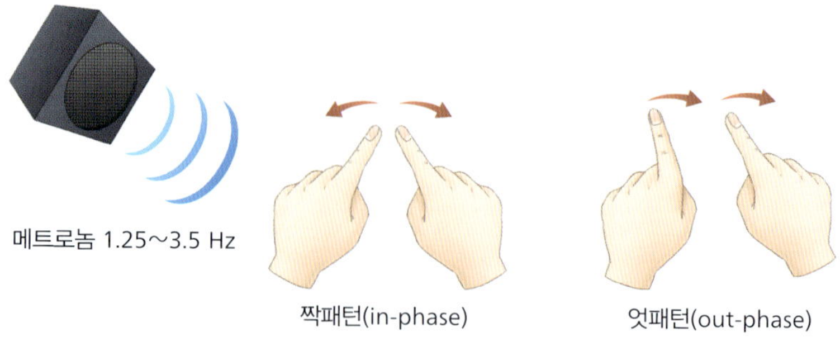


그림 3-12 양 검지 움직임 패턴 실험. 피험자는 점점 빨라지는 메트로놈에 맞춰 양 검지를 요구된 패턴에 맞게 움직였다.

실험 방법은 그림 3-12처럼 아주 간단했다. 피험자는 자신의 양 집게손가락을 동시에 안쪽과 바깥쪽으로 움직이거나(짝패턴, in-phase pattern), 동시에 오른쪽과 왼쪽으로 움직이도록(엇패턴, out-phase pattern) 지시를 받았다. 피험자는 두 패턴 중에 하나로 수행을 시작하였고, 그 운동과제를 점점 빨라지는 메트로놈 박자에 맞추도록 지시받았다. 메트로놈은 1.25 Hz (1초에 1.25번 움직이는 빠르기)로부터 시작해서 3.5 Hz (1초에 3.5번 움직이는 빠르기)까지 빨라졌다. 이는 간단한 실험이라 누구라도 앉은 자리에서 바로 해 볼 수가 있다. 자신이 할 수 있는 가장 편안한 속도로 움직이다가 점점 빠르게 움직이면 된다. 짝패턴과 엇패턴으로 했을 때, 자신의 양 손가락에서 어떠한 변화가 나타나는지 관찰해보라.

켈소는 이 실험에서 손가락 움직임 패턴을 양 손가락의 상대적 위상각도로 정의하였다. 짝패턴은 0°의 상대적 위상값을 가지며, 엇패턴은 180°의 상대적 위상값을 가지는 패턴이다. 이 상대적 위상값은 시너제틱스의 질서매개변수로 시스템의 거시적 질서를 말해주는 것이다. 그리고 메트로놈의 빠르기는 시너제틱스의 조절매개변수로 정의된다. 즉, 메트로놈의 빠르기는 패턴에 대한 어떠한 정보도 피험자에게 전달하지 않는 것이다.

실험 결과, 메트로놈의 박자가 빨라져도 짝패턴은 유지될 수 있었던 반면, 엇패턴은 어느 순간 갑자기 짝패턴으로 바뀌었다. 이러한 변화는 180°와 0° 사이의 중간 과정을 거치지 않고 나타난 비선형적인 현상이었다. 우리는 앞서 말의 보행 패턴도 비선형적으로 변화함을 보았다. 걷기 패턴과 속보 패턴 사이에 어떠한 중간적인 보행 패턴은 없는 것이다. 이렇게 움직임의 모양은 중간적 형태 없이 하나의 질서(패턴)에서 다른 질서(패턴)로 변화할 수 있음을 켈소의 실험은 보여주었다.

### 패턴 변화와 자기조직화

이 실험에서 패턴 변화는 무엇으로부터 발생했을까? 수행자의 의도나 의지가 개입해서 발생한 것일까? 실험에서 피험자에게 어떠한 지시도 내려지지 않았다. 메트로놈의 박자에 맞춰 정해진 패턴을 수행하라는 지시 이외에는 아무런 명령도, 조언도, 정보도 주지 않았다. 피험자들은 메트로놈의 똑딱거리는 소리에 맞춰 손가락을 움직이기만 하면 되었을 뿐이다. 그런데 왜 변하는 패턴을 막지 못한 것일까? 메트로놈이 처음 시작할 때만 하더라도 피험자들은 그 간단한 엇패턴의 움직임을 너무나도 잘 수행해냈다. 그럼에도 불구하고 메트로놈이 빨라지자 그들은 변하는 패턴을 막을 수 없었다. 그렇다면 메트로놈에 어떤 정보가 담겨 있는 것일까? 물론 메트로놈은 피험자의 움직임에 대해 이렇다 저렇다 명령을 내리지 않는다. 그것은 그냥 하나의 환경으로만 작동했을 뿐이다.

패턴이 바뀐 것은 피험자의 문제도 아니고 메트로놈의 문제도 아니었다. 그것은 굉장히 자연스러운 것이었고, 막을 수 없는 것이었다. 앞서 제안한 간단한 실험을 직접 해 본다면 누구나 그것을 느낄 수 있다. 아무리 엇패턴을 유지하려고 노력해도 짝패턴으로의 변화는 막을 수 없으며, 그 변화는 계획이나 의지가 개입할 틈도 없이 순식간에 찾아온다. 그리고 변화 후의 움직임은 너무나 편하고 쉽다. 생각해보라. 만약 수행자의 의지에 의해 바뀌었다면 어떤 패턴으로 바꿔야 할지 수행자는 어떻게 알고 언제 정해 두었는가? 두 손가락이 만들어낼 수 있는 움직임의 모양은 무수히 많은데도 불구하고, 왜 다른 패턴이 아닌 짝패턴인가?

이러한 관찰과 질문들은 켈소의 실험에서 나타난 패턴의 변화가 수행자의 의지나 계획 혹은 다른 명령에 의한 것이 아님을 말해준다. 움직임의 통제자인 '나'는 그것에 관여하지 않았다. 그럼 무엇인가? 움직임 시스템의 구성요소들이 스스로 자연스럽게 조직되어 나타난 현상이라고 설명할 수밖에 없다. (프로그램에 의한 변화로 설명할 수 있을지도 모른다. 하지만 그것으로부터 나타난 현상이 아니라는 것은 조금 후에 설명하겠다) 물론 신경계가 근육에 명령을 내린 것은 분명하다. 하지만 그것이 어떤 상위의 통제자로서 역할을 한 것이 아니라, 신경계를 구성하는 수많은 신경세포들의 자기조직화를 통해 스스로 그 패턴을 찾아낸 것이다. 우리는 이미 베나르의 실험에서 수많은 액체의 분자들이 스스로 만든 대류를 살펴보았다. 액체 분자들 가운데에 그 어떠한 통제자가 없었듯이, 수많은 신경세포들로 구성된 신경계에서도 명령을 내리는 상위의 어떤 것이 없음을, 혹은 없어도 됨을 암시한다.

## 움직임 패턴과 상전이

엇패턴에서 짝패턴으로의 변화는 움직임에서 나타난 일종의 **상전이**(相轉移, phase transition)로 볼 수 있다. 상전이란 임계 지점[23]에서 하나의 상태에서 전혀 다른 상태로 어떠한 중간 과정 없이 변하는 것을 말한다. $H_2O$의 형태적 변화가 상전이의 흔한 예이다. 액체인 물이 온도나 압력에 의해 딱딱한 얼음이 되기도 하고 수증기가 되어 공기 중으로 날아가 버리기도 하는데, 이렇게 $H_2O$라는 분자들은 모여서 고체, 액체, 기

[23] 여기서 쓰인 '임계'라는 용어는 상전이가 발생하기 직전의 상태, 즉 새로운 질서가 임박했음을 나타낸다. 이 임계 상황의 너머에는 새로운 균형이 기다리고 있다. 이는 앞서 2장의 "자기조직화된 임계성"에서 사용된 '임계'—균형이 불안정하여 지속적인 '임계' 상황에 놓여 있음—와 구분할 필요가 있다. 자기조직화된 임계성의 해소는 새로운 질서의 출현이 아니라 원래의 균형으로 돌아가는 것이다.

체라는 여러 물질 상태로 변할 수 있다. 이러한 상태의 변화는 얼음과 물 사이, 물과 수증기 사이의 어떠한 중간 상태가 존재하지 않는다. 또한 임계 지점에서 바로 상태가 변화하며, 두 상태가 같이 존재하지 않는다. 켈소의 실험에서 나타난 패턴의 변화뿐만 아니라 앞서 살펴보았던 외부적 섭동에 대응하는 자세 전략의 변화나 말의 보행 패턴 변화 등도 역시 운동행동 수준에서 떠오른 상전이로 볼 수 있다.

그렇다면 시스템은 왜 상전이를 통해 새로운 움직임의 모양을 만들어내는가? 켈소의 실험은 그 이유를 정확히 보여준다. 그는 패턴의 상대적 위상값이 얼마나 일정하게 유지되었는지 살펴보았다. 피험자가 비교적 일정하게 두 손가락의 상대위상각도를 만들어냈다면 패턴의 안정성이 컸다는 의미이며, 그렇게 수행하지 못했다면 상대적으로 패턴이 불안정했다(안정성이 낮다)는 것을 나타낸다.

피험자들은 느린 메트로놈의 박자에서는 엇패턴을 아주 안정적으로 만들어낼 수 있었다. 이는 시스템이 안정한 상태, 즉 평형에 가까운 상태라고 볼 수 있다(그림 3-13①). 그러나 메트로놈의 박자가 빨라질수록, 엇패턴은 점점 불안정해졌다(그림 3-13②). 그리고 이러한 불안정성은 상전이가 발생하는 임계 지점 근처에서 급격하게 증가하였다(그림 3-13③). 이를 **임계요동**(critical fluctuation)이라 한다. 패턴이 불안정해진다는 것은 초기의 안정적인 상태로부터 멀어지고 있다는 것을 나타낸다. 그것은 메트로놈에 의한 움직임의 빠르기가 외부적으로 시스템을 섭동시키고, 이로 인해 시스템 구성요소들의 자유도가 높아져 시스템이 내부적으로 요동하게 만든 결과이다. 그리고 패턴의 불안정성이 극에 달하자, 마침내 시스템은 낡은 모양을 버리고 새로운 움직임의 모양을 만들어냈다. 즉, 상전이는 시스템의 **안정성 소실**(loss of stability)로 인한 결과이며, 평형상태에서 멀어진 지점에서 나타났기 때문에 **비평형 상전이**(nonequilib-

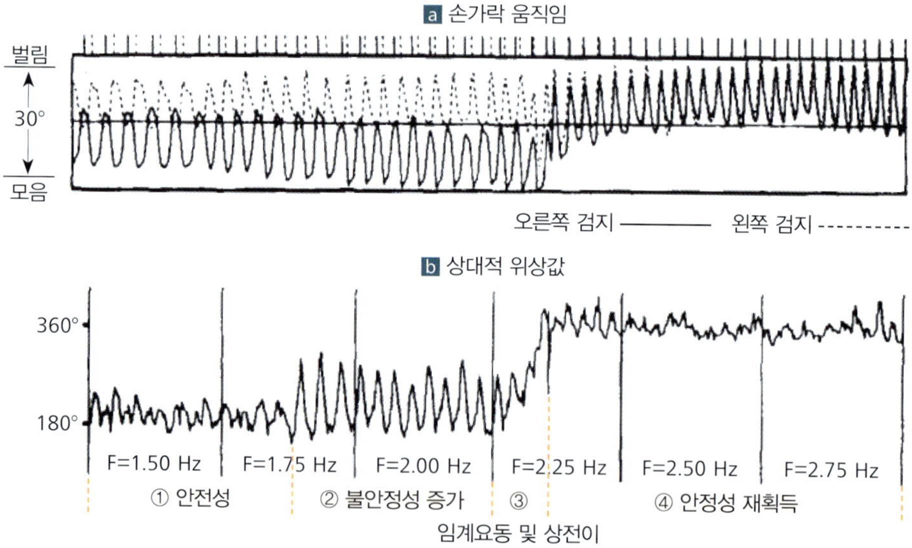


그림 3-13 엇패턴에서 짝패턴으로의 상전이. 상전이가 나타나기 전, 엇패턴의 안정성은 급격히 나빠졌고, 상전이 이후 안정성은 다시 회복되었다. (출처: Kelso, Scholz, & Schöner 1986)

rium phase transition)라고 말할 수 있다.[24]

새로운 모양이 나타남과 동시에 움직임의 안정성은 급격히 회복되었다(그림 3-13④). 이러한 행동의 변화는 새로운 질서의 출현을 의미한다. 새로 등장한 움직임의 모양이 여전히 불안정하다면 그것은 패턴이 변화되었다고 볼 수 없다. 여전히 시스템이 흔들리고 있는 상태라고 보아야 한다. 따라서 변화된 모양이 안정성을 가져야만 그것을 새로운 질서라고 말할 수 있다.

따라서 새로운 질서의 출현은 시스템을 안정화시키기 위한 것으로 볼 수 있다. 다시 말하면, 시스템의 안정성을 위해 새로운 움직임의 모양이 나타난 것이다. 변하기 전의 모양은 증가하는 불안정성을 막을 수 없었다는 것을 명심하자. 이는 시스템을 이루는 구성요소들이 독립적인 활동을 증가시킨 결과이다. 안정성이 무너져가는 시스템은 결국에는 극한의 무질서한 상황으로 이어질 수밖에 없다. 그렇게 극에 달한 불안정성은 결국 시스템 전체를 위협하게 될 것이기 때문에 시스템은 그런 상황이 오는 것을 막아야 한다.

베나르의 실험에서 액체 분자들의 더욱 격렬해지는 움직임은 임계점에서 모양을 가진 대류를 만들어냈다. 마찬가지로 켈소의 실험에서 엇패턴에서 짝패턴으로의 상전이가 발생한 이유는 증가되는 불안정성을 해소하고 안정성을 획득하기 위해 시스템이 새로운 질서를 만들었기 때문이다. 이러한 결과는 말의 보행 패턴의 변화에서 각 보행 패턴에 소비된 산소섭취량이 왜 보행 속도와 관계없이 거의 일정했는지에 대한 암시도 준다. 즉, 속도 변화에 따른 증가된 산소섭취량을 보행 패턴의 변화를 통해 안정화시킨 것으로 이해할 수 있다.

## 안정성과 불안정성

그렇다면 패턴 변화에 있어서 **불안정성**(instability)의 역할은 무엇일까? 패턴의 불안정성이 극에 달했을 때 새로운 질서가 나타났다는 것은, 시스템이 능동적으로 새로운 패턴을 찾아갔다는 것을 나타낸다. 이를 위해 불안정성이 이용되었음을 의미한다. 즉, 시스템은 새로운 질서를 탐색하고 발견해내는 데 자신의 불안정성을 이용한 것이다.

여기서 우리는 안정성과 불안정성에 대해 조금 더 생각해볼 필요가 있다. 우리는 일반적으로 시스템의 요동으로 인한 불안정성을 시스템을 위협하는 요소로 생각한다. 그래서 그것을 줄이거나 없앰으로써 더 정교하고 높은 수준의 움직임이 가능해진다고 생각한다. 이러한 시각은 당연히 옳다. 많은 움직임 과제나 스포츠 활동에서의 수행 능력은 그것을 어떻게 통제하느냐에 달려 있기 때문이다. 사격이나 양궁은 쏘는 동작을 하기 위해 전신의 안정성이 요구된다. 골프의 샷이나 농구의 슛 동작에서도 하체가 안정적으로 몸통과 팔의 움직임을 잘 받쳐줘야 한다. 운동발달 과정에서도 앉은 자세의

[24] Kelso, J. A. S., Scholz, J. P. & Schöner, G. (1986). Nonequilibrium phase transitions in coordinated biological motion: critical fluctuations. *Physics Letters A*, *118*(6), 279-284.

안정성이 확보되어야 일어서기로 나아갈 수 있으며, 선 자세의 안정성이 걸음의 토대가 된다. 그래서 안정성은 움직임의 역동성 이전에 획득해야 할 능력으로 인식된다.[25]

그러나 외부적인 섭동에 의한 시스템의 요동을 통제할 수 없을 때 시스템은 어떠한 전략을 가져야 하는가? 현실에서 우리는 너무나 다양한 상황과 환경 변화를 만날 수밖에 없다. 그 변화가 아주 역동적인 상황에서 시스템은 자신의 통제를 벗어나 증가하는 불안정성과 마주할 수밖에 없다. 그렇게 증가된 불안정성에 대하여 시스템이 새로운 상태를 탐색하고 찾아내지 못한다면, 그 시스템은 새로운 상황에 합일할 **적응성(adaptability)**과 **유연성(flexibility)**을 잃고 마는 것이다. 시스템은 요동으로부터 만들어진 불안정성을 이용하여 새로운 질서를 탐색하고 이끌어 냄으로써 자신을 새로운 환경에 적응시킨다.

베나르의 실험에서도 액체에 가해지는 열이 개개의 분자들을 더욱 요동치게 만들어 시스템을 불안정하게 만들었고, 시스템의 불안정성은 대류의 출현과 동시에 급격히 사라졌다. 말의 보행 패턴 변화 실험에서 하나의 보행 패턴을 그 패턴이 나타나는 속도보다 빠르거나 느리게 할 때 에너지의 소비가 많아진 것은 시스템이 불안정해지고 있다는 의미이다. 실제 말이 보행할 때, 이러한 불안정성을 애초에 없애 버리기 위해 특정 속도에서 특정 패턴을 만들어내고, 특정 속도에서 곧바로 다른 속도 구간으로 옮겨간다. 앞서 살펴본 호랙과 내쉬너의 실험에서는 정적 선 자세가 외부의 힘으로부터 만들어진 균형의 위협에서 새로운 패턴을 만들어냄으로써 그 증가된 불안정성을 안정화시켰다.

## 움직임 패턴의 모양 형성과 자기조직화 과정[26]

이쯤에서 지금까지 살펴본 움직임의 자기조직화를 통한 모양(패턴) 형성 과정을 정리해보자(그림 3-14).

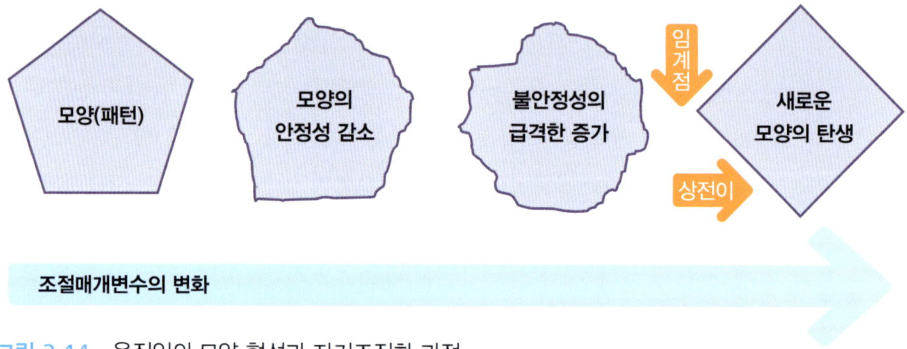


그림 3-14 움직임의 모양 형성과 자기조직화 과정

[25] Shumway-Cook, A. & Woollacott, M. H. (2007). *Motor control: translating research into clinical practice.* Lippincott Williams & Wilkins.

[26] Schöner, G. & Kelso, J. A. (1988). Dynamic pattern generation in behavioral and neural systems. *Science*, *239*(4847), 1513-1520.

1. 움직임 시스템은 수많은 구성요소들을 포함하고 그것들의 상호작용을 통해 움직임이라는 현상을 만들어내는 전형적인 복잡계이다.
2. 움직임은 시스템의 상태가 움직임의 과제적 요구와 외부적 환경과 상호작용을 하여 균형을 이룬 지점, 즉 자기조직화된 임계점에서 저절로 나타난다.
3. 시스템이 특징적인 모양의 움직임을 안정적으로 만들어낸다면 그것은 질서를 가지고 있는 상태이다. 시스템이 만들어내는 질서는 질서매개변수에 의하여 정의된다.
4. 시스템의 안정한 상태는 조절매개변수의 변화에 의해 흔들린다. 요동된 시스템이 만들어내는 움직임은 불안정해지게 된다. 조절매개변수는 시스템을 섭동하는 역할을 수행하지만, 시스템의 행동에 대해 어떠한 지시를 내리거나 정보를 전달하지 않는다.
5. 조절매개변수의 변화가 진행되면서 움직임의 불안정성은 새로운 질서가 탄생하는 임계점 근처에서 급격히 증가한다. 그리고 새로운 움직임의 모양이 등장하면서 안정성은 급격히 회복된다. 즉, 새로운 질서의 출현은 구질서의 안정성 소실의 결과이며, 이는 시스템의 평형상태에서 멀리 떨어진 지점에서 나타난 상전이의 과정이다.

## 운동프로그램은 없다

정리하자면, 시스템에 대해 어떠한 명령이나 정보를 전달하지 않는 조절매개변수에 의해 움직임의 모양이 저절로 변했다는 것은 시스템이 스스로 자신을 변화시켰다는 것이다. 움직임은 이러한 자기조직화의 과정을 통해 나타날 수 있다. 자기조직화가 암시하는 바는 움직임을 만들어내고 통제하는 추상적인 명령 코드나 그와 같은 정적인 표상(representation)이 우리의 뇌에 없다는 것이다.

그럼에도 불구하고, 아마 프로그램 이론은 엇패턴과 짝패턴의 운동프로그램으로부터 움직임이 만들어졌으며, 상전이는 패턴 변환 프로그램이 작동한 결과로 나타났다고 해석할 수도 있다. 하지만, 움직임을 계획하고 조직하는 기관으로서의 뇌나 신경계는 프로그램으로 작동되는 것이 아님을 말하는 몇 가지 명확한 증거들이 있다.[27]

첫째, 상전이다. 상전이 자체를 프로그램 이론으로 설명할 수는 없다. 물론 운동 '변환' 프로그램을 상정하면 가능할 수는 있다. 하지만 왜 그러한 프로그램이 필요한지 설명할 수 없을뿐더러, 스키마 이론의 일반운동프로그램은 그런 변환 자체를 부정한다. 일반운동프로그램이 암시하는 것은 동일한 일반운동프로그램에 의해 만들어지는 움직임은 어떤 상황에서도 일반화된 형태로 나타나야 하기 때문이다. 일반운동프로그램에 따르면, 켈소의 실험에서의 양 손가락의 특정한 패턴도 메트로놈의 빠르기에 상관없이

[27] Kelso, J. A. S. (1997). Relative timing in brain and behavior: Some observations about the generalized motor program and self-organized coordination dynamics. *Human Movement Science, 16*(4), 453-460.

지속적으로 동일한 움직임을 만들어내야만 한다. 말하자면 일반운동프로그램이 지배하는 움직임 시스템은 애초에 상전이란 현상이 나타날 수 없는 것이다.

그렇다면 운동프로그램 이론으로 무장한 많은 연구들에서 보이는 선형적으로 예측되는 운동행동이 나타나는 이유는 무엇인가? 그것은 그런 연구들이 비선형적 행동의 변화가 나타나는 임계점과 거리가 먼 안정한 상태의 움직임 과제들을 사용했기 때문이다. 다시 말해, 그러한 움직임 과제들은 시스템을 불안정한 상태로 몰고 가지 않기 때문에 행동의 비선형적 변화를 관찰할 수 없는 것이다.

둘째, 상전이는 불안정성 증가로 인한 안정성의 소실로 인해 나타났다는 점이다. 운동프로그램 이론은 불안정성을 용납하지 못한다. 프로그램에 굳이 불안정성을 코딩해야 할 이유는 전혀 없다. 만약 불안정성이 나타난다면 그것은 프로그램에 의한 것이 아니라 시스템이 내재적으로 가지고 있는 **잡음**(noise)으로 해석할 수밖에 없다. 또한 동일한 프로그램에 의해 나타난 움직임이 불안정함을 보이고 있다면, 동일한 양의 불안정성만이 예측될 뿐이다. 다시 말해, 불안정성이 프로그램으로부터 나타난 것이든, 혹은 움직임 시스템에 내재한 잡음에 의한 것이든 그 정도는 시스템의 요동과는 상관없이 동일해야 한다. 하지만, 켈소의 실험에서 움직임 패턴의 불안정성은 임계점 직전까지 급격히 증가했고, 상전이와 함께 사라져버렸다. 따라서 움직임의 불안정성은 프로그램의 일부도, 시스템에 내재된 잡음도 아니다.

마지막으로 **히스테리시스**(hysteresis)가 나타난다는 것이다. 히스테리시스란 물질이 시작점으로부터 어떠한 상태 변화를 겪었을 때, 다시 원위치로 돌아오는 과정이 정확하게 반대 과정을 밟지 않는 현상을 말한다. 예를 들어, 고무줄을 처음 길이에서 당겨서 늘린 다음 다시 놓으면, 고무줄은 처음 길이로 돌아올 것이다(물론 정확히 말하자면 처음 길이로 돌아가지 않을 것이다). 하지만 늘어난 길이에 대한 고무줄이 가지는 장력은 처음 당길 때와 정확하게 반대로 형성되지 않는다. 동일한 길이를 지나더라도 고무줄이 가지는 장력은 당길 때보다 저하된 상태가 되는 것이다. 만약 고무줄을 탄성한계 이상으로 더 잡아당기게 되면, 고무줄의 상태는 항복점(yield point)을 지나 이제 처음의 길이로 돌아가지도 못한다. 이는 히스테리시스의 극단적 형태이다. 양 손가락 협응 실험에서 엇패턴에서 짝패턴으로 상전이가 발생한 이후, 메트로놈의 박자를 다시 점점 느리게 하면 어떻게 될까? 만약 움직임이 운동프로그램에 의해 만들어지고 있다면, 상전이가 발생한 특정한 빠르기와 동일한 지점에서 바뀐 짝패턴은 엇패턴으로 다시 바뀌어야 한다. 하지만 그런 일은 발생하지 않는다. 바뀐 짝패턴은 엇패턴으로 절대 바뀌지 않는다.[28] 벌써 시스템의 상태는 변해버린 것이다.

[28] Kelso, J. A. S., DelColle, J. D. & Schöner, G. (1990). *Action-perception as a pattern formation process In: Attention and Performance XIII: Motor Representation and Control,* edited by Jeannerod M.

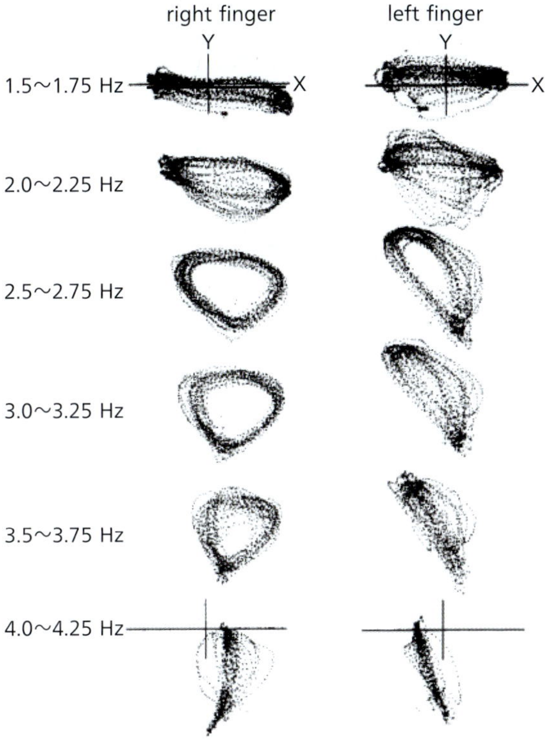


그림 3-15 모양의 지속적 변화. 새로운 패턴은 지속적으로 나타난다. 엇패턴에서 짝패턴으로, 짝패턴에서 동그라미 패턴으로, 동그라미 패턴에서 위-아래 패턴으로 끊임없이 변해간다. 이러한 움직임의 모양 변화는 불안정한 상태를 버리고 안정성을 획득하는 자기조직화 과정의 연속이다. (출처: Kelso, Buchanan, DeGuzman & Ding, 1993)

움직임이 프로그램된 것이 아니라 자기조직화의 과정을 통해 나타날 수 있다는 사실은 운동행동에 대한 새로운 시각을 제공한다. 그것은 움직임 시스템이 딱딱하게 굳어져 있는 정적 시스템이 아니라는 것이다. 움직임 시스템이 프로그램과 같은 이미 만들어진 추상적인 표상이나 코딩에 의해 작동한다면, 움직임은 쉴 새 없이 변하고 있는 상황에 대해 대응할 능력을 잃고 말 것이다.

### 새로운 질서의 지속적 출현

이제 마지막 질문을 던져보자. 켈소의 실험에서 엇패턴은 짝패턴보다 상대적으로 불안정하였고, 그 결과 짝패턴으로 상전이를 하였다. 그렇다면 엇패턴보다 더 안정적인 짝패턴은 변하지 않는가? 당연히 짝패턴도 조절매개변수의 변화에 의해 불안정해지다가 다른 안정한 패턴으로 바뀌게 된다.

뒤따른 연구에서 켈소와 동료들은 메트로놈의 빠르기를 최대 4.25 Hz까지 증가시켜 보았다.[29] 그러자, 짝패턴은 두 가지 패턴으로 변화되었다. 처음에는 손가락을 원으로 돌리는 패턴이 나타났고, 그 패턴은 다시 손가락을 위아래로 움직이는 패턴으로 변화되었다(그림 3-15).

이러한 패턴의 변화도 앞서 살펴본 자기조직화의 과정을 그대로 밟았다. 즉, 임계점 전에 급격한 불안정성의 증가가 나타났으며, 새로운 패턴이 나타남과 동시에 안정성이 급격히 회복되었다. 그리고 그 새로운 패턴도 빠르기에 의해서 요동된 시스템으로 인해 불안정해지고 다시 새로운 패턴으로 변해갔다. 이렇게 새로운 패턴은 지속적으로 나타났다가 사라졌다. 두 손가락은 엇패턴에서 짝패턴으로, 짝패턴에서 동그라미 패턴으로, 동그라미 패턴에서 위-아래 패턴으로 끊임없이 변해갔다. 안정성을 획득하고, 불안정성을 가져오고, 하나의 패턴을 버리고, 다른 패턴을 만들어내고 하는 자기조직화 과정의 연속인 것이다. 그렇다면 새로운 패턴은 언제까지 나타나는가?

[29] Kelso, J. A. S., Buchanan, J. J., DeGuzman, G. C. & Ding, M. (1993). Spontaneous recruitment and annihilation of degrees of freedom in biological coordination. *Physics Letters A*, *179*(4-5), 364-371.

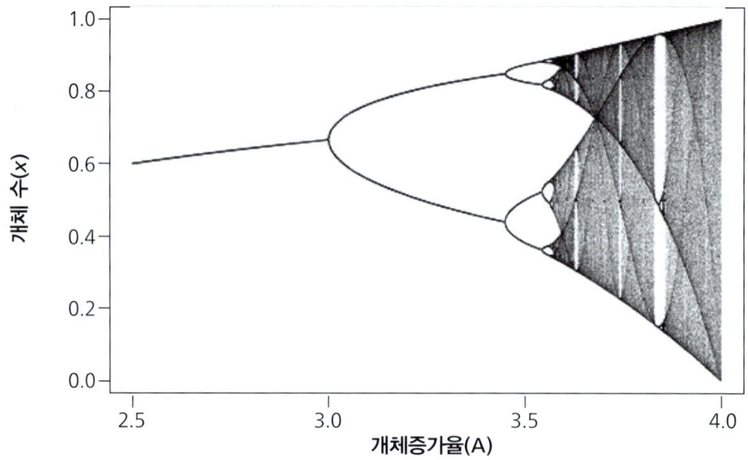


그림 3-16 로지스틱 사상의 갈래치기. 평형상태인 시스템이 평형에서 멀어지면서 갈래치기를 통해 질서를 얻다가 결국 혼돈으로 가는 과정을 보여준다.

## 갈래치기

열역학 제2법칙은 시스템은 무질서도가 증가하는 방향으로 나아가게 된다는 것을 말한다. 그러나 이 법칙은 그 과정에 대해서는 말해주지 않는다. 오직 시스템의 최후에 대해서만 말해주고 있을 뿐이다. 프리고진은 열린 시스템이 평형상태로부터 멀어지는 과정에서 어떻게 질서가 나타날 수 있는지 소산구조를 통해 설명하였다. 그렇게 새롭게 나타난 질서도 불안정해짐에 따라 새로운 질서에 대한 요구를 받게 되고, 그 임계지점에 이르면 또 다른 질서와 만나게 된다. 시스템이 이렇게 평형상태에서 멀어지면서 마주하는 새로운 질서, 즉 앞서 언급했던 비평형 상전이를 **갈래치기**(bifurcation)라고 한다. 물론 이런 과정을 거치다가 무질서도가 더 이상 해결되지 않는 상황에 이르게 된다.

그림 3-16은 로지스틱 사상(logistic map)으로 평형상태인 시스템이 평형에서 멀어지면서 갈래치기를 통해 새로운 질서를 얻고, 그 상태에서 멀어지다가 다시 갈래치기를 통해 질서를 얻는 과정을 반복하다가 결국 완전한 무질서로 가는 과정을 잘 보여준다. 이 로지스틱 사상은 재미있는 모양을 보인다. 왼쪽에서 하나의 선이 나오고 갈래를 몇 번 치다가 어느 순간을 넘어서는 실로 짠 듯한 모습을 보인다.

이 그래프는 $xn+1=Axn(1-xn)$이라는 단순한 방정식에서 출발한다. 이는 원래 미국의 수리생태학자인 로버트 메이(Robert May)가 시간에 따른 특정 동물의 개체 수 변화를 수식으로 나타낸 것이다.[30] $xn$은 올해의 개체 수를 나타내며, $x_{n+1}$은 당연히 다음 해의 개체 수이다. A는 증가율이며, $(1-x_n)$이 말하는 것은 증가를 억제하는 효과이다.

[30] May, R. M. (1987). Chaos and the dynamics of biological populations. *Nuclear Physics B-Proceedings Supplements*, *2*, 225-245.

여기서 1이라는 수는 개체의 최댓값을 의미한다. 이를 정리하면, 내년의 개체 수는 올해의 개체 수를 개체증가율과 개체억제효과를 곱한 값이 되는 것이다. A의 값이 0에서 1 사이가 되면 개체 수는 멸종을 나타내는 0에 수렴한다. A의 값이 1이 넘으면 하나의 선으로 이어지는데, 이는 개체 수가 일정하게 유지됨을 나타낸다. A의 값이 3이 되면 드디어 분기를 하게 된다. 일정한 개체 수는 이제 2년에 한 번씩 어느 두 개체 수를 왔다 갔다 하게 된다. 즉, 한 해는 증가하다가 한 해는 감소하는 진동을 하게 되는 것이다. 이렇게 A 값이 증가하면 개체 수는 2년에서 4년, 8년, 16년 주기의 진동으로 변하게 된다. 흥미로운 것은, A 값이 3.5699보다 커지면 주기는 더 이상 반복하지 않는 혼돈의 상태에 빠지게 되는 것이다. 분기 이전에는 하나의 상태를 유지하다가 분기가 되면 시스템은 전혀 다른 모습을 보이게 된다. 어떠한 임계 지점을 지나면 전혀 다른 상태로 변화하는 것이다. 이렇게 열역학 제2법칙이 예언하는 완전한 무질서로 가는 길에서 우리는 전혀 다른 질서들과 마주칠 수 있다.

우리가 만들어내는 움직임도 혼돈과 마주하고 있고, 그래서 더 역동적이고 아름다울 수 있다. 켈소의 양 손가락 실험에서 질서를 가진 새로운 움직임의 모양은 계속 등장하였다. 말의 보행도 속도에 따라 새로운 움직임의 모양을 계속 만들어냈다. 앞서 호랙과 내쉬너, 뷰캐넌과 호랙의 실험들에서도 균형을 무너트리는 섭동의 크기에 따라 새로운 모양의 자세로 대응하였다. 이처럼 움직임 시스템은 평형상태에서 계속 멀어지는 동안, 불안정성을 발판 삼아 새로운 질서를 지속적으로 발견해낸다. 물론 새로운 질서가 계속 나타날 수는 없다. 움직임 시스템이 극복할 수 없는 한계는 분명 존재할 것이다. 말이 아무리 빨리 달려도 특정 속도 이상 달릴 수가 없다. 그 한계 이상으로 달리면 앞으로 꼬꾸라져 뒹굴 수밖에 없는 것이다. 선 자세에서도 질량중심이 기저면 바깥으로 손쓸 수 없을 만큼 빠르게 이동하면 몸은 균형을 잃고 쓰러질 수밖에 없다. 이렇게 시스템은 회복할 수 없는 무질서로 갈 수는 있지만, 그 과정은 온전히 선형적이지 않고 질서를 갖춘 모양들이 자리 잡고 있다.

## 주요 용어

시너제틱스(synergetics)
상대적 위상(relative phase)
질서매개변수(order parameter)
조절매개변수(control parameter)
비특이적(nonspecific) 변수
상전이(相轉移, phase transition)
임계요동(critical fluctuation)
안정성 소실(loss of stability)
비평형 상전이(nonequilibrium phase transition)
불안정성(instability)
적응성(adaptability)
잡음(noise)
히스테리시스(hysteresis)
항복점(yield point)
갈래치기(bifurcation)

CHAPTER

# 04 움직임의 어울림

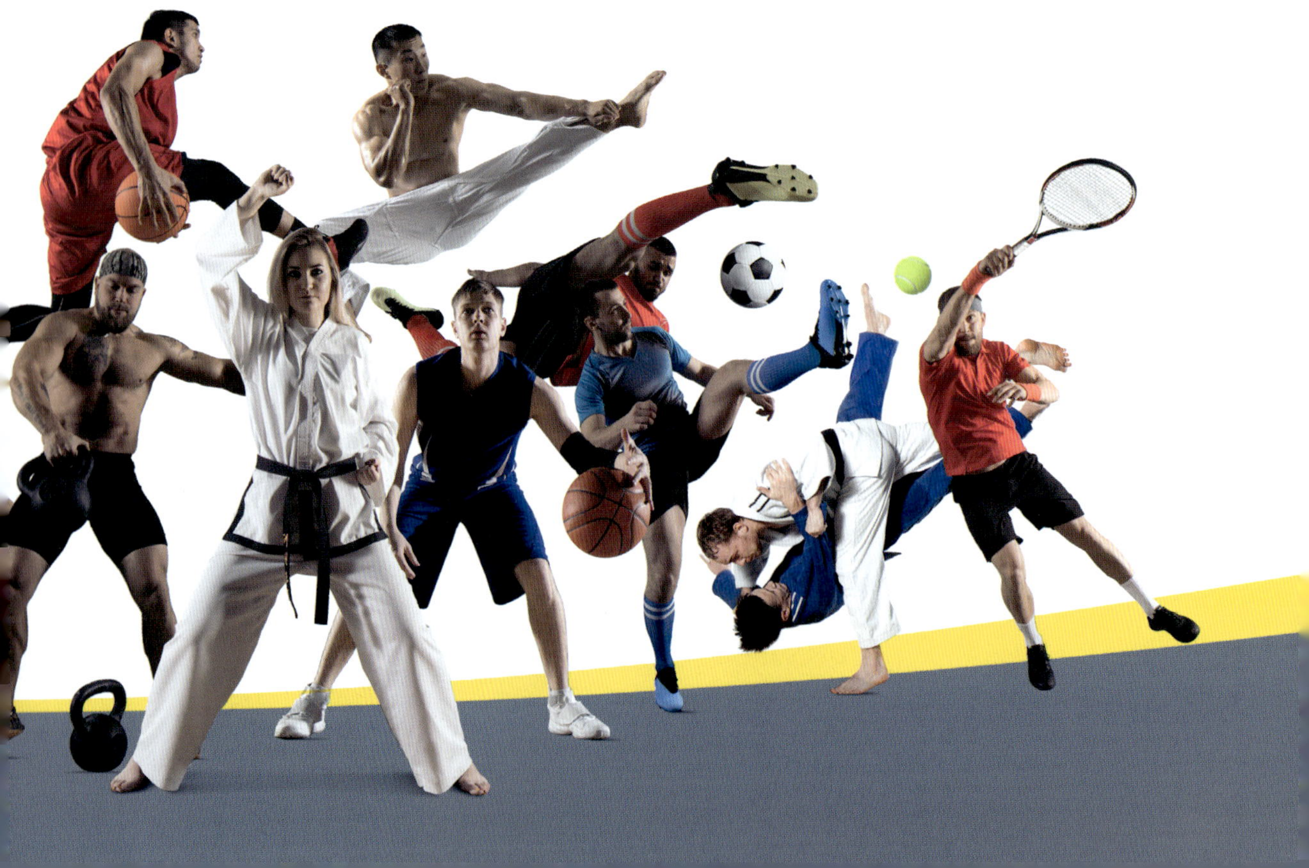

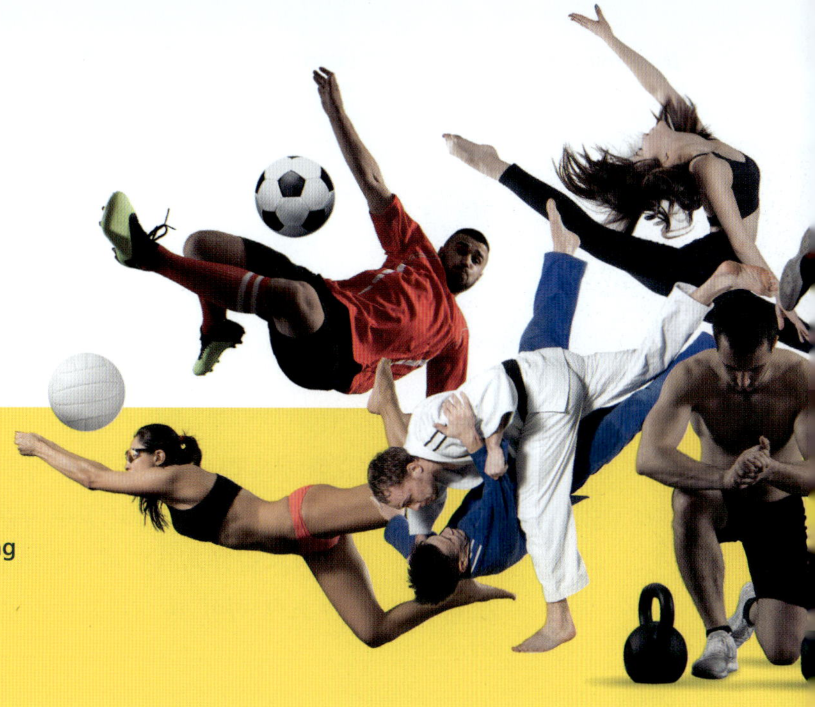

# 4.1 하켄-켈소-번츠 모델(HKB model)의 이해

*중요한 것은 다른 사람들과 잘 어울리는 거야.*
*너무 주눅 들게 하지 말고 좋은 시간을 가져봐.*
*물론 쿨한 비트를 빠트릴 순 없지.*
*스네어 드럼, 킥 드럼, 하이 햇, 그리고 손과 발의 멋진 어울림처럼.*

— 채드 스미스

*이 단원을 읽고 나서,*

1. 협응을 이해하는 것이 왜 움직임을 이해하는 핵심인지 설명할 수 있다.
2. 내재된 협응 역학에 대하여 HKB 모델의 지형도를 사용하여 설명할 수 있다.
3. 협응의 안정성에 대하여 설명할 수 있다.
4. 임계요동, 임계점, 그리고 상전이가 나타나는 과정을 HKB 모델의 지형도를 사용하여 설명할 수 있다.
5. 사지 간(interlimb), 사지 내 관절 간(intralimb), 사람 간(interpersonal), 사람과 환경 간(actor-environment), 그리고 협응의 지각에 대한 연구들을 소개하고 HKB 모델이 어떻게 적용되는지 설명할 수 있다.
6. 동조 현상과 집단적 행동을 HKB 모델과 관련지어 설명할 수 있다.
7. 쿠글러와 터비(1987)의 실험 방법과 결과가 주는 암시에 대하여 설명할 수 있다.

## 모양과 협응

우리는 앞서 움직임이 모양(패턴)이라는 질서를 통해 나타난다는 것을 살펴보았다. 그 모양은 수많은 구성요소들과 구성요소들의 높은 자유도로부터 나타난다. 하지만, 나타난 움직임은 그리 복잡하지 않다. 오히려 단순하고 명료하다. 일상생활이나 레저, 스포츠 활동 등에서 사용되는 움직임의 모양들을 우리는 명확히 구분하고 설명할 수도 있다. 움직임이 모양으로 나타난다는 것은 관련된 여러 관절들이 특징적인 시공간적 관계를 만들어낸다는 것을 의미한다. 두 개 이상의 관절들이 시공간적 관계를 맺으면서 어울리는 것을 **협응**(coordination)이라고 한다. 우리가 동작이라고 표현할 수 있는 특징적인 움직임의 모양들은 모두 협응된 것들이다. 다시 말해, 우리는 협응을 통해서 움직임이 필요한 일상생활, 도구 조작, 스포츠, 춤, 악기 연주 등을 하고 있다. 따라서 협응을 이해하는 것은 사실 움직임을 이해하는 핵심이다.

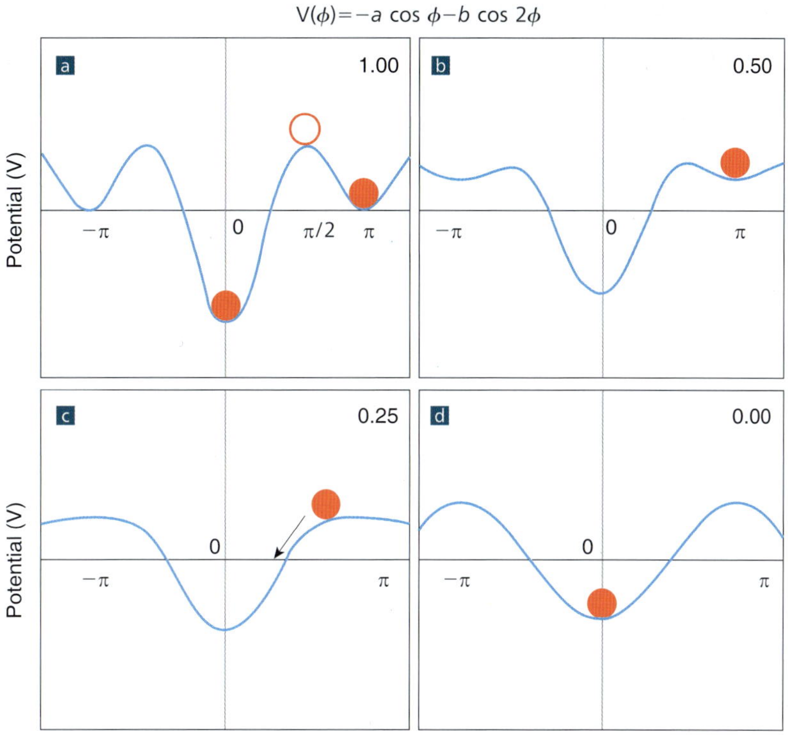


그림 4-1 움직임 협응에 대한 HKB 모델. 내재된 시스템의 협응 상태는 0과 $\pi$에 끌개가 위치하고 $\pi/2$에 밀개가 위치한다(a). 조절매개변수 $b/a$가 변함에 따라 $V(\phi)=-a\cos\phi-b\cos 2\phi$의 지형도는 변하게 된다. 끌개 지형도는 임계요동(b)과 임계점(c)을 지나 상전이하여 0에서만 끌개가 위치하게 된다(d).

## 하켄-켈소-번츠(HKB) 모델

먼저, 움직임 협응에 대한 가장 간단한 그러나 가장 큰 영향을 준 모델에 대해 살펴보자. 켈소는 자신의 양 집게손가락 실험의 결과를 바탕으로 사람의 협응에 대한 수학적 모델인 **하켄-켈소-번츠 모델**(Haken-Kelso-Bunz model, HKB model)을 만들었다.[1] 이 모델은 움직임 협응에 관한 가장 유명한 모델이며, 다양한 상황에서 지속적으로 입증되어 왔다. 따라서 이를 살펴보는 것은 움직임 협응을 이해하는 데 많은 도움을 줄 수 있다.

HKB 모델은 $V(\phi)=-a\cos\phi-b\cos 2\phi$로 표현된다. 여기서 V는 시스템의 위치 에너지(potential)를 나타낸다. V 값이 낮을수록 상태를 유지하기 위한 에너지가 상대적으로 적게 든다. 조절매개변수는 $b/a$로 나타내지며, 질서매개변수는 $\phi$이다. 그림 4-1에서 보이는 곡선은 이 두 변수를 변화시켜서 얻는 V 값과 상대위상값 간의 관계이다. 곡선은 봉우리와 골짜기로 이루어져 있는데 이를 (끌개) 지형도(landscape)라고 한다. 이제 이 지형도를 이해해보자.

[1] Haken, H., Kelso, J. S. & Bunz, H. (1985). A theoretical model of phase transitions in human hand movements. *Biological cybernetics*, *51*(5), 347-356.

### 내재된 협응 역학(그림 4-1a): 끌개, 안정성, 그리고 밀개

그림 4-1a는 평형상태일 때 시스템이 이미 가지고 있는 협응 구조를 나타낸다. 이를 **내재된 협응 역학**(intrinsic coordination dynamics)이라 한다. 지형도에서 봉우리는 90°(π/2)에, 골짜기는 0°와 180°(π)에 위치하고 있다. 봉우리와 골짜기는 무엇을 의미할까? 골짜기에는 빨간 구슬이 놓여 있다. 이 빨간 구슬이 위치한 골짜기는 안정한 상태를 나타내며 **끌개**(attractor)라고 부른다. 구슬을 지형도의 경사면에 놓으면 어김없이 0°나 180°에 있는 끌개를 향해 굴러갈 것이다. 이처럼 끌개는 시스템이 이끌리는 어떠한 안정한 상태나 영역을 나타내는 용어이다. 관광지에 가면 꼭 둘러보아야 하는 명소나 장소를 영어로 '어트랙션(attraction)'이라고 한다. 사람들은 사방에서 흩어져 나오지만 모두 그곳으로 이동한다. 그리고 거기서 모여 북적거린다. 사람들을 끌어 모으게 한 그 장소는 끌개의 역할을 한 것이다.

0°와 180°에 위치하고 있는 끌개는 우리의 움직임을 강하게 이끄는 두 개의 협응 상태를 나타낸다(그림 4-2). 0° 패턴은 상대적 위상값으로 정의된 것이지만, 일반적으로 두 요소 이상으로 이루어진 움직임들이 서로 동일한 방향으로 움직이거나 같은 근육군을 사용한다거나 할 때 가장 쉽고 안정적으로 발생하는 협응의 모양이다. 스쿼트와 같이 앉았다 일어서는 동작은 엉덩관절과 무릎관절의 0° 패턴이다. 점프도 하지의 세 관절(엉덩관절, 무릎관절, 발목관절) 간의 0° 패턴을 사용한다. 180° 패턴은 0° 패턴과 정반대로 이루어지는 움직임이다. 예를 들어, 공차기와 같은 동작은 엉덩관절을 굽히는 동안 무릎관절은 펴지는 180° 패턴이며, 농구에서 슛을 쏘는 동작도 팔꿈치와 손목 간의 180° 패턴이다. 이 두 협응 패턴은 끌개가 위치하므로 아주 안정적으로 수행할 수 있음을 HKB 모델은 말하고 있다. 또한 시스템이 평형상태, 즉 내재적으로 이미 가지고 있는 상태이므로 어떤 경험이나 학습을 하지 않더라도 쉽게 만들어낼 수 있음을 암시한다. 켈소의 실험에서도 피험자들은 0°(짝패턴)와 180°(엇패턴) 패턴을 느린 빠르기에서 어려움 없이 만들어냈다.

그러나 지형도를 살펴보면 이 0°와 180° 두 곳에 위치한 골짜기의 깊이와 폭이 다

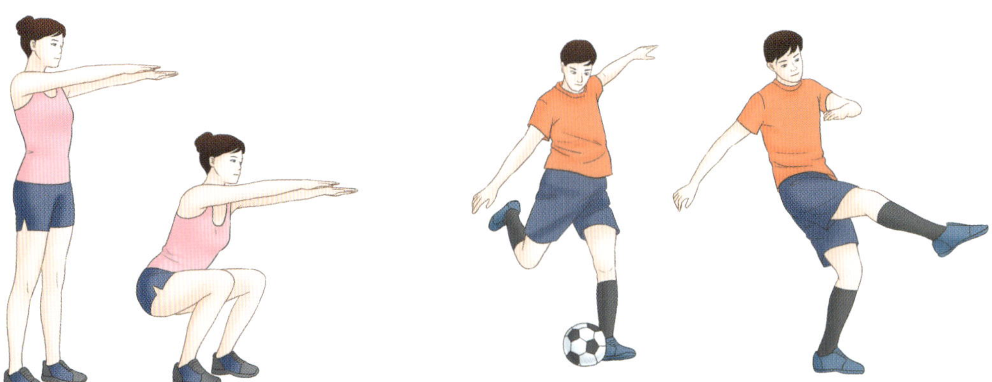

그림 4-2 스쿼트와 공차기. 엉덩관절과 무릎관절 사이의 대표적인 0° 패턴과 180° 패턴이다.

르다. 이것은 무슨 차이일까? 앞서 2장에서 섭동과 요동에 대해 살펴본 바 있지만, 여기서 한번 더 짚고 넘어가자. 골짜기를 구슬이 담긴 그릇으로 상상해보자. 필요하면 그림 2-15를 다시 펴보아도 좋다. 0°의 골짜기는 깊이가 깊고 폭이 좁은 그릇이고, 180°의 골짜기는 그보다 얕고 넓은 그릇이 될 것이다. 그릇이 가만히 있다면, 그 안에 담긴 구슬도 가만히 있을 것이다. 이제 그릇을 조금 흔들어 섭동을 가해 보자. 당연히 구슬도 흔들릴 것이다. 그러나 두 그릇에 담긴 구슬의 흔들림 정도는 같지 않다. 0°의 그릇에 담긴 구슬은 상대적으로 얕고 넓은 폭을 가진 180°의 그릇에 담긴 구슬에 비해 훨씬 작고 적게 요동칠 것이다. 이는 그림 4-1a에서 0° 끌개가 180° 끌개보다 상대적으로 더 안정한 상태임을 나타낸다. 게다가 섭동이 그치면 0°의 구슬은 180°의 구슬보다 좀 더 빨리 제자리로 돌아올 것이다. 즉, 동일한 외부적 섭동을 받더라도 움직임 협응에 따라 시스템의 요동 정도와 회복 시간(recovery time)은 다르게 나타난다. 이는 안정성에 대한 암시를 준다. **안정성**(stability)이란 시스템이 외부적 섭동을 견디는 정도를 의미하며, 시스템의 상태에 따라 다르게 나타날 수 있다. 안정성을 높이기 위해서는 지형도의 골짜기(그릇)를 좁고 깊게 만들어야 한다. 그곳에 형성된 끌개는 좀 더 강하게 끌어당기고, 구슬을 더 안정하게 만든다.

이번엔 그림 4-1a에서 90°에 위치한 하얀 구슬을 살펴보자. 이 구슬은 봉우리 정상에 위치하고 있는데, 이를 끌개와 정반대의 개념인 **밀개**(repeller)라 한다. 즉, 시스템이 그 상태에 머무르지 못하도록 밀어내는 극도의 불안정한 상태나 영역이다. 구슬을 그 위에 올리는 것도 어렵지만, 만약 시스템의 내부나 외부에서 조금이라도 흔들림이 발생한다면, 구슬은 지체 없이 끌개가 위치한 0°나 180°를 향해 굴러떨어질 것이다.[2] 지형도에서 90°의 하얀 구슬은 아주 미세한 요동에도 굴러떨어질 수 있는 아주 불안정한 상태에 놓여 있는 것이다.

문제는 어떤 시스템도 완벽히 고정되어 있지는 않으며, 그 내부는 항상 미세한 떨림이 지속되고 있다는 것이다.[3] 컵에 담긴 물은 고요하게 보이지만, 물 분자들은 끊임없이 요동치고 있다. 사람의 움직임도 마찬가지이다. 아무리 안정한 상태의 자세나 움직임이라 할지라도 시스템 내부의 미세한 떨림은 밀개 상태의 움직임에 치명적이다. 이는 밀개 상태에 있는 협응적 움직임은 수행하기 어렵다는 것을 암시한다. 그 움직임을 수행하고자 하면, 끌개 상태로 이끌릴 수밖에 없는 운명인 것이다. 이러한 예측은 실험실 연구에서 쉽게 관찰되는 현상이다. 예를 들어, 아무런 경험이 없는 상태에서 90° 패턴을 지시하면, 피험자들은 정의를 내릴 수 없는 아주 혼란스러운 패턴을 만들거나 0°나 180° 패턴을 만들어내고 만다(그림 5-3 참조). 그렇다면 밀개 상태에 있는 움직임은 만들어낼 수 없는가? 그건 아니다. 밀개 상태에 있는 움직임을 끌개 상태로 만들어내기 위해 우리는 경험이나 학습, 혹은 어떤 보완적인 조치를 하면 된다.

2 구슬의 떨어지는 방향은 오직 신(God)만이 알 수 있다.

3 "떨림과 울림", 김상욱, 동아시아, 2018.

## 협응의 역동적 변화(그림 4-1b, c, d): 임계요동, 임계점, 그리고 상전이

이제, 조절매개변수(b/a)를 조절해보자. 조절매개변수의 값이 점점 낮아지면서 지형도가 출렁거린다. 켈소의 실험에서는 메트로놈의 박자가 점점 빨라지면서 움직임을 빠르게 몰아가는 것에 해당한다. 그림 4-1b에서 180°에 위치한 골짜기의 모습을 자세히 보라. 깊이가 얕아지고 폭은 넓어졌다. 이러한 골짜기의 모습은 그 안에 담긴 구슬을 안정적으로 감싸줄 수 없음을 나타낸다. 즉, 시스템은 내외부적 흔들림에 취약해진 상태가 된다. 그림 4-1a의 180° 골짜기에 있는 구슬과 비교해보면 불안정성이 좀 더 심해진 상태라는 것을 알 수 있다. 조그만 섭동으로도 그 안에 담긴 구슬은 더 흔들릴 것이다. 그러다 섭동이 더 심해지면 증가된 요동으로 인해 구슬은 골짜기에서 튕겨 나갈 수도 있다. 즉, 상전이가 임박한 상황에 내몰린 것이다. 상전이가 발생하기 전의 불안정성의 상승을 나타내는 이러한 시스템의 상태를 **임계요동**(critical fluctuation)이라 한다. 켈소의 실험에서도 상전이에 가까워질수록 엇패턴의 불안정성이 급격히 상승했다는 것을 기억하자.

임계요동은 상전이를 맞이하기 전에 반드시 거치는 과정이다. 만약 어떤 특정한 움직임을 하는 동안 불안정성이 급격히 커졌다면, 그것은 그림 4-1b와 같은 상황을 맞이했다고 보면 된다. 이러한 상황은 새로운 질서가 임박했음을 알리는 전령사와 같다. 시스템이 자신의 내부적 요동을 해결하지 못한다면 이제 곧 새롭고 안정된 움직임 패턴이 나타날 것이다. 앞서 3장에서 잠시 생각해보았듯이 시스템에서 보이는 불안정성이 결코 나쁜 것만은 아니다. 시스템은 불안정성을 통해 스스로 새로운 질서를 탐색해 나가는 과정 중에 있다는 것을 명심해야 한다. 불안정성이 극에 달하면 자기조직화 압력 또한 최고에 이르게 된다. 즉, 불안정성은 시스템의 자기조직화를 활발하게 만드는 불쏘시개와 같은 역할을 한다.

카우프만은 임계요동이 만들어지는 이 지점을 '혼돈의 가장자리'라고 불렀다.[4] 상전이의 근처, 갈래치기가 임박한 곳, 질서와 무질서 간의 임계 지점에서 시스템은 활발한 자기조직화를 통해 새롭게 변해갈 기회를 호시탐탐 노리고 있다. 그는 바로 이 지점에서 생명이 나타났고, 진화해왔고, 진화해갈 것이라고 이야기한다. 마찬가지로 움직임 시스템이 만들어내는 여러 움직임의 모양들과 그 변화들은 바로 이 임계요동을 거쳐 탄생하게 된다.

조절매개변수의 값이 조금 더 낮아지면 그림 4-1c와 같이 지형도가 변한다. 180°의 골짜기는 이제 사라지고, 구슬은 아래로 굴러떨어지기 시작한다. 공은 골짜기의 경사면만큼이나 아주 빨리 떨어진다. 이 지점을 **임계점**(critical point)이라 한다. 시스템이 임계점에 이르면 상전이는 더 이상 피할 수 없는 것이 되며, 빠르게 진행된다. 켈소의 실험에서는 180°의 상대위상값으로 정의된 엇패턴이 0°의 짝패턴으로 급격하게 변화

[4] Kauffman, S. (1996). *At home in the universe: The search for the laws of self-organization and complexity.* Oxford university press.

하는 지점이다. 마침내 조절매개변수의 값이 0이 되어, 그림 4-1d와 같이 0°에서만 끌개가 존재하는 협응 상태를 지니게 된다. 이처럼 임계 상황을 맞이하면 상전이, 즉 협응의 질적 변화가 나타나고 움직임은 다시 안정해진다. 켈소의 실험에서도 엇패턴의 불안정성이 증가하다가 짝패턴으로 상전이되는 순간, 급격하게 안정을 되찾았다.

## HKB 모델의 실험적 입증

HKB 모델은 켈소의 손가락 실험으로부터 만들어진 것이지만, 이 모델이 예측하는 여러 특징들과 자기조직화의 과정은 수많은 움직임 협응 연구에서 재현되고 있다. 켈소의 실험에서는 아주 단순하게 양쪽 집게손가락 두 개를 사용했지만, 좀 더 많은 관절과 좀 더 큰 움직임을 요구하는 양손 협응 움직임에서도 마찬가지다. 양손으로 각각 동그라미를 그릴 때, 동일한 방향으로 움직이는 엇패턴으로 시작하면 움직임의 빠르기가 빨라짐에 따라 패턴의 안정성이 급격히 소멸한 뒤, 양손이 모두 대칭적으로 움직이는 짝패턴으로 상전이를 한다. 사지의 다관절 내의 움직임(intralimb coordination)에서도 HKB 모델이 예측한 자기조직화 과정이 관찰되었다. 한쪽 팔의 팔꿈치관절과 손목관절을 사용하여 협응적 움직임을 만들어낼 때, 두 관절을 동시에 굽힘과 폄을 반복하는 짝패턴이 각 관절을 반대로 움직이는 엇패턴(굽힘/폄-폄/굽힘)보다 훨씬 안정적이며, 움직임이 빨라질수록 엇패턴의 안정성은 무너지고 짝패턴으로 상전이를 하게 된다.[5]

물론 사지 간의 협응에서도 HKB 모델이 예측하는 자기조직화를 통한 상전이가 관찰되었다. 켈소와 제카(Kelso & Jeka, 1992)는 사람의 사지 협응을 탐구하기 위하여 그림 4-3과 같은 장치를 만들고, 양팔과 양다리를 동시에 움직이는 협응 과제를 피험자에게 실시하였다.[6] 조절매개변수인 움직임의 빠르기를 점점 높여감에 따라 바운드 패턴(c)으로 시작하였을 때 점프 패턴(a)으로 상전이를 하였고, 속보 패턴(d)으로 출발하였을 때는 페이스 패턴(b)으로 상전이하는 것이 관찰되었다.

일반적으로 실험실 연구에서는 조절매개변수를 움직임의 빠르기로 하는 경우가 많다. 그러나 자세나 움직임의 크기 등도 조절매개변수의 역할을 할 수 있다. 뷰캐넌과 켈소(Buchanan & Kelso, 1993)는 한쪽 팔의 팔꿈치관절과 손목관절을 사용한 협응적 움직임(짝패턴: 굽힘/굽힘-폄/폄, 엇패턴: 굽힘/폄-폄/굽힘)을 사용하여 앞팔(forearm)의 엎침(prone)과 뒤침(supination) 각도를 20°씩 계속 증가시키거나 감소시켜 보았다.[7] 그랬더니 엎침에서 뒤침으로 가는 동안에는 엇패턴이 짝패턴으로 변하였고, 뒤침에서 엎침으로 가는 동안은 짝패턴이 엇패턴으로 변화하는 것을 관찰하였다. 게다가 각 방

[5] Kelso, J. A. S., Buchanan, J. J. & Wallace, S. A. (1991). Order parameters for the neural organization of single, multijoint limb movement patterns. *Experimental brain research*, *85*(2), 432-444.

[6] Kelso, J. A. & Jeka, J. J. (1992). Symmetry breaking dynamics of human multilimb coordination. *Journal of experimental psychology: human perception and performance*, *18*(3), 645.

[7] Buchanan, J. J. & Kelso, J. S. (1993). Posturally induced transitions in rhythmic multijoint limb movements. *Experimental brain research*, *94*(1), 131-142.

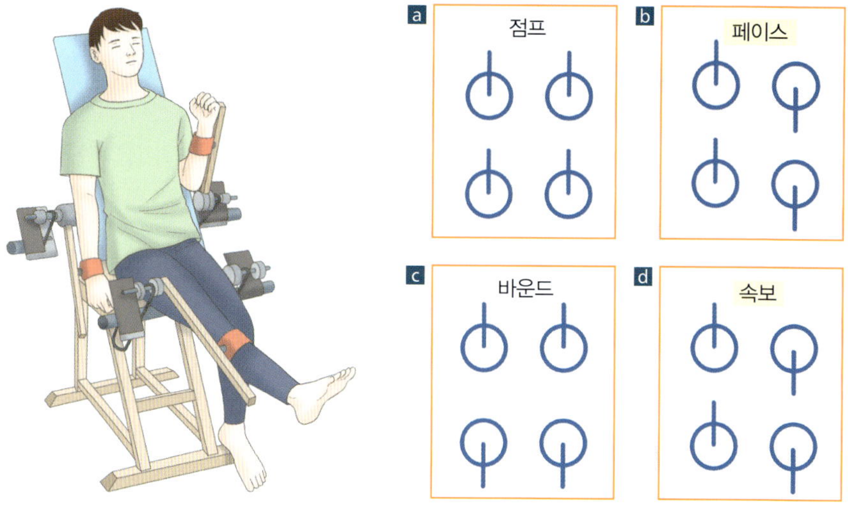


그림 4-3 켈소와 제카(1992)의 사지 협응 실험. 조절매개변수인 움직임의 빠르기를 점점 높여감에 따라 바운드 패턴(c)은 점프 패턴(a)으로, 속보 패턴(d)은 페이스 패턴(b)으로 상전이하였다.

향에 대한 상전이가 나타나는 지점은 서로 달랐는데, 이는 히스테리시스를 나타낸다. 류와 뷰캐넌(Ryu & Buchanan, 2003)은 양손 동그라미 그리기 과제에서 원의 크기를 점점 크게 하거나 작게 하여 보았다.[8] 엇패턴은 급격히 불안정해지다가 갑자기 안정한 짝패턴으로 상전이를 한다는 것을 보여주었다. 이 실험에서도 작은 크기에서 큰 크기로 가는 동안에 상전이가 발생한 원의 크기와 그 반대 방향에서의 크기는 서로 달랐다.

## 사람과 사람 사이의 협응

HKB 모델은 팔다리의 협응적 움직임뿐만 아니라 흥미롭게도 사람과 사람 사이 그리고 사람과 환경적 정보 사이의 협응에서도 동일하게 작동된다는 것이 밝혀지고 있다. 슈미트, 카렐로, 터비(Schmidt, Carello & Turvey, 1990)는 사람과 사람 사이의 협응도 자기조직화를 통해 나타날 수 있음을 최초로 보여주었다.[9] 그들의 실험에서 두 사람은 무릎을 굽혔다 폈다 하면서 움직임 패턴을 만들어냈다(그림 4-4). 같이 올렸다 내리면 짝패턴이며, 서로 반대 방향으로 움직이면 엇패턴으로 정의되었다. 두 사람은 비스듬히 앉아서 서로를 바라보았다. 그리고, 상대의 다리 움직임을 보고 그 움직임에 대하여 자신의 다리 움직임을 협응시켜 나가야 했다. 조절매개변수는 메트로놈 박자로 점점 빨라졌고, 이에 따라 주어진 움직임 패턴을 수행하였다. 결과는 HKB 모델의 예상대로, 짝패턴이 엇패턴보다 안정했다. 심지어 엇패턴의 수행이 어려운 대상자들도 있었다.

[8] Ryu, Y. U. & Buchanan, J. J. (2004). Amplitude scaling in a bimanual circle-drawing task: Pattern switching and end-effector variability. *Journal of motor behavior*, *36*(3), 265-279.

[9] Schmidt, R. C., Carello, C. & Turvey, M. T. (1990). Phase transitions and critical fluctuations in the visual coordination of rhythmic movements between people. *Journal of experimental psychology: human perception and performance*, *16*(2), 227.

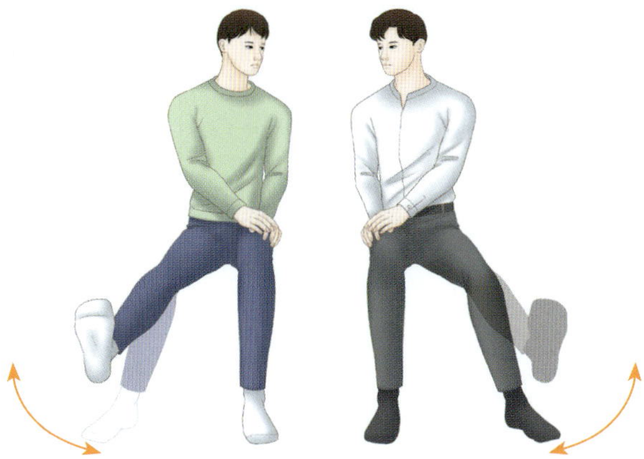

그림 4-4 슈미트, 카렐로, 터비(1990)의 실험. 두 사람은 마주 보고 무릎을 굽혔다 폈다 하면서 움직임 패턴을 만들어냈다. 엇패턴으로 시작하였을 때, 메트로놈 박자가 빨라짐에 따라 엇패턴은 불안정해지고 짝패턴으로 상전이가 나타났다.

나아가 엇패턴으로 시작하였을 때, 메트로놈 박자가 빨라짐에 따라 엇패턴은 불안정해지고 짝패턴으로 상전이가 나타났다.

이렇게 사람-사람 움직임 협응에서도 HKB 모델이 예상하는 자기조직화의 과정이 나타나는 이유는 무엇일까? 단서가 될 만한 중요한 점은 두 사람이 서로의 다리 움직임을 보고 있었다는 것이다. 눈을 감고 있었거나 서로를 보지 않았다면 HKB 모델은 작동하지 않았을 것이다. 그렇게 할 경우, 다리는 서로 독립적으로 움직이는 상황이 되어 버리기 때문이다. 따라서 이 실험에서 나타난 협응은 상대방의 다리 움직임이라는 시각적 정보가 서로를 이어줘서 움직임 협응에 영향을 주었다고 볼 수 있다. 따라서 사람-사람 협응에서 나타난 짝패턴과 엇패턴 사이의 안정성 차이와 자기조직화의 과정은 시각 정보의 흐름이 움직임에 영향을 미친 것이다. 이처럼 사람의 움직임은 지각적 정보에 의해 연결될 수 있다.

## 협응의 지각과 인지

물론 협응의 지각과 인지도 HKB 모델을 따른다는 것이 실험적으로 확인되고 있다. 류(Ryu, 2012)는 컴퓨터 모니터상에 위아래로 배열된 두 개의 점을 좌우로 움직이게 만들었다(그림 4-5).[10] 두 점이 같이 움직이면 0° 패턴이고 완전히 반대로 움직이면 180° 패턴이다. 이렇게 두 점의 상대적 위상값으로 정의된 여러 협응 패턴을 피험자에게 분별하도록 하였다. 연구 결과, 낮은 주기(느린 이동 속도)에서는 뒤집어진 U자로 나타났다. 이는 0°와 180° 패턴을 가장 안정적으로 잘 분별하며, 그 사이의 패턴들은 분별 오차가 크고 분별 안정성이 떨어진다는 것을 의미한다. 높은 주기(2 Hz)에서는 180° 패

[10] Ryu, Y. U. (2012). Visual Perception Dynamics of Relative Phase Coordination Pattern with Additional Visual Information Using a Background Grid. *Korean Journal of Cognitive Science, 23*(3), 409-424.

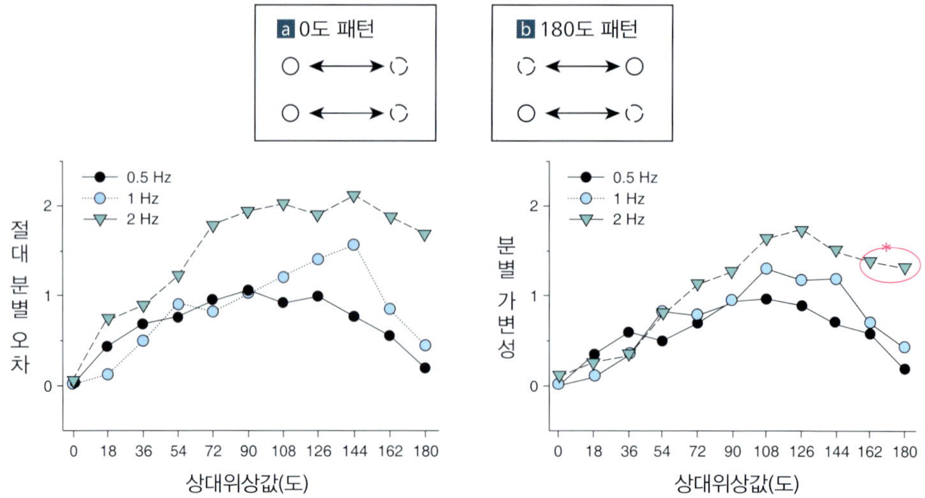


그림 4-5 류(2012)의 협응 지각 연구. 조절매개변수인 두 점의 이동 주기가 빨라짐에 따라 HKB 모델이 예측하는 협응 지각의 역동성이 나타난다. 느린 주기(0.5 Hz)에서는 0°와 180° 패턴에서 지각적 정확성과 안정성이 가장 좋았으나, 빠른 주기인 2 Hz에서 180° 패턴에 임계요동(*)이 나타나는 것을 확인할 수 있다. (출처: Ryu, 2012)

턴의 지각이 불안정성을 나타내면서 임계요동에 다다른 모습을 보여주었다.

## 지각과 움직임의 연결

협응의 시각적 지각이 이처럼 HKB 모델을 따르고 있기 때문에 시각적 정보를 바탕으로 한 움직임도 그것을 따르는 것이다. 이 중 0°에 위치한 끌개가 강하게 이끄는 짝패턴은 지각과 움직임이 강하게 연결된 협응의 모양이다.

사람들 간의 움직임이 짝패턴의 형태로 자기조직화되는 현상은 우리 생활에서 심심치 않게 찾아볼 수 있다. 여러 사람들과 함께 복도나 광장을 걸어가는 동안 옆 사람과 같이 발의 보조를 맞춰 걸어가게 된다거나, 노래나 리듬에 맞춰 모든 사람들이 일제히 동일한 박자로 박수를 친다거나 하는 상황들이 그것이다. 마을 행사에 트로트 가수가 초대되어서 어르신들을 흥겹게 하고 있는 장면을 관찰해보자. 가수가 '비 내리는 호남선'을 걸쭉하게 부르고 있는 동안, 대개의 어르신들은 노래에 맞춰 박수를 치고 계신다. 그런데 자세히 보면, 각자가 서로 다른 박수를 치는 게 아니라 노래에 맞춰서, 시간적으로 같이 맞춰서 치고 있다. 어떻게 그렇게 동시적인 박수가 만들어질 수 있는가? 어르신들은 그 누구도 같이 박수를 치자고 합의한 적도 없고, 더군다나 박수를 특정 박자에 맞추자고 약속하지도 않았다. 아니면 대장 어르신이 있어서 박수에 대하여 이런 저런 명령을 내린 것도 아니었다. 그냥 그렇게 자연스럽게 박수가 터져 나왔고, 노래의 어떤 리듬적 끌개에 이끌려 동시적인 박수를 만들어낸 것이다.[11] 다시 말해, 노래는

[11] Cummins, F. (2009). Rhythm as an affordance for the entrainment of movement. *Phonetica*, *66*(1-2), 15-28.

**글상자 4-1 지각-동작 커플링(perception-action coupling)**

지각과 움직임이 연결되어 있음을 어떻게 알 수 있을까? 류와 뷰캐넌(Ryu & Buchanan, 2012)은 여러 지각적 패턴에 대한 움직임의 수정(correction)에 대해 관심을 가졌다.[12] 움직임을 바로잡는다는 것은 그 움직임이 정확하지 않다는 것을 인지하는 것으로부터 시작된다. 즉, 지각을 통한 패턴을 정확하게 인지할수록 수정 움직임도 지각과 맥락을 같이할 것이라는 것이 그들의 가설이었다.

류와 뷰캐넌은 두 사인(sine) 곡선의 상대적 위상값으로 정의되는 다섯 가지의 지각-동작 패턴을 준비하였다. 0° 패턴은 두 곡선이 같이 움직이는 것이고, 180° 패턴은 두 곡선이 정확히 반대로 움직이는 것이다. 90° 패턴은 0°와 180° 패턴 사이에 있는 패턴이며, 45°와 135° 패턴은 0°와 90° 사이 그리고 90°와 180° 사이에 있는 패턴으로 각각 정의된다. 각 패턴 재생 과제가 실시되기 전에 피험자는 어떤 패턴을 만들어야 하는지 두 곡선으로 이루어진 패턴을 보았다. 그리고 바로 제시된 패턴을 재생하였다. 컴퓨터가 만들어내는 사인 곡선에 대하여 피험자는 아래팔을 움직임으로써 자신의 사인 곡선으로 만들어내어 제시되었던 패턴을 만들어야 했다.

수정 움직임은 사인 곡선의 주기보다 높은 주기의 움직임으로 정의되었다. 수정 움직임의 양을 패턴의 정확성과 안정성에 대하여 상관분석을 해보았다. 그러자 흥미로운 결과가 나타났다. 0° 패턴의 경우, 협응적 움직임의 정확성과 안정성이 저하될수록 수정 움직임의 양이 많아졌다. 즉, 피험자들이 자신이 만들어내고 있던 협응 패턴을 지각하고 있었다는 의미이다.

그렇다면 상대적으로 부정확하고 불안정한 90°는 어떨까? 수정 움직임의 양은 패턴의 정확성이나 안정성과의 상관성을 전혀 보여주지 못했다. 이는 피험자들이 자신이 수행하는 패턴을 의미 있게 지각하지 못했다는 뜻이다. 패턴을 지각하지 못하므로 움직임의 맥락도 같이 사라져버리는 것이다.

이러한 실험의 결과는 0° 패턴에서는 지각과 움직임이 강하게 짝지어져 있으나 90° 패턴은 아주 약하게 짝지어져 있음을 보여주고 있다.

조절매개변수의 역할을 하여 어르신들의 박수라는 집단적으로 질서화된 행동을 가져왔다.

이렇게 움직임과 지각 정보는 0°로 강하게 짝지어져 있다(글상자 4-1). 박수만이 아니라 특정 음악에 맞춘 춤을 출 때도, 어떤 리듬적 끌개와 춤의 특정 움직임이 합쳐지는 경향을 보인다.[13] 그 두 지점은 0°로 강하게 짝지어져 있는 것이다. 그렇다면 왜 90°의 협응적 관계로 박수 치지 못하는가? 그것은 HKB 모델이 예측하는 바와 같이 밀개 상태로 지각-운동이 서로 가장 약하게 짝지어져 있기 때문이다.

## 동시성과 집단적 행동

움직임은 이렇게 지각적 정보 형태로 받아들여지는 다른 사람의 움직임이나 외부 환경 변화에 대하여 짝패턴으로 강하게 짝지어져 있다. 이것을 시간적으로 보자면 **동시성**(**동조**, synchronization)이라 할 수 있다. 이러한 동시적 움직임은 심장을 뛰게 만드는 동굴심방결절(sinoatrial node)의 박동세포들의 활동이나 뇌파를 만들어내는 신경세포

[12] Ryu, Y. U. & Buchanan, J. J. (2012). Accuracy, stability, and corrective behavior in a visuomotor tracking task: a preliminary study. *PLoS One*, 7(6), e38537.

[13] Miura, A., Fujii, S., Yamamoto, Y. & Kudo, K. (2015). Motor control of rhythmic dance from a dynamical systems perspective: a review. *Journal of Dance Medicine & Science*, *19*(1), 11-21.

들의 활동 등과 같은 생리적 리듬에서도 흔히 관찰되는 것으로 알려져 있다.[14] 동시성은 HKB 모델이 제안하는 협응 역학에서 가장 강한 끌개가 위치한 0°의 협응 패턴으로 이해될 수 있는 것이다. 다른 협응 패턴들이 발생하지 않는 것이 아니라, 시스템의 구성요소들이 자신의 독립적인 행동을 버리고 가장 안정적인 패턴으로 집단적으로 자기조직화되어 버리는 것이다.

복잡계의 비선형 시스템에 대해 연구하고 있는 스트로가츠(Steven Strogatz)는 동시성에 대하여 깊은 관심을 드러내고, 많은 연구적 발자취를 남기고 있다. 그는 이 동조 현상을 복잡계가 작동하는 근원적 원리로 인식한다.

> *"비선형 과학의 가장 오래되고 기본적인 구성요소로서 동조는 모든 분야를 꿰뚫는 통찰력을 제공했다. 그 분야는 심장부정맥에서 초전도, 수면 주기에서 전력망의 안정성에 이른다. 동조는 엄격한 수학적 아이디어에 기초를 두고 있으며, 실험의 테스트를 통과했고, 아원자에서 우주에 이르는 모든 척도를 아우르며 생물 및 무생물의 엄청나게 광범위한 협동 행태를 설명하고 통합한다. 동조는 중요하며 고유한 매력을 지니고 있다. 하지만 이와 별도로 내가 믿는 것이 있다. 복잡한 비선형계 연구의 다음 단계 과제에 대해서 결정적인 첫걸음을 제공하고 있다는 사실이다. 이 단계에서 진동자들은 결국 유전자와 세포, 회사와 사람들로 대치되는 것이다."*[15]

만약에 이러한 동시적 움직임이 공간상에서 나타난다면 어떻게 보일까? 촛불시위와 같은 거대 시위에서 나타나는 군중의 거대한 이동, 세렝게티 평원에서 물과 먹이를 찾아 이동하는 물소 떼의 장관, 수백 수천 마리의 새들이나 물고기들이 떼를 지어 몰려다니며 만들어내는 패턴의 아름다움(예, 그림 3-1 오른쪽 아래 사진) 등.[16] 물론 앞서 살펴본 간단한 베나르 대류를 떠올려도 좋다. 우리는 이러한 집단적 행동(collective behavior)을 TV나 자연에서 직접 본 경험이 있을 것이다. 이는 수많은 구성요소들이 각자 독립적으로 행동하지 않고 하나의 질서화된 거시적 움직임으로 나타난 것이다. 이런 집단적 행동도 HKB 모델이 예측하는 0°의 가장 강한 끌개로 시스템의 구성요소들이 이끌리는 현상으로 이해할 수 있다.

## 내재된 협응 구조의 이동

그렇다면 내재적으로 0°와 180°에 위치한 끌개는 변하지 않는가? 평형상태의 시스템에서 항상 0°의 협응적 움직임만이 변하지 않는 가장 안정한 패턴인가? 앞서 살펴보았듯

14 Mirollo, R. E. & Strogatz, S. H. (1990). Synchronization of pulse-coupled biological oscillators. *SIAM Journal on Applied Mathematics, 50*(6), 1645-1662.

15 Strogatz, S. (2004). Sync: *The emerging science of spontaneous order*. Penguin UK. 우리나라에서는 "동시성의 과학, 싱크(조현욱 옮김, 김영사, 2005)"로 출판되었다.

16 Parrish, J. K. & Edelstein-Keshet, L. (1999). Complexity, pattern, and evolutionary trade-offs in animal aggregation. *Science, 284*(5411), 99-101.

이, HKB 모델과 많은 연구 결과들, 그리고 자연현상들은 0°의 협응 상태에서 가장 강한 끌개가 위치하는 것으로 나타난다. 하지만, 가장 강한 끌개는 0°가 아닌 다른 상대적 위상에서 나타날 수도 있다. 환경이나 과제, 혹은 시스템의 상태에 따라 0°에 위치한 끌개는 다른 상대 위상값으로 이동(shift)하기도 한다. 이를 알아보기 위한 가장 손쉬운 시스템이 우리가 가진 움직임 시스템이다.

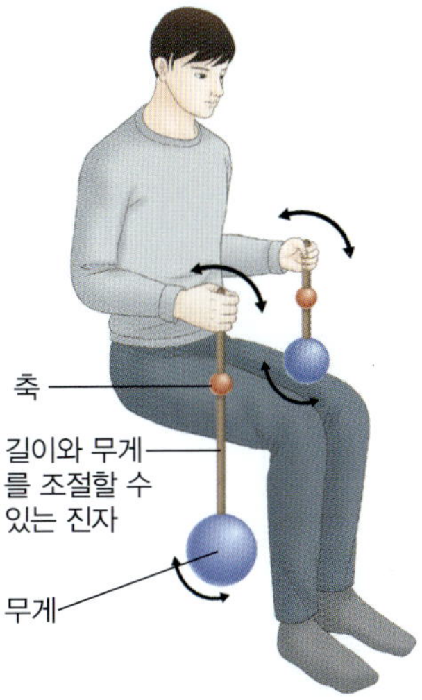


그림 4-6 쿠글러와 터비의 양손 협응 실험. 피험자는 서로 다른 길이와 무게를 가진 봉의 손잡이를 양손에 잡고 0° 혹은 180°의 협응 패턴으로 움직였다. 실험 결과, 피험자들은 0°나 180°의 협응 패턴이 아닌, 양손의 주기적 차이에 따라 요구된 패턴에서 벗어난 상대적 위상 패턴을 만들어냈다.

쿠글러와 터비(Kugler & Turvey, 1987)는 양손(팔)의 협응을 연구하기 위해 손잡이가 달린 긴 봉(진자)을 이용하였다(그림 4-6).[17] 양손에 위치한 봉은 서로 다른 길이와 무게를 가지도록 하였다. 봉의 길이와 무게를 조절하는 것은 팔의 가상적인 길이를 변화시키기 위함이었다. 즉, 길고 무게가 나가는 봉을 흔드는 것은 길고 무거운 팔을 흔드는 것과 같은 효과를 만들어낸다. 이는 그 팔이 가지고 있는 편안한 혹은 **자연적 주기**(natural frequency, eigenfrequency)를 변화시키게 된다. 즉, 짧고 가벼울수록 팔은 더 높은 주기(1초당 더 많은 반복 움직임)를 나타내게 되고, 길고 무거울수록 더 낮은 주기를 만들어내게 된다. 이를 양손을 동시에 움직이는 협응 과제에 적용하면 어떻게 될까?

그림 4-6처럼 피험자는 서로 다른 길이와 무게를 가진 봉의 손잡이를 양손에 잡고 메트로놈의 소리에 맞춰 양손을 0° 혹은 180°의 협응 패턴으로 움직이도록 요구되었다. 그러나 실험 결과, 피험자들은 0°나 180°의 협응 패턴이 아닌, 양손의 주기적 차이에 따라 요구된 패턴에서 벗어난 상대적 위상 패턴을 만들어냈다. 이는 주기적 차이가 커질수록 0° 혹은 180°에 형성된 끌개가 다른 상대적 위상값으로 옮겨갔음을 의미한다. 물론 연구 결과는 양손의 주기적 차이가 커질수록 옮겨 간 상대적 위상 패턴의 안정성도 저하됨을 나타내고 있다. 그럼에도 불구하고 양팔의 주기적 차이는 내재적으로 안정한 0°와 180°에 놓인 끌개를 다른 상대위상값으로 이동시켰음을 보여주고 있다. 이를 **고정점 이동**(fixed-point shift)이라고 한다.

## 주요 용어

협응(coordination)
하켄-켈소-번츠 모델(Haken-Kelso-Bunz model, HKB model)
지형도(landscape)
내재된 협응 역학(intrinsic coordination dynamics)
끌개(attractor)
안정성(stability)
밀개(repeller)
임계요동(critical fluctuation)
임계점(critical point)
동시성(동조, synchronization)
자연적 주기(natural frequency, eigenfrequency)
고정점 이동(fixed-point shift)

[17] Kugler, P. N. & Turvey, M. T. (2015). *Information, natural law, and the self-assembly of rhythmic movement*. Routledge. (1987년에 초판 발행된 책)

# 4.2 다주기 협응

*아이와 함께 걷는 방법은*
*아이가 두 걸음을 뗄 때, 천천히 한 걸음을 내딛는 것입니다.*

— 류영욱[18]

*이 단원을 읽고 나서,*

1. 다주기 협응에 대하여 설명할 수 있다.
2. 동조(entrainment) 현상에 대하여 설명할 수 있다.
3. 뷰캐넌과 류(2006)의 실험에서 나타난 다주기 협응의 출현에 대하여 설명할 수 있다.
4. 두 개의 진동자가 만들어내는 다주기의 모습을 아놀드의 혀를 사용하여 설명할 수 있다.
5. 뷰캐넌과 류(2006)의 실험에서 나타난 주기 잠금의 지속적인 변화에 대하여 설명할 수 있다.
6. 준안정 상태에 대하여 설명할 수 있다.
7. 권투 경기에서 지각-운동 시스템의 준안정 상태가 어떻게 수비와 공격에 이용되는지 설명할 수 있다.
8. 역동적 시스템(dynamic system)의 특징을 움직임 협응과 관련하여 설명할 수 있다.

## 다주기 협응

지금까지 HKB 모델을 설명하고 어떻게 움직임에 적용되는지 살펴보았다. 이 모델은 사지 간 혹은 몸과 외부 환경 간의 움직임이 1 : 1의 관계라는 것을 전제로 하고 있다. 그러나 모든 협응적 움직임이 1 : 1의 관계는 아니다. 예를 들어, 드럼이나 장구, 피아노와 같은 양손을 사용하는 악기가 연주되는 모습을 생각해보자. 양손이 시간적으로 서로 다르게 움직이면서 m : n(예, 2 : 3)의 다주기(multifrequency) 관계를 만들어내는 경우가 많다. 심지어 두 손은 공간적으로도 서로 다른 궤적을 만들어내면서 말이다.

사람의 움직임에 있어서 이러한 m : n의 **다주기 협응**(multifrequency coordination)은 쉽게 만들어지는 것은 아니다. 지금 당장 앉은 자리에서 실험을 간단히 해 볼 수 있다. 왼쪽 손가락을 3번 움직이는 동안 오른쪽 손가락을 2번 움직여 보라. 정신을 집중해서 아주 천천히 움직여야 겨우 성공할 수 있을 것이다. 그럼에도 불구하고, 앞서 말한 악기 연주와 같이 어떤 환경이나 작업에 있어서 다주기적 움직임이 필요한 경우도 있다. 그렇다면 이러한 협응적 움직임은 우리 속에 내재되어 있지 않고 부단한 연습

18 '다주기 협응'과 관련된 좋은 말을 찾다가 만족스러운 게 없어, 건방지게도 짧은 말을 남겨 봅니다.

을 통해서만 가능한 것일까?

## 서로 다른 크기의 동그라미 그리기: 뷰캐넌과 류(2006)의 실험

앞서 움직임의 크기가 조절매개변수로서 역할을 할 수 있음을 설명하였다. 이를 바탕으로 뷰캐넌과 류(Buchanan & Ryu, 2006)는 양손에 서로 다른 크기(지름)의 원을 그리는 협응적 움직임을 고안하였다.[19] 오른손잡이 피험자들은 5(좌)-10 cm(우), 10-5 cm, 3-15 cm, 15-3 cm, 이렇게 네 가지 동그라미 조건의 양손 협응 과제를 실시하였다. 그들은 양손을 사용하여 각 손에 부여된 동그라미를 1 Hz에서 3 Hz까지 빨라지는 메트로놈에 맞춰서 짝패턴이나 엇패턴으로 그렸다. 그러나 만약 피험자들이 패턴을 수행하는 동안 어떠한 움직임에 변화가 있다면 그 변화를 억지로 방해할 필요는 없다고 지시를 내렸다. 그 결과, 실험에서 엇패턴에서 짝패턴으로의 상전이뿐만 아니라, 1 : 1의 협응에서 m : n의 다주기 협응으로의 변화도 관찰되었다. 다주기 협응의 출현은 각각의 팔이 서로 다른 주기를 가지고 움직일 수 있다는 것을 말한다. 이는 움직임 시스템이 다주기적 움직임을 자연스럽게 만들어낼 수 있음을 보여주는 것이다.

하지만 네 가지 조건 모두에서 동일한 정도의 다주기 협응이 나타난 것은 아니었다. 15-3 cm 조건(81.6%)에서 가장 많이 관찰되었고, 5-10 cm 조건(17.3%)에서 가장 적게 관찰되었다. 즉, 두 원의 지름 크기가 상대적으로 많이 차이 나면서 주로 쓰는 오른손이 더 작은 원을 그릴 때(혹은 왼손이 더 큰 원을 그릴 때), 오른손과 왼손의 움직임 주기의 차이가 제일 크게 나타난 것이다. 그리고 두 원의 지름 차이가 상대적으로 작으면서 오른손이 더 큰 원을 그릴 때(혹은 왼손이 더 작은 원을 그릴 때), 그 차이가 가장 작게 나타났다. 피험자들은 모두 오른손잡이였다는 것을 상기하자. 이러한 결과는 움직임 크기의 차이와 양손의 특성이 서로 영향을 주고받았음을 나타낸다. 그렇다면 손의 어떤 특성이 움직임의 크기와 상호작용한 것일까?

## 양손의 조절적 차이와 움직임의 동조

생각해보면 우리는 주로 쓰는 손과 그렇지 않은 손 간에 많은 차이가 있다는 것을 알 수 있다. 힘의 차이뿐만 아니라, 글씨를 쓰거나 도구를 사용할 때에도 조절적 측면에서 많은 차이가 있다. 양손은 움직임의 자연적 주기에서도 차이가 난다. 같은 크기의 동그라미를 편안한 속도로 그리더라도 주로 쓰는 손은 상대적으로 좀 더 빠르다. 하지만 이러한 주기적인 차이에도 불구하고 양손에 주어진 움직임의 크기가 같거나 비슷할 경우에는 양손은 1 : 1의 협응 관계로 움직인다. 이러한 경향은 두 손의 주기가 같아지는 **동조**(entrainment) 현상으로 이해할 수 있다. 동조란 서로 다른 주기를 가진 두 개의 진동자(oscillator)나 진자(pendulum)가 서로 영향을 주고받으면서 주기가 같아지는 현

[19] Buchanan, J. J. & Ryu, Y. U. (2006). One-to-one and polyrhythmic temporal coordination in bimanual circle tracing. *Journal of Motor behavior, 38*(3), 163-184.

상이다. 동그라미를 그리는 손도 같은 움직임을 주기적으로 반복하는 진자로 생각할 수 있다.

독일의 물리학자인 하위헌스(Christiaan Huygens, 1629~1695)는 서로 다른 주기로 움직이는 추(진자)를 가진 추시계 두 개를 벽에 붙여 서로 가깝게 놓았을 때, 그 두 추의 주기가 같아지는 것을 관찰하였다. 이는 두 추의 움직임이 발생시킨 힘이 벽을 타고 서로 간에 영향을 미친 결과로 이해된다. 이러한 동조 현상은 앞서 설명했던 동시성을 만들어내는 여러 자기조직화 기전들 중 하나이다.[20]

## 다주기 협응의 출현과 주기 잠금

그러나 여기서 우리의 관심은 동조가 아니라 다주기 협응의 출현에 있다. 뷰캐넌과 류의 실험에서 움직임의 크기 차이가 커지고 메트로놈이 빨라질수록 양손의 협응은 위상 이동(phase shift)을 거치며 1 : 1의 동조 현상으로부터 벗어나 주기적으로 분리되기 시작하였다. 이 과정을 좀 더 자세히 설명하면 이렇다. 두 개의 진동자가 비슷한 주기를 지니고 있으면 서로 동조가 되어 1 : 1의 관계로 원하는 협응적 움직임을 만들어내게 된다. 그러다 이 둘의 관계가 좀 더 약해져 주기적 차이가 발생하게 되면 쿠글러와 터비의 연구 결과처럼, 1 : 1의 관계를 유지함에도 불구하고 요구된 협응적 움직임에서 벗어나 다른 위상값으로 움직임을 이어나가게 된다. 이러한 위상 이동(고정점 이동)은 뷰캐넌과 류의 실험에서도 지속적으로 관찰되었다.

양손의 주기적 차이가 더욱 심해지면 이제 다주기의 관계가 나타나기 시작한다. 메트로놈이 아주 빠르게 "삐삐" 소리를 내게 될 때, 피험자는 더 이상 메트로놈을 따라가면서 크기 차이가 나는 두 동그라미를 그릴 수 없음을 알게 된다. 새로운 형태의 협응을 만들어내지 않는다면 더 이상 양손으로 각각의 동그라미를 그릴 수 없게 된다. 만약 그 변화를 억지로 막아내려고 하면 움직임은 더 이상 빨라질 수 없거나, 혹은 알 수 없는 어떤 것이 되고 말 것이다. 다주기로의 변환은 그렇게 자발적으로 일어나게 된다.

다주기 협응은 15-3 cm 조건에서 가장 많이 나타났다. 이 조건이 양손의 주기적 차이를 가장 크게 벌릴 수 있기 때문이다. 흥미로운 점은 메트로놈의 빠르기(움직임의 주기)를 점점 더 빨라지게 함으로써 m : n의 다주기는 지속적으로 모습을 바꾸어가면서 나타났다는 것이다. 실제 데이터를 한번 살펴보자. 그림 4-7은 15-3 cm 조건의 한 예이다. 1 : 1의 협응으로 출발한 양손은 9 : 10을 거쳐 4 : 5에서 조금 머무르다가 7 : 9로 변화하였다. 그리고 7 : 10으로 잠시 바뀐 다음 3 : 4로 바뀌어 조금 머물렀다. 그러다 2 : 3으로 변하여 조금 머무른 다음 5 : 7로 변해갔다. 이러한 m : n의 변화 중에서 4 : 5, 3 : 4, 2 : 3, 5 : 7의 협응은 2회 연속 나타났다. 이들은 분명한 m : n의 관계를 보여준다. 예를 들어, 2.5 Hz에서 나타난 2 : 3의 협응은 큰 움직임이 2번 나타나는 동안 작은 움

[20] Pikovsky, A., Kurths, J., Rosenblum, M. & Kurths, J. (2003). *Synchronization: a universal concept in non-linear sciences (Vol. 12)*. Cambridge university press.

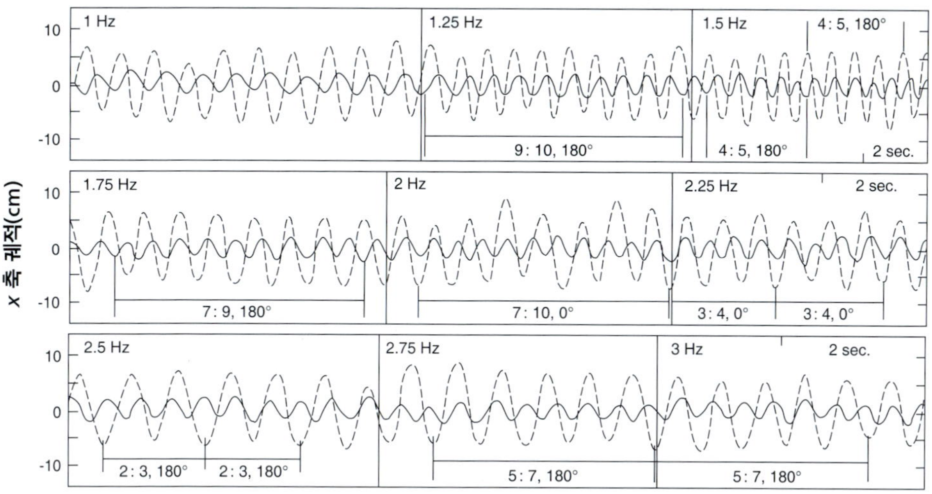


그림 4-7 뷰캐넌과 류(2006)의 양손 협응 실험. 15-3 cm 조건에서 나타난 다주기 협응의 예. 조절매개변수인 빠르기가 증가함에 따라, 다주기 협응이 나타났다. 하나의 주기 잠금은 그다지 오래 지속되지 못하고, 새로운 주기 잠금이 나타났다가 곧 사라지면서 움직임을 이어나갔다. (출처: Buchanan & Ryu, 2006)

직임이 3번 나타나는 다주기로, 2 : 3의 관계가 나타날 때마다 양손의 움직임은 x 축의 가장 위쪽에서 만나는 특징을 보여주고 있다. 즉, 시스템은 그 지점에 닻을 내려 양손을 2 : 3의 주기로 움직인 것이다. 이는 2 : 3의 다주기 협응이 질서를 가진 안정한 상태임을 말해주고 있다. 이렇게 두 개의 진동자가 안정적인 주기적 관계를 보이는 현상을 **주기 잠금(phase-locking, frequency-locking)**이라고 한다.

## 아놀드의 혀

두 개의 진동자가 만들어내는 다주기의 모습은 역동적 시스템(dynamic system) 분야에서 일찍이 연구되었다. 두 진동자 간의 주기적 행동은 서클맵(circle map)을 통해 간단히 모델화되어 있다(식 1).

$$\theta_{n+1}=\theta_n+\Omega-\frac{K}{2\pi}\sin(2\pi\theta n) \qquad \text{(식 1)}$$

식 1에서 나타난 주기적 행동은 짝지어진 강도(K)와 회전 주기의 비율(Ω)에 의해 표현되는데, 이를 그래프로 나타내면 그림 4-8처럼 된다. 그래프의 색칠된 부분이 혀를 닮아서 **아놀드의 혀**(Arnold' tongues)라고 한다. 혀들이 나타내는 것은, 두 진자의 주기 비율은 두 진자 사이의 **짝힘**(coupling strength)에 따라서 그 부근의 정수 비율(예, 1 : 1, 1 : 2, 2 : 3 등)로 주기 잠금이 나타남을 말한다. 예를 들어, 두 진자가 어떠한 짝힘(예, K=1)을 가진다면 두 진자의 주기 비율이 정확히 0.5가 아니라 그 부근이라도 두 진자는 1 : 2의 주기로 잠금된다. 이렇게 주기 잠금이 일어나는 정수 비율은 일종의 끌개처럼 작동하게 되는 것이다. 물론 끌개라 하기엔 불안정하고 민감하며, 혀의 넓이가

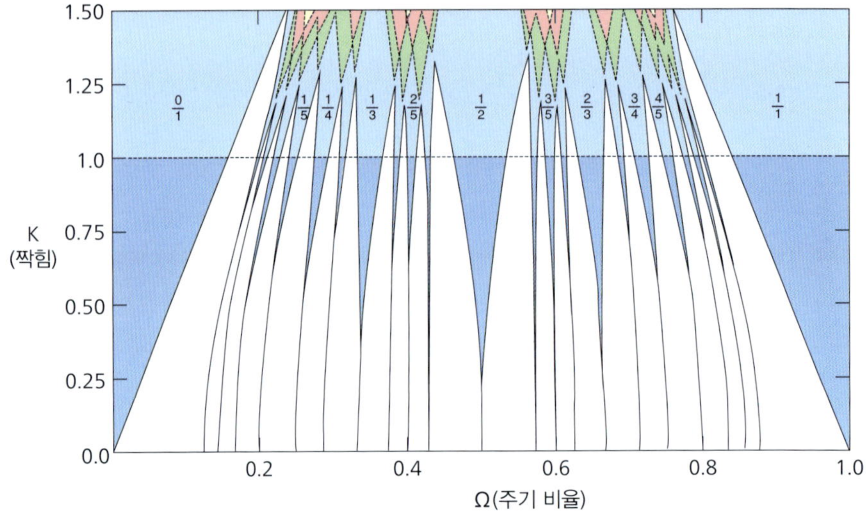


그림 4-8 아놀드의 혀. 그래프의 색칠된 부분을 말하는 혀들이 나타내는 것은, 두 진자의 주기 비율은 두 진자 사이의 짝힘에 따라서 그 부근의 정수 비율(예, 1:1, 1:2, 2:3 등)로 주기 잠금이 나타남을 말한다.

줄어듦에 따라 끌어당기는 힘도 더 약해진다. 혀의 넓이는 두 진자의 짝힘이 감소함에 따라 줄어들어 두 진자가 서로 독립적으로 움직이게 되면(K=0) 이러한 주기 잠금은 사라지게 된다. 혀의 바깥 영역은 두 진자의 관계가 혼돈(chaotic) 혹은 가주기적인 (quasi-periodic) 상태를 나타낸다. 실제 데이터(그림 4-7)에서도 주기 잠금 사이의 정수 비율로 정의되지 못하는 부분이 아놀드의 혀에서 혀의 바깥 영역인 것이다. 이렇듯, 두 진자가 일정한 짝힘을 가진다 하더라도 서로 간의 주기적 차이에 따라 질서와 무질서를 오갈 수 있다.

아놀드의 혀의 특징은 각 혀의 영역이 동일하지 않다는 것이다. 이는 특정한 주기 잠금이 다른 주기 잠금에 비해 더 안정적이며 많이 나타날 수 있음을 나타낸다. 실제 데이터(그림 4-7)에서도 4:5, 3:4, 2:3의 협응이 9:10, 7:9, 7:10보다 더 많이 나타났다. 3-15 cm와 15-3 cm의 두 조건에서 관찰된 모든 다주기 협응 데이터도 이러한 특징을 보여준다. 낮은 주기의 움직임에서는 1:1에 가까운 다주기 협응(예, 9:10)을 보이다가, 움직임의 주기가 빨라질수록 4:5나 3:4, 2:3으로 옮겨 갔다. 그리고 2.5 Hz 이상의 빠른 주기에서는 2:3이 가장 많이 발생한 주기 잠금이었고, 1:2의 주기 잠금도 많이 발생하였다. 이처럼 많이 발생한 다주기 협응은 아놀드의 혀에서 상대적으로 좀 더 넓은 영역인 것이다.

## 주기 잠금의 지속적 변화

뷰캐넌과 류의 실험에서 나타난 다주기 협응의 또 다른 특징은, 하나의 주기 잠금이 그다지 오래 지속되지 못했다는 것이다. 나타났다가 곧 사라졌고 새로운 주기 잠금이 다

## 글상자 4-2 생체 주기 잠금과 운동 적용

아놀드의 혀에 의해 설명되는 주기 잠금 현상은 신체의 여러 시스템 간의 협응에서도 발견된다. 호흡과 심박동 간의 주기 잠금은 하루 종일 지속되진 않지만, 나타나는 것으로 알려져 있다.

최근 바르트쉬 등(Bartsch et al.)은 112명의 일반인들을 대상으로 깨어 있을 때와 잠을 자고 있는 동안의 호흡과 심박동 간의 주기 잠금을 살펴보았다.[21] 깨어 있을 때는 수집된 데이터의 약 1.6%에서 주기 잠금이 관찰되었으며, 주로 1:3과 1:4의 주기 잠금을 보였다. 자고 있을 때는, REM의 유무에 따라 주기 잠금의 특징이 달라졌다. REM 수면은 주로 1:3의 주기로 잠금되었으나, 수집된 데이터의 0.6%만 주기 잠금이 발견되었다. 비REM 수면의 경우는 3.8%의 주기 잠금이 나타났으며, 주로 1:4의 모습을 보였다.

움직임과 호흡 사이의 주기 잠금 현상에 대한 연구도 진행되고 있다. 한 연구에서 사이클을 타는 동안 다리의 움직임과 호흡을 주기 잠금을 하게 되면 산소 섭취량을 줄이는 효과가 있는 것으로 나타났다.[22] 이는 주기 잠금이 신체의 에너지 소비를 최적화시킨다는 것을 보여준다. 이러한 사실은 운동선수의 훈련에도 적용시켜 볼 만하다. 한 연구에서 초보 조정 선수들에게 노 젓는 동작과 호흡 사이를 특정한 관계로 주기 잠금하고 8개월을 훈련시켰다.[23] 그랬더니, 최대 산소섭취량이 10%나 향상되었고 최대 운동강도 또한 의미 있게 향상된 것으로 나타났다. 이러한 결과들은 주기 잠금을 통해 에너지 효율성을 높이게 되고, 결과적으로 더 높은 강도의 운동을 가능하게 해 준 것이다.

시 나타나 움직임을 이어나갔다. 왜 시스템은 하나의 주기 잠금을 지속하고자 노력하지 않았을까? 일단, 이러한 관찰은 양손에 주어진 동그라미의 크기 차이와 움직임의 빠르기에 의해 양손의 주기적 차이가 지속적으로 변화했다는 것을 의미한다. 하지만 시스템은 그 변화에 대하여 저항하지 않고, 양손의 주기적 차이에 안정한 상태를 찾아내어 끊임없이 자신을 적응시켰음을 나타낸다.

다주기 협응의 이러한 특성은 (깊고 좁은 골짜기가 아닌) 얕고 넓은 골짜기가 형성되어 있는 끌개 지형도로 이해할 수 있다(그림 4-9).[24] 이 지형도는 두 진동자의 주기적 차이(δω)가 조절매개변수로 인해 비대칭적으로 출렁거리게 되고, 그로 인해 골짜기의 깊이와 넓이는 지속적으로 변할 수 있다. 이때 움직임 시스템은 현 상황에서 가장 가깝게 형성된 골짜기, 즉 가장 가까운 아놀드의 혀로 이끌려 가게 된다. 그러나 그곳에 형성된 골짜기도 시스템의 지속된 흔들림과 함께 곧 사라져 버리고, 시스템은 다시 가깝게 형성된 또 다른 골짜기로 이끌려 가게 된다. 이처럼 뷰캐넌과 류의 실험에서 나

[21] Bartsch, R., Kantelhardt, J. W., Penzel, T. & Havlin, S. (2007). Experimental evidence for phase synchronization transitions in the human cardiorespiratory system. *Physical review letters, 98*(5), 054102.

[22] Garlando, F., Kohl, J., Koller, E. A. & Pietsch, P. (1985). Effect of coupling the breathing-and cycling rhythms on oxygen uptake during bicycle ergometry. European journal of applied *physiology and occupational physiology, 54*(5), 497-501.

[23] Mahler, D. A., Hunter, B., Lentine, T. & Ward, J. (1991). Locomotor-respiratory coupling develops in novice female rowers with training. *Medicine and science in sports and exercise, 23*(12), 1362-1366.

[24] Kelso, J. A. S., DelColle, J. D. & Schöner, G. (1990). Action-perception as a pattern formation process. In M. Jeannerod (Ed.), *Attention and performance XIII* (pp. 139-169). Hillsdale, NJ: Erlbaum.

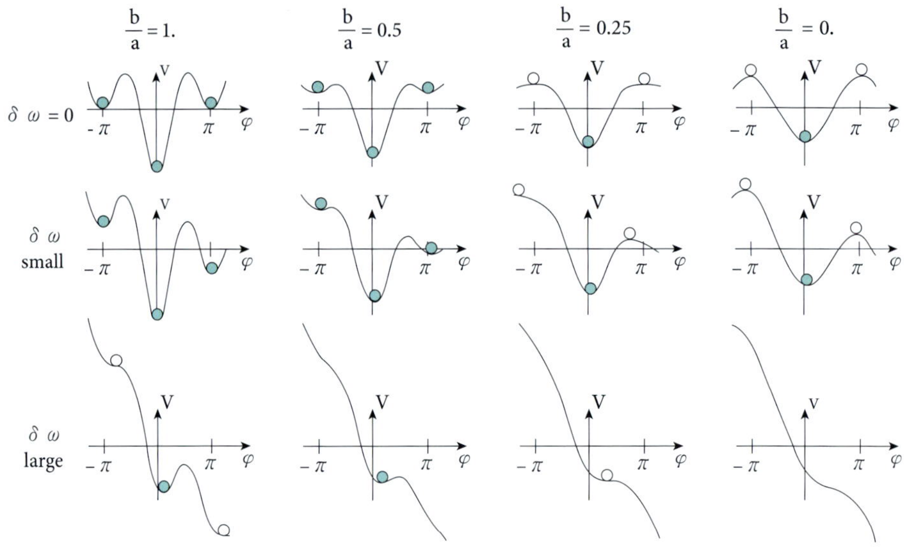


그림 4-9 확장된 HKB 모델과 지형도 변화. 아래의 식은 주기 차이가 부가된 HKB 모델. 두 진동자의 주기 차이가 없을 때는 기본적인 HKB 모델을 나타내나, 주기 차이에 따라 비대칭적인 끌개 지형도를 만들어내게 되고, 조절매개변수의 변화에 따라 지형도는 출렁거리게 된다. 주기 차이가 아주 클 때 조절매개변수(b/a) 값이 0이 되면(오른쪽 맨 아래 지형도), 두 진동자의 주기 잠금은 사라지게 된다.

타난 주기 잠금의 변화는 시스템이 얕은 여러 골짜기들을 민감하게 지나가는 상태로 볼 수 있는 것이다. 지형도상의 이렇게 깊지 않은 골짜기는 안정하지도 그렇다고 불안정하지도 않은 **준안정**(metastability) 상태를 나타낸다.

준안정 상태는 겉으로 보기에는 현재의 질서를 유지하고 있지만 구성요소들의 자유도는 증가되어 있다. 즉, 시스템 구성요소들은 현재의 질서에 대하여 전반적으로 협력하면서도 각자 독립적으로 활동하려는 경향을 동시에 모두 가지고 있다.[25] 시스템은 구성요소들의 증가된 활동성을 통해 자신에게 가해지는 흔들림에 대하여 재빨리 받아들일 준비를 하는 것이다. 이러한 특성은 지속적으로 변화하는 환경이나 상황에 대해 시스템이 유연하게 대응할 수 있도록 만들어준다. 시스템이 하나의 끌개에 강하게 이끌려 있으면, 새로운 질서로 나아가는 데 많은 시간과 에너지의 소비가 필요하게 된다. 그것은 변화에 대하여 둔감하게 만드는 원인이 된다. 하지만 시스템이 준안정 상태에 있다면 임계요동으로 진행되는 시간이 단축되거나 사라져 새롭게 변화된 상황에 대하여 재빨리 적응할 수 있다. 이를 통해 시스템은 변화에 저항하지 않는 유연한(flexible) 시스템이 되는 것이다.

[25] Kelso, J. A. S. (2009). Coordination dynamics. In R.A. Meyers (Ed.), *Encyclopedia of Complexity and Systems Science* (pp. 1537-1564). Berlin: Springer.

## 움직임 협응과 역동적 시스템

지금까지 HKB 모델과 관련된 실험 연구들, 그리고 다주기 협응에 대해 살펴보았다. 이러한 모델과 연구들을 통해 나타난 결과들은 협응에 대해 무엇을 말해주고 있는가? HKB 모델이 만들어내는 지형도의 모양과 변화를 유심히 관찰해본다면(그림 4-9), 우리가 만들어내는 협응적 움직임에 굉장한 역동성이 숨겨져 있음을 알 수 있다. 먼저, 시스템에 내재되어 있는 두 개의 0°와 180° 협응 패턴도 안정성의 차이를 가지고 있다. 0°에 위치한 끌개는 180°에 위치한 끌개보다 더 깊고 좁은 골짜기에 위치하고 있는 것이다. 이러한 내재적 안정성의 차이는 협응의 역동성을 만들어내는 바탕이 된다. 즉, 내재적 안정성 차이로부터 출발한 시스템의 상태는 조절매개변수의 변화에 따라 지속적으로 변하게 된다. 얕고 넓은 골짜기는 무너지고 좀 더 좁고 깊은 골짜기는 당분간 유지된다. 지형도를 살펴보면, 이는 단순한 변화가 아니라 시스템 전체의 변화를 가져온다는 것을 알 수 있다. 변화의 하이라이트는 임계요동을 거쳐 상전이로 완성된다.

얕고 넓은 180°의 골짜기는 흔적도 없이 사라지고 모든 안정한 상태는 0°의 골짜기로 합쳐지게 된다(물론 3장에서 살펴보았듯이 0°의 골짜기에서도 다른 모양의 움직임으로 대체될 것이다). 안정한 움직임의 모양이라 하더라도 어떠한 상황에서는 무너져 내리고 다른 안정한 모양으로 바뀔 수 있음을 이 모델은 말해주고 있다. 영원히 안정한 상태란 없으며, 상황에 따라 끊임없이 변화하는 것이 **역동적 시스템**(다이나믹 시스템, dynamic system)이다.

움직임 협응을 통해 살펴본 역동적 시스템은 또 다른 특성을 보여주고 있다. 그것은 하나의 시스템 내에 가능한 모든 상태가 다 존재한다는 것이다. 두 개의 분절로 이루어진 1 : 1의 움직임 협응은 0°와 180° 사이의 상대적 위상값으로 모두 표현이 가능하다. HKB 모델은 내재적으로는 0°와 180°의 협응적 움직임을 안정적으로 만들어낼 수 있음을 나타낸다. 하지만, 쿠글러와 터비가 고안한 진자를 이용한 실험적 패러다임은 HKB 모델의 내재된 협응 구조도 이동될 수 있다는 것을 보여준다. 즉, 0°와 180°에 놓인 끌개도 각 분절의 주기적 차이에 의해 다른 곳으로 이동될 수 있다. 나아가 뷰캐넌과 류의 실험에서 보듯이 각 분절의 주기적 차이가 더 커지면 다주기 협응도 자연스럽게 만들어질 수 있다. 이러한 연구 결과들은 0°와 180° 사이로 표현되는 모든 가능한 협응 상태가 모두 달성될 수 있을 뿐만 아니라, 나아가 m : n의 다주기 협응까지 자연스럽게 나타날 수 있다는 것을 보여주고 있다. 즉, 움직임 시스템은 모든 가능한 움직임의 모양을 모두 다 자연스럽게 만들어낼 수 있다.[26] 그 모든 모양은 움직임 과제와 환경적 요인이 움직임 시스템의 상태와 상호작용하여 떠오른 결과이다.

[26] 물론 어떤 특정 상황 아래에서는 만들기 어렵고 낯선 모양의 움직임도 있을 수 있다. 그럴 때는 학습을 통해서 그것을 가능하게 만들 수 있다.

## 글상자 4-3 준안정 상태와 패턴 선택: 권투에서 수비와 공격

준안정 상태는 여러 패턴이 지각적으로 동시에 경쟁하는 상황에서도 발생한다. 권투에서 수비와 공격은 준안정 상태와의 승부라고 볼 수 있다.

권투는 글러브를 낀 주먹을 사용하여 상대와 겨루는 무도 경기이다. 상대에게 맞지 않으면서 많은 유효 펀치를 날리는 것이 승리의 길이다. 수비와 공격을 위해서는 상대와의 거리가 중요하다. 상대가 주먹을 날릴 수 없을 만큼 거리가 떨어져 있다면, 수비와 공격 모두 나타날 수가 없다. 따라서 양 선수는 주먹을 교환할 수 있을 만큼의 거리를 자연스럽게 유지하게 된다. 그러는 동안 상대가 주먹을 뻗으면 그것을 피하기 위해 여러 움직임을 재빨리 만들어내야 한다. 피하는 움직임은 상대가 날린 주먹의 방향과 상대와의 거리에 달려 있다. 상대와의 거리가 조금 멀다면 가볍게 백스텝을 밟는 것으로 피할 수 있다. 그러나 백스텝이 소용없을 만큼 가까운 거리라면 주먹의 방향에 따라 상체를 좌우로 움직이거나 앞뒤로 젖혀야 한다. 물론 팔로 주먹을 막아내거나 몸을 웅크리며 공격을 견디는 방법도 있다. 너무 가까우면 상대를 안아버려도 된다. 이렇듯 방어를 하는 동안 권투 선수의 지각-운동 시스템은 항상 민감한 상태를 유지해야 한다. 하나의 강한 끌개에 빠져 있다면 반응은 느려지고 결국 얻어맞고 마는 것이다. 권투 선수들이 앞뒤 좌우로 풋스텝을 밟으면서 상체를 이리저리 움직이는 이유는 준안정 상태를 지속적으로 유지하면서 동시에 상대의 준안정성을 교란시키기 위한 것이기도 하다.

공격도 마찬가지이다. 경기를 하는 동안 상대와의 거리가 멀어지기도 하고 가까워지기도 한다. 그러는 동안 적절하게 펀치 패턴을 바꿔서 공격해야 한다. 펀치는 잽, 스트레이트, 훅, 그리고 어퍼컷이 있다. 잽과 스트레이트는 팔을 쭉 뻗는 패턴이므로 멀리 떨어진 상대를 공격하는 데 쓰인다. 어퍼컷은 팔꿈치를 굽혀 팔을 밑에서 위로 올리는 패턴이므로 상대와의 거리가 아주 가까울 때 쓰인다. 훅은 팔을 갈고리 모양으로 휘두르는 패턴으로 팔꿈치 각도를 조절해 상대와의 거리에 따라 사용할 수 있다. 지각-운동 시스템은 변화하는 거리에 맞춰서 민감하게 패턴을 선택하고 만들어내야 한다. 거리 변화에 충분히 민감하지 않으면 효과적인 공격이 이루어지지 않을 것이다. 물론 상대와의 거리가 명확할 경우에는 하나의 끌개가 강하게 작동하여 쉽게 패턴이 선택된다. 그럴 때는 수비자의 입장도 명확해서 대응하기 쉽다. 그러나 멀지도 가깝지도 않은 상황이 되거나, 거리가 변화되고 있는 상황에서는 어떨까? 이때는 네 개의 펀치 패턴이 지각적으로 서로 경쟁하는 상태가 된다. 즉, 지각적 준안정 상태에 빠지게 되는 것이다. 이런 경우, 공격자는 더욱 민감한 지각-운동 시스템을 가져야 한다.[27] 어떤 패턴이라도 나올 수 있지만 그 상황에 가장 효과적인 공격 패턴을 선택하고 만들어내야 하기 때문이다.

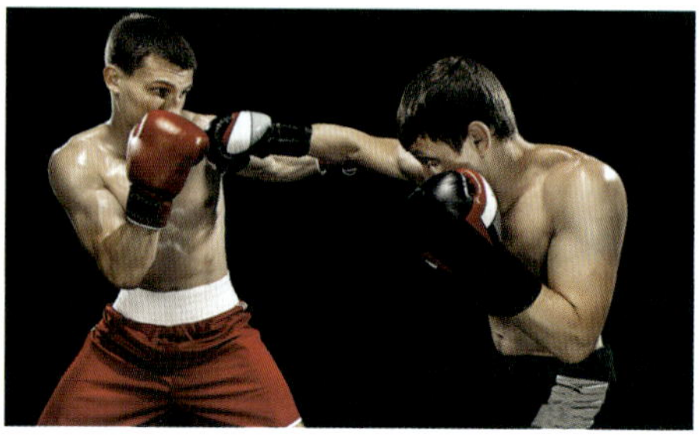

그림 4-10 권투에서 수비와 공격은 준안정 상태와의 승부다.

이처럼 어떤 특정한 상황에 대해 여러 지각-운동 패턴들이 서로 경쟁할 때, 움직임 시스템은 가장 적절한 패턴을 보다 빠르게 선택할 수 있어야 한다. 변화에 민감한 지각과 행동을 만들어내기 위해 많은 연습과 시합을 통해 경험을 쌓는 것이 중요하다.[28] 운동기술에 있어서 노련함이란 변하는 환경에 대하여 민감한 지각-운동 시스템을 유지하며, 특정 상황에서 가장 적절한 움직임의 모양을 선택하는 능력으로 이해할 수 있다.

[27] Hristovski, R., Davids, K., Araújo, D. & Button, C. (2006). How boxers decide to punch a target: emergent behaviour in nonlinear dynamical movement systems. *Journal of sports science & medicine*, *5*(CSSI), 60.

[28] Davids, K., Araújo, D., Vilar, L., Renshaw, I. & Pinder, R. (2013). An ecological dynamics approach to skill acquisition: Implications for development of talent in sport. *Talent Development and Excellence*, *5*(1), 21-34.

## 주요 용어

다주기 협응(multifrequency coordination)
동조(entrainment)
진동자(oscillator)
짝힘(coupling strength)
주기 잠금(phase-locking, frequency-locking)
아놀드의 혀(Arnold' tongues)
준안정성(metastability)
역동적 시스템(다이나믹 시스템, dynamical system)

# 4.3 협응의 유연함

*제아무리 힘이 세다거나 머리가 똑똑하다 해도*
*변화에 가장 민감한 녀석들이 결국 살아남는다.*

— 찰스 다윈

*이 단원을 읽고 나서,*

1. 협응은 왜 유연함이 필요한지 설명할 수 있다.
2. '반복하지 않는 반복'에 대하여 설명할 수 있다.
3. 권총 사격 시, 숙련자와 비숙련자 간의 상지 관절 조절에 대하여 설명할 수 있다.
4. 앉기와 일어서기 동작에서 안정적으로 조절되는 변수와 그렇지 않은 변수들에 대하여 설명할 수 있다.
5. 비제어다양체 가설(UCM)의 비제어가 뜻하는 바를 자기조직화 관점에서 설명할 수 있다.
6. 야구 스윙을 보쉬의 스포츠 동작 분석을 사용하여 설명할 수 있다.

## 협응과 기능적 유연성

협응이라는 현상은 과제적 목적을 해결하기 위해 특징적인 움직임의 모양을 만드는 과정이다. 따라서 협응은 기능적이며 과제지향적이다. HKB 모델에서 살펴보았듯이, 움직임 시스템에 내재한 가장 안정한 협응은 0°에 위치한 끌개로 표현된다. 그리고 이 짝패턴을 통해 많은 기능적 동작들이 수행되고 있다. 그렇다고 해서 다른 협응적 움직임이 나타나지 않는 것은 아니다. 또 다른 안정한 협응인 180° 엇패턴을 비롯하여, 춤 등에서 여러 다양한 협응을 관찰할 수 있다. 특히, 다주기적 협응은 의식적으로 하기에 쉽지 않다. 하지만 뷰캐넌과 류의 실험은 다주기 협응도 자연스럽게 나타날 수 있음을 보여주었다. 그들의 실험에서 두 개의 크기가 다른 동그라미를 메트로놈에 맞춰 그리라는 과제적 요구는 움직임 시스템의 준안정성 덕분에 다주기 협응을 만들어내며 충족될 수 있었다. 느웰의 제한요소 모델이 제안하듯이, 다주기 협응은 환경적 제한요소와 움직임의 과제적 요구가 수행자의 움직임 시스템의 상태와 상호작용하여 떠오른 것이다.

나아가 동일한 움직임의 모양을 사용하는 협응이라 하더라도 환경이나 과제적 요구에 의해 변화가 필요할 수 있다. 예를 들어, 크기는 같지만 서로 다른 무게를 가진 공을 오버암으로 쓰레기통에 던져 넣는 것을 생각해보자(혹은 당장 작은 실험을 해 볼 수도 있다). 가벼운 공과 적당한 무게의 공을 던지는 동작은 동일한 움직임의 모양을 사용할 수 있다. 그러나 동일한 협응이라 하더라도 공의 무게에 따라 움직임의 모양은 미묘한 변화를 나타낼 수 있다.[29] 배구의 토스가 그런 경우이다. 토스는 공격수가 공격하기 쉽게 공을 띄워 올려주는 기술로 전체적인 움직임의 모양은 어깨와 팔꿈치를 모두 굽혔다가 펴서 올리는 동작이다. 연구에 따르면, 공격 방법에 따라 토스의 높이가 결정되고, 이는 각 관절의 움직임의 미묘한 차이를 통해 달성된다.[30]

이렇게 움직임 시스템은 자신에게 가해지는 작은 변화나 흔들림에 대하여 전체적인 협응의 경향성을 해치지 않는 범위 내에서 대응할 수 있어야 한다. 그렇게 하지 못한다면, 과제적 요구를 충실히 만족시킬 수 없게 된다. 따라서 시스템은 과제의 목적을 위해 유연해져야 할 필요가 있다. 이러한 협응의 **유연성**(flexibility)은 어떻게 만들어지는 것일까?

## 반복하지 않는 반복

1922년 번스타인은 모스크바 중앙노동연구소의 생체역학연구실에 초대되어 하나의 연구를 진행하였다. 그것은 손을 사용한 작업의 생산성 향상에 대한 것이었다. 그는 먼저 철공소 노동자들이 어떤 작업을 하는지 자세히 관찰하였다. 그 작업들은 대개 팔의 움직임을 통하여 금속을 두드리고, 다듬고, 자르는 일이었다. 그는 이러한 동작들을 이해하기 위해 당시 최첨단 기술이었던 고속 카메라를 사용하였다. 고속 카메라는 아주 빠르게 연속 촬영할 수 있어서 사람의 움직임을 세밀하게 관찰하는 데 안성맞춤이었다. 물론 현재도 많은 과학자들이 동일한 개념의 촬영 장비를 사용하여 사람의 움직임을 연구하고 있다. 여러 작업들 중에서 번스타인은 대장장이가 망치로 정을 치는 반복적 움직임을 촬영하고 분석해보았다.

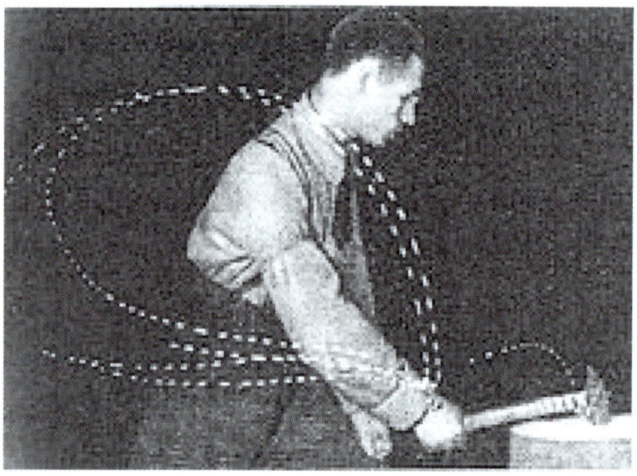

그림 4-11 번스타인이 관찰한 대장장이의 팔의 움직임. 그는 대장장이가 반복적으로 동일한 망치질을 하더라도 움직임의 궤적은 절대로 반복되지 않는다는 것을 관찰하고, 이를 반복하지 않는 반복이라고 표현하였다.

고속 촬영된 사진 속의 대장장이는 쥐고 있는 망치로 어김없이 목표물을 정확히 내리쳤다(그림 4-11). 망치질의 정확성과는 달리, 흥미롭게도 팔의 궤적은 항상 다르게 나타났다. 팔이 만들어내는 궤적은 어깨와 팔꿈치 그리고 손목의 각도 변화가 합쳐져서 나타나는 것이다.

[29] 그러다 임계점을 넘는 무거운 공을 던지게 된다면, 움직임 시스템은 더 이상 던지는 모양을 사용하지 않고, 투포환처럼 미는 모양으로 공을 던지게 될 것이다. 즉, 상전이가 나타날 것이다.

[30] Davids, K. W., Button, C. & Bennett, S. J. (2008). *Dynamics of skill acquisition: A constraints-led approach.* Human Kinetics. 이 책은 우리나라에 "운동기술 획득의 역동성: 수행자, 과제, 환경의 상호작용 접근을 중심으로(박승하, 한동욱, 이승민 역, 대한미디어, 2011)"로 출간되어 있다.

따라서 이러한 관찰은 동일한 움직임이 반복적으로 수행되더라도 팔을 이루는 관절들의 움직임은 반복되지 않았다는 것을 의미한다. 번스타인은 동일한 목적의 반복적 움직임에 나타나는 이러한 **가변성**(variability)을 두고 "**반복하지 않는 반복**(repetition without repetition)"이라고 표현하였다.

그렇다면 움직임 시스템은 정확한 망치질을 위해 관절의 협응 따위를 무시한 것일까? 그것은 아니었다. 대장장이가 망치를 휘두르는 동안 세 관절의 협응적 움직임에는 큰 변화가 없었다. 망치를 내려치는 동안 어깨, 팔꿈치, 손목은 모두 아래로 펴지게 되고, 들어 올리는 동안 그 세 관절은 모두 위로 굽혀진다. 이는 세 관절 간의 관계가 0°의 상대위상값으로 정의되는 짝패턴의 움직임 협응인 것이다. 다만, 팔의 궤적이 매번 서로 달랐던 것은 망치질할 때마다 각 관절에서의 움직임이 가변적이었기 때문이다.

## 대장장이의 망치질과 버스 운행

세 관절의 협응이 지속적으로 유지되는 동안 왜 각 관절들의 움직임은 가변적이었을까? 움직임의 목적이 변하지 않는다면 매번 같은 움직임을 만들어내는 것이 효율적이지 않을까? 물론 그렇기는 하다. 하지만 대장장이의 망치질이 고정된 목표물을 내려치는 것이라 쉬워 보여도 시스템에 내재된 요동과 더불어 목표물의 크기, 망치의 무게 그리고 팔의 움직임 등은 매번 다르고 새롭게 시스템을 흔들어버리는 섭동으로 작동한다. 그리고 이는 초기 조건 민감성을 만들어낸다. 그래서 반복적이라 할지라도 움직임 시스템은 동일한 망치질을 결코 할 수 없다. 이렇게 매번 흔들리는 시스템이 정확하게 목표물을 내려치기 위해서 움직임 시스템은 어떤 방법을 사용하는 것일까?

이를 설명하기 위해 조금은 동떨어진 것처럼 보이는 버스의 예를 들어 보자. 버스의 목적은 지정된 노선을 달리며 각 정류장의 승객을 일정한 시간적 간격으로 태우는 것이다. 그래야 승객은 예정된 시간에 버스를 타서 원하는 정류장에 예상된 시간 뒤에 내리게 된다. 이를 위해 버스는 지정된 노선에 지정된 시간에 도착해야 하는 전반적인 경향성을 유지해야 한다. 문제는 버스가 기차나 지하철처럼 예정된 시간에 예정된 정류장에 도착하지 못하게 방해하는 요소가 많다는 것이다. 도로나 교통 상황, 정류장의 승객 수 등에 따라 정류장 사이에 배정된 시간보다 더 오래 걸리기도 하고 짧아지기도 한다. 그러다 보면 앞뒤 버스 간의 배차 간격이 무너지면서 버스를 기다리는 사람들은 동시에 오는 두 대의 버스를 보게 되거나 배차 간격보다 훨씬 더 오래 기다리게 된다. 버스를 오래 기다린 승객들은 분통을 터트릴 수 있다. 버스의 궁극적 목적은 이렇게 위협받는다. 이러한 극단적인 배차 간격을 방지하기 위해 운전기사는 유동적으로 버스를 운행할 필요가 있다. 운전기사는 상황에 따라 속도를 조절하거나 극단적인 경우에는 뒤차를 먼저 보내기도 해야 한다. 이렇게 해서 버스는 배차 간격을 나름 유지하면서 각 정류소의 승객을 태울 수 있다.

이 버스의 비유는 목적이 달성되기 위해 전체적인 협응 경향과 분절의 가변성이 어떻게 동시에 작동하는지를 보여준다. 즉, 지정된 노선을 일정한 배차 간격으로 달리기 위해, 개별 버스는 상황에 따라 유연하게 움직여야 하는 것이다. 버스는 지하철과는 달리 앞서 말한 여러 상황들에 대해 민감하다. 버스의 목적을 달성하기 위해서는 지정된 노선을 달리는 동안 운전기사들이 독립적으로 활동할 수 있도록 풀어주어야 한다. 여기서 중요한 것은 운전기사의 유동적 운행은 스스로의 판단에 의한 것이다. 누군가로부터 운행에 대한 어떠한 명령도 받지 않는다.[31] 즉, 자기조직화된 운행인 것이다.

대장장이의 망치질도 버스의 예와 동일하게 이해할 수 있다. 망치가 정확히 목표물을 내려치는 것은 훼손될 수 없는 움직임의 목적이다. 실제로 대장장이는 망치로 어김없이 정확하게 목표물을 내려친다. 이 정확성은 전반적인 협응 경향과 함께 매번 달라지는 팔의 가변적 궤적을 통해 달성된다. 일단 움직임 시스템은 전반적인 협응의 경향을 유지한다. 물론 목표물 위치가 크게 바뀌거나 망치의 무게가 달라지거나 목표물의 크기가 아주 작아지거나 하는 상황이 발생하면 협응의 모양도 바뀔 수 있다. 그러나 망치질의 모든 조건이 동일한 이상 세 관절 간의 협응을 바꿀 이유는 없다. 즉, 움직임 시스템은 과제를 해결하기 위해 일단 모양을 만들어내는 것을 우선시한다. 그러나 세 관절의 협응만으로는 움직임의 목적이 달성될 수 없다. 앞서 언급했듯이, 망치질이 반복될 때마다 시스템은 요동치기 때문이다. 이는 지정된 노선을 운행하더라도 여러 상황에 따라 버스의 운행에 차질을 빚는 것과 같다. 이를 위해 버스가 자기조직화된 운행을 하는 것처럼, 시스템은 팔을 이루고 있는 세 관절의 독립성을 부여하는 전략을 취한다. 물론 세 관절은 따로 놀지 않고 서로 영향을 주고받는다.[32] 망치의 최종 위치에 따라 어깨, 팔꿈치, 손목은 서로 유연하게 조율된다. 팔꿈치가 조금 덜 펴져 있으면 어깨를 조금 더 펴고, 손목이 덜 움직이면 팔꿈치를 좀 더 움직이는 식이다. 움직임 시스템이 목표물에 초점을 맞추는 동안 세 관절은 이렇게 자기조직화의 과정을 거치게 된다.

## 움직임의 역동적 유연성(dynamic flexibility)

대장장이의 망치질과 같은 방식의 움직임은 고도로 민감해야 할 동작에서 대개 관찰할 수 있다. 예를 들어, 사격에 있어서 숙련자와 비숙련자 간의 관절 조절은 많은 차이를 보인다.[33] 숙련자의 경우에는 매번 총을 과녁을 향해 쏠 때마다, 손목을 고정시켜서 손(총)의 움직임을 최소화한다. 그러나 매 사격 시 어깨와 팔꿈치 관절의 움직임은 손목보다 훨씬 더 큰 가변성을 보인다. 가변성이 크다는 것은 사격할 때마다 움직임이 변한다는 의미이다. 이러한 관찰은 대장장이의 망치질처럼 총의 위치를 정확하게 위치하는 동안 어깨와 팔꿈치의 움직임은 풀어서 자기조직화에 맡겼음을 나타낸다. 반면, 비숙

[31] 물론 운행에 대한 여러 정보(예, 교통 상황, 앞뒤 버스의 위치, 정류장에서 버스를 기다리는 승객 수 등)를 피드백을 받을 수 있다면 버스의 목적은 더 정확히 달성될 것이다.

[32] Scholz, J. P., Schöner, G. & Latash, M. L. (2000). Identifying the control structure of multijoint coordination during pistol shooting. *Experimental brain research*, *135*(3), 382-404.

[33] Arutyunyan, G. A., Gurfinkel, V. S. & Mirskii, M. L. (1968). Investigation of aiming at a target. *Biophysics*, *13*(3), 642-645.

련자의 경우엔 숙련자의 어깨와 팔꿈치 관절에서 보이는 가변성이 관찰되지 않는다. 오히려 각 관절의 움직임을 고정시켜서 팔 전체의 움직임을 크게 만드는 결과를 초래한다. 이는 총을 쏘는 동안 총구를 크게 흔들리게 하여 명중률 저하로 이어지게 한다. 이러한 현상은 초보자에게 발견되는 자유도 고정과 관련이 있다.[34] 자유도를 고정하는 것은 관절의 안정성을 가져오지만, 움직임의 목적을 벗어나게 할 수 있다. 자유도 고정에 대해서는 다음 5장에서 좀 더 살펴볼 것이다.

움직임의 목적을 달성하기 위해 관절의 유동성을 풀어놓는 현상은 망치질이나 사격과 같은 정확성을 요구하는 움직임뿐만 아니라, 앉았다 일어서기(sit-to-stand)와 같은 큰 동작에서도 관찰된다. 의자에서 일어서거나 혹은 선 자세에서 앉는 동작은 다리의 큰 관절인 엉덩관절, 무릎관절, 발목관절이 모두 동시에 움직여져야 한다. 세 관절 모두 펴지면서 일어서고, 모두 굽혀지면서 앉게 되므로 협응은 0°의 짝패턴으로 특징된다. 숄츠와 쇼너(Scholz & Schöner, 1999)는 피험자들이 여러 조건(기저면의 넓이, 발목 고정 등)에서 앉고 서는 동안 각 관절의 움직임, 머리의 위치, 질량중심의 이동 등과 같은 움직임에 관련된 여러 변수들을 관찰하였다.[35] 실험 결과, 일어서는 동작, 특히 좁은 기저면에서 일어설 때 질량중심의 가로 방향 이동이 아주 작고, 각 시도 간의 변화도 적었다. 앉는 동작에서는 질량중심의 수직 방향의 이동이 아주 안정적이었다. 반면, 각 관절의 움직임 및 그 관련 변수들은 모든 조건들에서 각 시도 간의 변화가 상대적으로 더 컸다(가변적이었다). 이러한 결과는 시스템이 질량중심의 이동을 안정화하는 동안, 각 관절의 독립적 활동성을 풀어주었음을 나타낸다. 앉고 일어서는 동작이 안정적으로 만들어지기 위해서는 질량중심의 변화가 안정적이어야 한다는 것을 생각해 볼 때, 시스템은 움직임의 목적과 관련된 변수의 안정화에 초점을 맞추었음을 나타낸다. 이를 위해 시스템은 관절들 간의 전반적인 움직임의 모양은 유지한 채, 각 관절들을 독립적으로 풀어준 것이다. 물론 관절들은 연결되어 있기 때문에 서로 영향을 주고받게 된다.

## 유동성과 유연성: 비제어다양체 가설

대장장이의 망치질을 비롯하여 지금까지 살펴본 예들은 **과제지향적 움직임**(task-specific movements)이 어떻게 달성되는지 잘 보여주고 있다. 정리해보자. 시스템은 움직임 과제를 해결하기 위해 특정한 움직임의 모양(패턴)을 만들어내게 된다. 만약 시스템에 가해지는 섭동이 상전이를 가져올 만큼 크지 않다면, 시스템은 전반적인 움직임의 모양을 바꾸지 않는 범위 내에서 유연함을 발휘해야 한다. 그렇게 하지 못하면, 움직임의 과제적 목적은 적절히 달성되지 못하게 된다. 따라서 시스템이 유연성을 가지는 것

[34] Guimarães, A. N., Ugrinowitsch, H., Dascal, J. B., Porto, A. B. & Okazaki, V. H. A. (2020). Freezing Degrees of Freedom During Motor Learning: A Systematic Review. *Motor Control*, 1(aop), 1-15.

[35] Scholz, J. P. & Schöner, G. (1999). The uncontrolled manifold concept: identifying control variables for a functional task. *Experimental brain research*, *126*(3), 289-306.

은 과제지향적 움직임을 위해 중요하다. 그 유연함은 구성요소들이 조직되는 방법에 의해 달성된다. 즉, 시스템은 움직임의 목적을 위한 구성요소들의 자유도는 안정화시키는 동안 그것을 위한 나머지 구성요소들의 자유도는 자연스럽게 풀어놓는 방식을 택한다. 이를 통해 움직임의 과제적 목적은 훌륭히 달성된다.

숄츠와 쇼너에 의해 제안된 '**비제어다양체 가설**(uncontrolled manifold hypothesis, UCM)'은 협응의 유연성에 대한 이러한 특성을 잘 포착하고 있다. 그들은 과제지향적 움직임을 **기본변수**(elemental variable)와 **수행변수**(performance variable)로 나누어 설명하고자 하였다. 수행변수는 해당 움직임 과제의 목적과 관련된 가장 중요한 요소를 말하며, 기본변수는 움직임과 관련된 나머지 요소들을 말한다. 앞서 예를 든 총 쏘기 과제에서는 손(총)의 위치가 수행변수이며, 나머지 관절과 관련된 여러 요소들이 기본변수인 것이다. UCM이 말하는 것은 수행변수를 움직임의 과제적 목적에 맞게 안정화시키기 위해서는 기본변수는 어떻게 조직되더라도 상관없다는 것이다. 사격할 때마다 수행자는 팔을 들어 올렸다 내렸다를 반복하게 된다. 그 반복된 움직임은 시스템을 흔드는 섭동으로 작동한다. 그 섭동 속에서도 총구의 위치는 항상 정확해야 하며, 그 위치를 맞추기 위해서는 어깨와 팔꿈치는 서로 다양한 방법으로 조합되어도 괜찮은 것이다. 즉, 움직임 시스템은 움직임의 목적에 초점을 맞추고, 그러는 동안 나머지 요소들은 수행변수에 영향을 미치지 않는다면 '비제어(uncontrolled)' 상태로 둔다. 그것이 어깨와 팔꿈치의 가변성으로 나타나는 것이다.

과제적 목적이 달성되는 동안 여러 관절들에서 나타나는 유동성은 **'좋은' 가변성(good variability)**이 된다. 근육과 관절의 중복성은 가변성을 만들어내지만, 그것을 통하여 다양한 움직임을 유연하고 안정적으로 달성할 수 있다. 라타쉬(Latash)는 이러한 중복성을 풍성함의 축복이라고 표현하였다.[36] 반면, 움직임의 과제적 목적을 방해하는 유동성은 **'나쁜' 가변성**이 된다. 예를 들어, 사격 초보자에게 나타나는 어깨와 팔꿈치 관절의 고정은 안정적으로 보이지만 그로 인해 총구의 위치는 큰 가변성이 발생하고, 사격의 정확성을 크게 저하시키게 된다. 이때 어깨와 팔꿈치의 위치 변화는 나쁜 가변성이다. 따라서 과제지향적인 움직임을 관찰하고 분석할 때, 관절 혹은 여러 변수들에서 나타나는 가변성을 반드시 제거해야 할 요소라고 생각할 필요는 없다. 대신 그 가변성을 통하여 과제의 목적이 어떻게 성취되는지 잘 분석하여야 한다.

### 자기조직화와 협응의 유연성

앞서 3장에서 근육과 관절의 중복성에 대하여 이야기한 바 있다. 중복성은 다양하고 풍성한 움직임의 기반이지만, 자유도의 문제를 만들어낸다. 수많은 자유도를 조절하기

[36] Latash, M. L. (2012). The bliss (not the problem) of motor abundance (not redundancy). *Experimental brain research, 217*(1), 1-5.

위해 중추신경계는 시너지를 사용한다는 것이 번스타인의 생각이었다. 실제로 시너지는 근육과 관절의 수준뿐만 아니라 뇌와 신경세포 수준, 나아가 베나르 세포처럼 분자 수준 등 여러 수준에서 관찰된다.[37] 이처럼 시너지는 수많은 구성요소들로 이루어진 복잡계가 엄청난 자유도를 조직화하는 하나의 방법이다. 그러나 번스타인의 시너지는 필요 없는 자유도를 제거하면서 수많은 자유도를 묶어가는 과정이기 때문에, 숙련된 움직임에서 나타나는 가변성, 나아가 다관절에서 나타나는 표현의 풍성함을 설명하기에 괴리감이 있었다.

UCM은 과제지향적 협응 구조를 시너지로 설명한다. 이러한 설명은 근육과 관절의 중복적 특성이 어떻게 가변성을 보이면서도 움직임 과제의 목적을 달성하는지 훌륭히 설명하고 있다. 즉, 시스템은 중복성을 통하여 유연하고 안정적이고 정확하게 과제의 목적을 달성할 수 있다. 그리고 그것을 위해 가변성이 나타났다면, 그 가변성은 적절한 시너지를 통해 나타난 것으로 이해할 수 있다.

하지만, UCM의 제한점은 움직임의 과제적 목적이 달성되는 동안 기본변수를 '조절되지 않는 것'으로 본다는 데 있다. 물론 중추신경계에 의해 의도적으로 조절되지 않는다는 의미이지만, 조절되지 않고 따라서 가변성을 띠게 되는 기본변수들이 어떻게 시너지를 통해 협응 구조가 되는지 적절한 설명을 하지 않는다. 대개 과제지향적 움직임은 특정한 모양을 통해 나타난다. 앉기와 일어서기 동작은 엉덩관절-무릎관절-발목관절의 0° 짝패턴으로 나타나며, 대개 총구의 위치를 정확하게 고정하기 위해 어깨와 팔꿈치는 0°의 짝패턴으로 팔을 펴게 된다. 이는 수많은 움직임의 방법들 중에 그 특정한 모양의 협응은 움직임 시스템에 의해 선택되었음을 나타낸다. 특정한 협응, 즉 움직임의 모양은 특정한 조건과 만나 자기조직화되어 자연스럽게 떠오른다. 움직임의 궤적도 마찬가지이다.[38] 환경적 요소와 움직임의 과제적 목적이 수행자의 시스템 상태와 상호작용한 결과이다. 따라서 관절의 움직임과 같은 기본변수들은 '비제어'되는 것이 아니라 상호작용을 통해 조직화된 것으로 볼 수 있다. 그러한 자기조직화는 어떻게 나타나는가?

앞서 움직임 시스템은 과제적 목적을 위하여 구성요소들의 독립적 활동성을 풀어주는 전략을 취한다고 설명한 바 있다. 이는 UCM에서 말하는 '비제어'를 나타내며, 구성요소들은 이 상태에서 자유롭게 활동할 수 있다. 구성요소들의 이러한 증가된 자유도는 시스템의 불안정성과 가변성을 증가시키게 된다. 이 역시 UCM 연구들에서 보이는 기본변수들의 가변성 증가의 원인이다. 구성요소들의 자유도 증가, 즉 활동성 증가

[37] Kelso, J. S. (2009). *Synergies: atoms of brain and behavior. In Progress in motor control* (pp. 83-91). Springer, Boston, MA.

[38] Buchanan, J. J., Kelso, J. S. & de Guzman, G. C. (1997). Self-organization of trajectory formation. *Biological Cybernetics*, *76*(4), 257-273.

는 구성요소들 간의 상호작용을 증가시키는 결과를 가져온다. 그 상호작용은 움직임의 과제적 목적을 위해 자기조직화된다. 총을 쏘기 위해 손목을 고정하여 총(손)의 위치를 고정하게 되면, 그 나머지 관절들은 증가된 활동성을 바탕으로 상호작용하여 총의 위치를 고정하기 위해 스스로 조직화된다.[39] 앞서 이야기한 버스의 유동적 운행과 같은 원리이다.

협응의 유연성에 대하여 다시 정리해보자. 움직임 시스템은 특정한 협응으로 움직임의 과제적 목적을 달성한다. 이 과정에서 움직임의 목적은 과제적 제한요소로 작동하게 되고, 이를 달성하기 위해 시스템은 구성요소들 혹은 움직임의 기본변수를 모두 정확하게 계획하고 통제하는 것이 아니라, 풀어놓음으로써 자기조직화가 되게 한다. 이것이 과제지향적 유연성의 핵심이다.

### 글상자 4-4 지형도를 통한 동작 분석

보쉬(Bosch)는 스포츠 동작에서 나타나는 움직임의 특성을 분석하기 위해 끌개 지형도를 사용하였다.[40] 그는 특정 동작에서 안정성을 나타내는 움직임은 끌개가 위치하고, 유동성이 나타나는 움직임은 **흔들리개**(fluctuator)[41]가 위치하는 것으로 설명하였다.

예를 들어 보자. 그림 4-12는 타자가 날아오는 공을 배트로 치고 있는 모습이다. 투수가 던진 공은 속도와 궤적을 가지고 있기 때문에 정확하게 맞추는 것은 쉽지 않다. 먼저 날아오는 공의 높낮이와 방향에 대해서 여러 관절들을 조금씩 움직여야만 한다. 다리의 엉덩관절과 무릎관절을 움직여 자세의 높낮이를 조절하고, 공과 몸과의 거리에 따라 골반과 몸통의 회전도 차이가 난다. 이렇게 각 관절들의 유동성을 통해 공의 궤적에 따른 배트의 위치를 조정하게 된다. 하지만 이러한 조정만으로는 효율적인 배팅을 할 수 없다. 배팅은 신체의 가로면상에서 아주 빠르고 견고하게 만들어내야만 한다. 배트의 속도가 빠르지 않거나 배트가 흔들리면 제대로 공을 맞출 수 없다. 이를 위해 골반과 몸통은 가로면상에서 견고한 회전을 만들어내야 한다. 또한 휘두르는 동안 배트를 쥐고 있는 손목과 팔꿈치 관절은 움직이지 않게 단단히 고정되어야 한다.

요약하면, 배팅은 팔과 함께 가로면상의 휘두르는 동작에 안정적인 끌개가 위치하는 동시에 여러 관절들의 가변적인 유동성이 합쳐져야 효과적인 것이다. 보쉬는 지형도에 휘두르는 동작과 팔에 끌개를 위치시키고, 골반, 엉덩관절, 무릎관절, 어깨 등에 흔들리개를 위치시켰다.

지형도를 이용한 이러한 동작 분석은 특정 동작에서 안정성과 유동성이 필요한 부분을 파악할 수 있게 해주고, 나아가 과제지향적인 훈련에 대한 통찰을 제공해준다. 여기서 그가 제안하는 흔들리개는 안정하지도 불안정하지도 않은 준안정 상태에 위치하고 있는 것으로 이해할 수 있다.

[39] Guerin, S. & Kunkle, D. (2004). Emergence of constraint in self-organizing systems. *Nonlinear Dynamics, Psychology, and Life Sciences*, 8(2), 131-146.

[40] Bosch, F. (2015). *Strength training and coordination: An integrative approach*. ten Brink: 2010 Publishers. 우리나라에는 "스트렝스 트레이닝과 코디네이션: 통합적 접근(이문규 외 옮김, 한미의학, 2018)"으로 출간되어 있다.

[41] 'Fluctuator'에 대한 우리말 용어는 아직 분명하지 않다. 앞서 'fluctuation'을 '요동'으로 표현하였다. 하지만, 'attractor', 'repeller'를 각각 '끌개'와 '밀개'로 표현하였기 때문에 표현의 통일성을 위해 'fluctuator'를 '흔들리개'로 번역하였다. 본 용어는 물리학 용어를 우리말로 순화하는 데 노력하고 계시는 서울대학교 최무영 교수님께 자문을 얻어 사용하였음을 밝혀둔다.

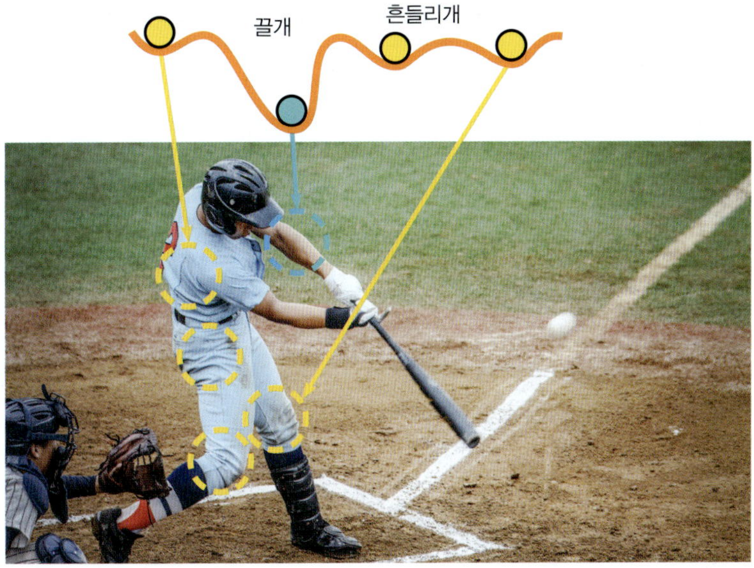


그림 4-12 야구 배팅의 지형도 분석. 배팅은 공의 위치에 따라 몸통과 골반과 무릎관절을 조절하여 배트가 나가는 위치를 맞춰야 한다. 따라서 이런 부위에는 흔들리개가 위치한다. 스윙 동작에서 팔은 대개 고정된 상태여야 하므로 여기에는 끌개가 위치한다. 배팅을 하는 동안 이 두 상태가 동시에 효과적으로 만들어져야 원하는 배팅이 가능하다.

## 협응, 곧 어울림

협응은 움직임의 모든 것이라 말할 수 있다. 그런 협응을 아름다운 우리말로 표현하자면 어울림이 어울린다. 몸의 움직임은 어떻게 해서든 어울리며 나타난다. 신경세포들이 어울리고, 근육과 관절이 어울린다. 손과 발이 어울리고, 어깨와 몸통이 어울린다. 목과 엉덩이가 어울리고, 무릎과 발목이 어울린다. 몸과 마음이 어울린다. 그것이 협응이며, 곧 어울림인 것이다. 잘 어울리는 모습을 보고 우리는 감동하거나, 감탄하거나, 감격한다. 멋진 춤을 보면, 무슨 말인지 금방 알 것이다.

어울림은 그렇다고 BTS가 추는 춤처럼 항상 멋지게 나타나지만은 않는다. 매번 원칙대로 곧이곧대로 하지도 않는다. 잘난 것과 못난 것 사이에도 어울림이 있다. 능숙함과 어설픔 사이에도 어울림이 있다. 팔이 조금 불편하면 몸통이 좀 더 움직이고, 몸통이 불편하면 팔을 더 뻗어 눈앞에서 물을 마실 수 있다. 뇌졸중과 같은 움직임 문제를 가진 질환이 있더라도 시스템은 여분의 자유도를 동원하여 움직임의 목표를 달성할 수 있다.[42] 사실 그런 것들이 더 멋진 어울림이다. 이렇게 우리의 움직임은 서로 어떻게 어울릴지 너무나도 잘 알고 있다. 그것을 통하여 우리는 밖으로 이동한다. 타인과 어울리며, 환경과도 어울린다.

[42] Cirstea, M. C. & Levin, M. F. (2000). Compensatory strategies for reaching in stroke. *Brain, 123*(5), 940-953.

## 주요 용어

유연성(flexibility)
가변성(variability)
좋은 가변성(good variability)
나쁜 가변성(bad variability)
반복하지 않는 반복(repetition without repetition)
과제지향적 움직임(task-specific movements)
비제어다양체 가설(uncontrolled manifold hypothesis, UCM)
기본변수(elemental variable)
수행변수(performance variable)
흔들리개(fluctuator)

## Dynamics of Motor Control & Learning:

*A complex system perspective on movements*

CHAPTER

05

# 움직임 기술의 익힘

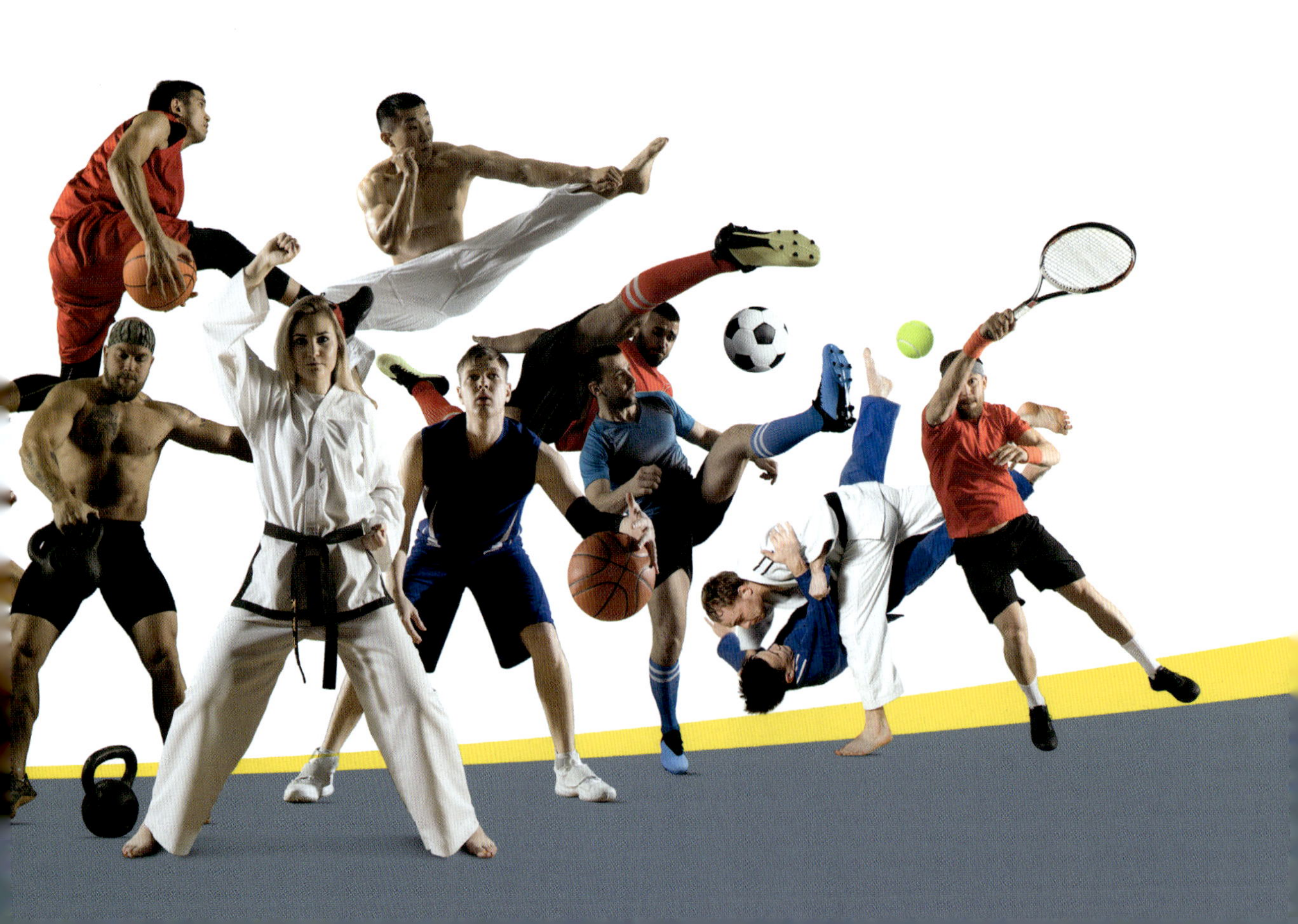

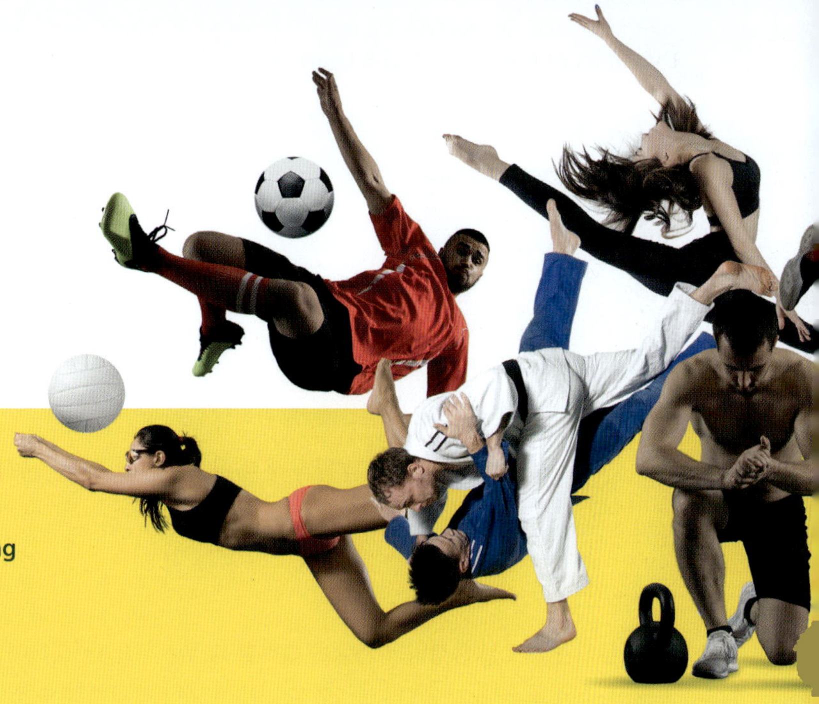

Dynamics of Motor Control & Learning
*A complex system perspective on movements*

***운동학습의 인지적 모델***

운동기술의 습득
피츠와 포스너의 인지적 모델
인지적 모델의 한계

***번스타인의 자유도 모델***

자유도와 운동기술
첫 번째 단계: 자유도 고정
두 번째 단계: 자유도 풀기
운동기술 습득의 열쇠: 임계요동으로 나아가기
마지막 단계: 외부 힘의 활용
중력, 반작용, 상호토크
소산구조와 운동기술의 완성
운동기술 습득: 비평형 상전이
운동기술 습득 과정은 모양 형성 과정이다
운동기술 습득을 위한 전문가의 역할

***운동학습 곡선의 이해***

멱함수와 임계적 현상
운동학습 곡선: 멱함수와 상전이
운동학습 곡선: 자유도의 변화
월드와이드웹의 연결 구조
운동기술의 습득과 네트워크의 형성
척도 없는 네트워크가 운동기술 습득에 주는 암시
덩이짓기
운동학습의 의미

# 5.1 운동학습의 인지적 모델

*얄팍하게 배우는 자여. 그대는 위험하도다.*

— 알렉산더 포프

*이 단원을 읽고 나서,*

1. 우리가 새로운 움직임의 기술을 습득할 수 있는 기반에 대하여 설명할 수 있다.
2. 피츠와 포스너가 제안한 운동학습 단계에 대하여 설명할 수 있다.
3. 피츠와 포스너의 인지적 모델의 제한점에 대하여 설명할 수 있다.

## 운동기술의 습득

지금까지 우리는 복잡계로서 자연이 만들어내는 모양들에 대해 살펴보았다. 그런 예들은 시스템 통제자가 없더라도 스스로의 원리에 의해 질서가 나타날 수 있음을 보여준다. 마찬가지로 움직임이란 현상도 동일한 원리가 적용된다. 하지만, 움직임 시스템은 사실 조금 더 특별하다. 그것은 이전에 만들어지지 않았던 낯선 모양의 동작도 **연습**(practice)과 **경험**(experience)을 통해 익숙하게 만들 수 있기 때문이다. 액체 분자들은 연습을 통해 세모 모양의 베나르 세포를 만들 수 없다. 연습도 하지 않을뿐더러, 그렇게 하고픈 마음도 가지고 있지 않다. 각자 활동하던 액체 분자들이 갑자기 대류라는 단위적 질서로 변하는 모습에서 흡사 시스템에 마음이 있지 않나 생각해보지만, 그것은 착각으로 끝난다. 아무리 살펴봐도 그 시스템은 단순한 분자로 이루어진 액체일 뿐이며, 그냥 주어진 조건에 따라 이합집산을 거듭하며 패턴을 만들어낼 뿐이다. 우리가 가진 움직임 시스템은 그 이상이다. 세모가 필요하다면 반복과 연습을 통해 이루어 낸다. 세모뿐만 아니라 네모나 원형도 가능하다. 그것은 어떻게 가능한가?

무생물 복잡계와 달리, 움직임 시스템은 낯선 동작을 익숙하게 만들어내기 위한 필요한 모든 자원을 자신이 가지고 있다. 신경계는 여러 자극, 경험, 연습 등을 통해 자신의 모습을 이리저리 변신시킬 수 있는 **신경가소성**(neural plasticity)이 넘치며[1], 그러한 신경계가 만들어내는 낯선 움직임의 모양은 관절과 근육의 높은 자유도가 실현시킬 수 있다. 가장 중요한 것은 아무리 어려운 **운동기술**(motor skill)이라 하더라도 수백 번,

[1] Kolb, B. (2013). *Brain plasticity and behavior*. Psychology Press.

수천 번 혹은 수만 번 연습할 수 있는 욕망, 동기, 의지와 같은 심리적 동력을 가지고 있다는 것이다. 우리가 익숙하지 않은 움직임의 모양을 익히는 데 이러한 동력이 뒷받침되지 않는다면 새로운 운동기술을 익히지 못할 것임은 두말할 필요가 없다.

앞서 4장에서 언급한 대로 역동적 시스템은 시스템 내에 이미 모든 가능한 상태가 다 준비되어 있다. 그 모든 가능한 상태는 시스템이 어떤 특정한 상황들과 마주할 때 시스템의 역동적 변화를 통해 행동으로 드러난다. 이는 줄기세포로 비유해도 좋다. 배아 발달 과정에서 배아줄기세포는 모든 세포로 분화할 수 있지만, 아직 어떤 세포가 될지는 알 수 없다. 다만, 어떤 특정한 환경과 상태에 따라 필요한 세포로 분화되는 것이다. 마찬가지로 우리는 움직임 시스템을 통해 가능한 모든 움직임을 다 만들어낼 수 있다. 우리의 생물학적 시스템이 허용하는 범위 내에서는 어떠한 움직임도 가능하다는 것을 역동적 시스템은 암시하고 있다. 나아가 특정 상황에서 만들기 어렵거나 어설프고 불안정한 움직임, 즉 밀개 상태의 움직임도 연습을 통해서 안정한 끌개 상태로 만들 수 있다.

사실 우리가 일상생활을 위해 사용하고 있는 대부분의 동작들은 낯선 것을 연습을 통해 익숙하게 만든 것이다. 걷기만 봐도 그렇다. 우리는 아무런 어려움 없이 걷는다. 걷고 있는 동안, 걷고 있다는 생각조차 나지 않을 정도로 자연스럽다. 하지만 이렇게 별것 아닌 것 같은 걷기가 아무런 대가 없이 우리에게 주어졌다고 생각하면 오해다. 겨우 앉게 된 아기들이 서기 위해 얼마나 노력하는지, 겨우 선 다음에는 걸음을 떼기 위해 얼마나 넘어지는지, 부모가 되고 나서야 알 수 있다. 자연스럽게 걷는 것도 그 무수한 시도와 실패를 통해 얻어진 삶의 기술인 것이다.[2] 던지기, 뻗기, 차기, 뛰기 등등 쉽게 하고 있는 동작들도 우리가 자라오면서 수많은 연습을 통해 이루어진 것들이다. 물론 이러한 동작들의 습득은 유아와 아동기를 거치는 동안에 일어나는 신경계와 근골격계의 성숙과 맞물려 있어 발달의 한 과정으로 이해하려는 경향이 있다. 하지만, 엄연히 수많은 연습을 통해 습득된 움직임의 기술이라는 것이 부정될 수는 없다.

이러한 기본적인 운동기술들 이외에도 우리가 살아가면서 익혀야 할 더 많은 움직임의 기술들이 있다. 자전거 타기나 자동차 운전과 같은 이동의 기술은 아주 흔한 예이다. 바느질이나 가위질, 칼질 등과 같은 생활의 기술들은 말할 필요도 없을 것이며, 축구의 드리블, 야구의 캐치볼과 배팅, 테니스의 포핸드와 백핸드, 골프 스윙 등의 스포츠 기술들은 또 어떤가? 게다가 사교춤이나 아이돌의 새로 나온 댄스도 우리의 즐거움을 위해 필요한 것들이다. 물론 노래나 판소리도 엄연한 운동기술이다. 우리가 사는 동안 익혀야 할 운동기술들은 이렇게나 많고 다양하다(그림 5-1). 이를 통해 우리는 사회적 존재로서 필요한 생활 기술들을 보유할 뿐만 아니라 움직임의 유희를 즐길 수 있는 존재로 거듭나게 된다.

[2] Adolph, K. E. (2008). Learning to move. *Current directions in psychological science*, *17*(3), 213-218.

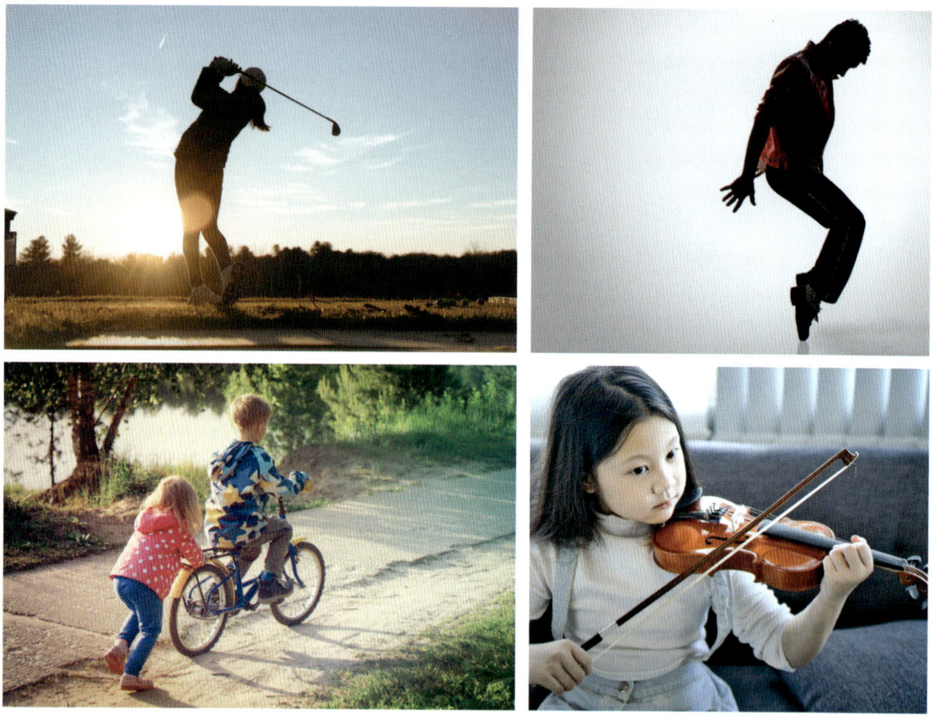

그림 5-1 다양한 운동기술. 우리는 연습을 통해 다양한 운동기술을 습득할 수 있다.

때로는 예상치 못한 불행한 일이 닥쳐 이렇게 습득한 운동기술들을 잃어버리는 경우도 있다. 특히, 발달 과정에서 발생한 뇌의 손상이나 뇌졸중과 같은 여러 신경계 문제들은 자세와 움직임을 예전과는 다른 방식으로 세팅해버린다. 물론 그 '다른' 방식이란 것도 손상에 맞게 움직임 시스템이 새로운 상태의 균형을 이루어낸 것으로 이해해야 한다. 그리고 그렇게 변화된 시스템은 다시 과제와 환경에 맞게 자세와 움직임을 만들어내는 것이다. 그럼에도 불구하고, 뇌졸중 환자들의 꿈은 좀 더 정상적인 모습으로 움직이는 것이다. 뇌성마비 아이를 가진 부모의 마음은 더 말을 보탤 필요조차 없다. 이들이 좀 더 효율적으로 움직이기 위해서 움직임의 재학습이 필요하다. 우리는 어떻게 움직임의 기술들을 익히는 것일까?

## 피츠와 포스너의 인지적 모델

운동기술을 습득하는 과정에 대한 많은 이론들이 있어 왔다. 그중에서 가장 널리 알려진 것은 피츠와 포스너(Fitts & Posner, 1967)의 인지적 모델일 것이다.[3] 이들은 **운동학습**(motor learning)이 **인지단계**(cognitive stage), **연합단계**(associative stage) 그리고 **자동화 단계**(autonomous stage)를 거친다고 제안하였다(그림 5-2). 운동기술 습득의 첫 단계인 인지단계는 말 그대로 움직임의 기술이 어떤 것인지 알아가는 단계라고 말

[3] Fitts, P. M. & Posner, M. I. (1967). *Human performance*. Brooks/Cole Publishing Co, Belmont, Calif.

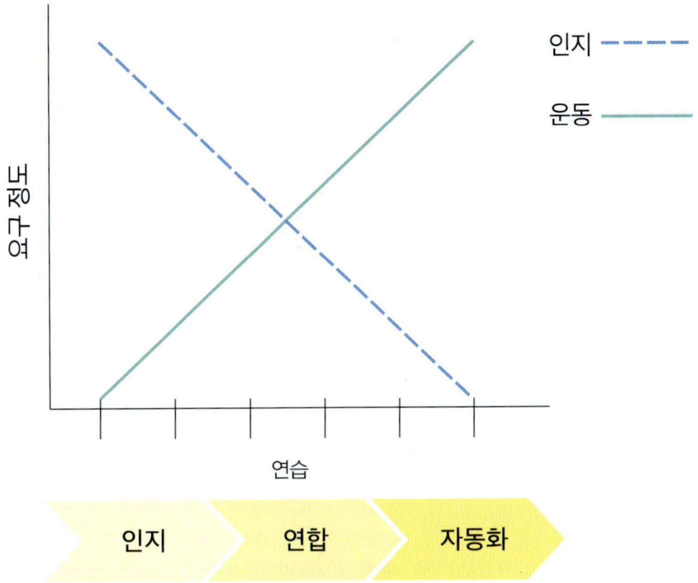


그림 5-2 피츠와 포스너의 인지적 모델. 운동기술을 연습함에 따라 기술에 대한 인지적 요구가 줄어들면서 움직임은 자동화되어 나타난다.

할 수 있다. 기술의 목적이 무엇인지, 움직임의 구성요소는 무엇인지, 어떠한 시간적 순서를 통해 이루어지는지, 외부 환경과 움직임은 어떠한 관계를 지니는지 등이 그러한 것이다. 이렇게 인지적으로 이해된 운동기술이 움직임을 하는 동안에 적용될 것이다.

어떤 특정 운동기술에 대하여 이해하게 되었다면 그 다음은 해당 운동기술의 인지적인 부분과 신체적인 부분을 결합시키는 연합단계이다. 이 단계에서는 인지적으로 인식된 움직임 패턴을 신체적으로 연습하여 체득하게 된다. 피드백, 즉 학습자가 수행한 움직임에 대한 정보를 통하여 수행의 잘된 부분을 강화하고 잘못된 부분을 수정하는 과정이 지속된다. 이 단계의 초기에는 인지적 부분이 더 많이 작동하겠지만, 신체적 수행이 운동기술과 점점 가까워질수록 그 크기는 점점 줄어들게 된다. 물론 인지적인 부분의 성격도 연습 과정에 따라 달라질 수 있다. 연습 초기에는 움직임의 목적이나 거시적 패턴에 인지적인 중점이 맞춰진다면, 움직임의 기술이 향상됨에 따라 좀 더 세심한 움직임에 대한 부분이 강조될 것이다. 이러한 과정을 통해 기술은 점점 더 정교해질 것이다.

피츠와 포스너가 제안한 운동학습의 마지막 단계는 자동화이다. 이 단계에서는 움직임의 인지적 부분이 가장 최소한으로 줄어들어 움직임이 의식적인 도움 없이 자동적으로 수행되는 단계이다. 줄어든 인지적 노력만큼 그 자원을 다른 활동에 사용할 수도 있게 된다. 이는 우리가 걸으면서 대화할 수 있는 이유이다. 움직임의 수행은 가장 안정화되고 자연스럽게 생성된다.

타자 기술의 습득은 피츠와 포스너의 운동기술 습득에 대한 좋은 예이다. 처음으로 컴퓨터 타자를 익힐 때, 자판의 공간적 배열부터 인지적으로 이해하여야 한다. 자판의 특정한 위치를 점유하고 있는 각각의 키(key)들은 숫자, 자음, 모음, 특수 문자, 특수 기능 등의 특정한 입력들과 짝지어져 있다. 그러한 키들이 공간적으로 어디에 위치하고 있는지 눈으로 보지 않고도 기억하는 것은 타자의 빠르기를 위해 매우 중요하다. 키들의 공간적 배열에 대하여 인지적으로 이해되었다면, 이제 양손의 손가락으로 어떻게 움직여서 그 키들을 누를 것인지에 대한 이해가 필요하다. 가장 핵심적인 자판 키만 해도 50개 정도는 된다. 따라서 10개의 손가락을 사용하여 그 50여 개의 키들을 가장 효율적으로 누를 수 있는 움직임의 방법에 대해 반드시 알아야 한다. 이러한 이해를 포기하거나 거부하는 사람은 양손의 검지만을 사용한, 일명 '독수리 타법'으로 자판을 두들길 것이다. 그러나 이는 타자의 속도를 느려지게 하고, 팔을 쉽게 피로하게 만드는 등 결코 권할 수 없는 방법이다.

자판의 배열과 각 키에 대하여 짝지어진 손가락의 움직임 등에 대한 인지적 이해를 기반으로 이제 끊임없는 신체적 연습이 필요하다. 연습이 시작되면 머릿속으로 암기된 공간적 키들이 잘 생각나지 않아 자꾸 자판으로 눈이 가거나, 손가락의 움직임이 자판의 특정 키와 제대로 짝지어지지 않아서 잘못 누르기 일쑤이다. 하지만, 끊임없는 노력과 오류에 대한 수정을 통하여 타자 기술은 점점 향상되어 간다. 더 이상 자판을 눈으로 확인하지 않고도, 정확하고 빠른 입력이 가능해진다.

이윽고, 생각이 바로 타자 되는 경지에 이르게 된다. 구체적으로 말해, 생각과 입력 사이에 있는 과정들 — 생각이 자음과 모음으로 분리되고, 그것과 짝을 이룬 키의 공간적 위치를 기억에서 끄집어내고, 그리고 그곳으로 손가락을 움직이는 일련의 과정들 — 이 사라진 것과 같은 자동화로 나타난다. 이처럼 타자 기술은 명확한 인지적 요소가 있으며, 이를 신체적 연습을 통해 구현하는 연합단계, 그리고 인지적 요소가 거의 사라져버린 자동화 단계로 이행되는 것이다.

운동기술을 연습하는 초기에 인지적 리소스를 많이 사용하다가 차츰 감소하여 자동화되어 가는 과정은 많은 신경과학적인 증거들에 의해 뒷받침되고 있다. 특히, fMRI 연구들은 기술 연습 초기에는 뇌의 피질 영역을 사용하다가 학습이 진행됨에 따라 피질하와 소뇌로 활성 영역이 이동하는 것을 보여준다.[4] 피질 영역은 의식적인 조절을 할 때 활성화되며, 피질하와 소뇌는 순서화되고 자동·습관화된 조절을 담당하는 부위이다.

## 인지적 모델의 한계

이러한 사실들에도 불구하고, 피츠와 포스너의 모델은 너무 인지적 측면에 치우쳐 있다. 모든 운동기술들에서 인지적 요소가 중요하게 작동하는 것은 아니다. 머리로는 기

[4] Lohse, K. R., Wadden, K., Boyd, L. A. & Hodges, N. J. (2014). Motor skill acquisition across short and long time scales: a meta-analysis of neuroimaging data. *Neuropsychologia*, *59*, 130-141.

술의 목적이나 실행 방법 등을 이해하더라도, 때때로 몸이 그것을 전혀 수행하지 못하는 경우도 많다. 자전거 타기가 그 대표적인 예이다. 자전거는 균형을 유지한 채 페달을 밟아 앞으로 나아가면 되는 단순 명료한 운동기술이다. 하지만 이러한 지식은 '어떻게'라는 질문을 던지게 되면 무용지물이 된다. 당장 자전거 안장 위에 올라 중심 잡는 것에서부터 도전이 시작된다. 그것은 말로 잘 설명되지 않기 때문에 알려주기도 쉽지 않다. 설령 말로써 설명할 수 있다 할지라도 입문자가 직접 자전거에 타서 중심을 유지하는 방법을 익히는 데는 별로 유용하지 않을 가능성이 크다. 말로 된 설명을 학습자가 이해하기는커녕 오히려 중요한 몸의 느낌을 놓칠 수도 있다. 이럴 때는 자전거 타는 방법을 인지적으로 알려주는 것보다 몸이 자연스럽게 자전거에 적응하고, 타는 느낌을 체험케 하는 것이 더 큰 도움이 될 수 있다.[5]

한때, "키스를 책으로 배웠다"라는 우스갯소리가 유행한 적이 있었다. 무언가 몸을 통해 하는 방법을 글로써 익히고 인지적으로 머릿속에 넣어봐도 실제 상황에선 아무짝에도 쓸모없을 때 쓰던 말이었다. 당연히, 키스 따위의 운동기술은 몸으로 익히는 게 마땅하다. 이처럼 기술의 인지적인 부분보다 몸을 통한 느낌의 습득이 더 중요한 운동기술들이 있다. 운동기술은 반드시 움직임의 수준에서 나타나야만 한다. 따라서 운동기술의 습득을 인지적 변화에 초점을 맞추는 것은 분명 한계가 있다. 운동기술을 연습하는 동안 움직임은 어떻게 조직되고 변화되는 것일까?

## 주요 용어

| | | |
|---|---|---|
| 연습(practice) | 운동기술(motor skill) | 연합단계(associative stage) |
| 경험(experience) | 운동학습(motor learning) | 자동화 단계(autonomous stage) |
| 신경가소성(neural plasticity) | 인지단계(cognitive stage) | |

[5] Masters, R. S. & Maxwell, J. P. (2004). *Implicit motor learning, reinvestment and movement disruption: What you don't know won't hurt you.* In Skill acquisition in sport. Routledge.

# 5.2 번스타인의 자유도 모델

*진정으로 배운 사람이란*
*배운 대로 자신을 변화시키는 사람이다.*

— 칼 로저스

*이 단원을 읽고 나서,*

1. 번스타인의 운동학습 모델의 첫 단계인 자유도 고정에 대하여 설명할 수 있다.
2. 번스타인 운동학습 모델의 두 번째 단계인 자유도 풀기에 대하여 설명할 수 있다.
3. 운동기술 습득 과정에서 자유도 풀기가 중요한 이유를 임계요동과 관련지어 설명할 수 있다.
4. 중력, 반작용, 상호토크가 움직임에 어떻게 이용되는지 설명할 수 있다.
5. 번스타인 운동학습 모델의 마지막 단계인 외부 힘의 활용을 소산구조와 관련지어 설명할 수 있다.
6. 운동기술 습득 과정을 비평형 상전이를 포함한 모양 형성 과정으로 설명할 수 있다.
7. 운동기술 습득 과정에서 학습자를 위한 지도자의 역할에 대하여 설명할 수 있다.

## 자유도와 운동기술

질문에 대해 생각해보기 전에, 움직임 시스템은 수많은 요소들로 이루어져 있다는 점을 다시 한번 기억할 필요가 있다. 우리의 신경계는 엄청난 수의 신경세포들과 그것들의 결합인 연접을 가지고 있으며, 움직임을 일으키는 근육과 관절도 높은 자유도를 통해 수많은 움직임을 만들어낼 수 있다. 이러한 복잡계로서의 움직임 시스템이 움직임을 조절하는 일반적인 방식은 시너지를 이용한 패턴의 활용이다. 이러한 관점에서 보자면 익혀야 하는 낯설고 어려운 운동기술이란 아직 수많은 구성요소들의 상호작용이 질서화되지 못한 상태를 의미한다. 그리고 낯선 움직임을 익힌다는 것은 질서화되지 않은 구성요소들을 새롭게 조직하여 하나의 안정된 질서로 만들어가는 작업으로 이해할 수 있을 것이다.[6]

앞서 언급하였듯이, 번스타인은 사람이 가진 많은 자유도가 어떻게 조절되는지에 대한 질문을 던진 최초의 과학자였다. 그는 자유도의 조절이 중추신경계가 움직임을 조절하는 핵심 기전이라고 보았다. 나아가 운동기술의 습득도 자유도를 조절해 나가는

[6] Mitra, S., Amazeen, P. G. & Turvey, M. T. (1998). Intermediate motor learning as decreasing active (dynamical) degrees of freedom. *Human movement science*, *17*(1), 17-65.

과정으로 이해하였다. 운동기술 습득 과정을 시스템 속에 내재된 시너지로부터 출발하여 그 시너지에서 해방되어 새로운 시너지를 탐험하고 확립해 나가는 과정으로 설명하였다. 그는 이 단계들을 자유도 고정에서 시작하여 자유도 풀기와 외부 힘의 활용을 거친다고 설명하였다.[7] 그의 모델에 대하여 좀 더 자세히 살펴보자.

### 첫 번째 단계: 자유도 고정

번스타인은 운동기술을 익히는 초기에는 시스템이 자유도를 고정한다고 하였다. **자유도 고정**(freezing *df*)은 우리가 가용할 수 있는 수많은 움직임의 방법 중에 상대적으로 고정된 상태로 관절을 조절하는 것을 의미한다. 실제로 특정 운동기술을 처음으로 배우는 입문자나 초보자의 전반적인 움직임은 숙련자에 비해 딱딱하게 굳어 있다.[8] 어떠한 연습이나 레슨도 받지 않은 골프 입문자에게 스윙을 시켜 보면 엉성하기 짝이 없다. 그것은 뻣뻣하게 굳은 자세 때문이기도 하지만 몸통과 어깨의 회전이 딱딱하게 굳은 것처럼 크지 않기 때문이기도 하다. 스케이트장에서 롤러스케이트나 인라인스케이트를 타는 사람들 가운데 몸이 통나무처럼 딱딱히 굳어서 힘겹게 움직이고 있는 사람을 종종 볼 수 있다. 그런 사람은 의심의 여지 없이 처음으로 타보거나 탄 지 얼마 안 된 입문자이다.

이렇게 운동기술 연습 초기에 관절의 자유도를 고정하는 이유는 무엇일까? 협응역학의 관점에서 보자면, 자유도 고정은 입문자가 운동기술이 요구하는 특정한 움직임을 탐험해본 경험이 없기 때문에 자신이 현재 가지고 있는 내재된 패턴으로 그 특정한 패턴에 대한 탐험을 시작하는 것이다. 이는 새로운 움직임을 만들려고 시도하지만 강한 끌개가 있는 안정한 패턴으로 시스템이 자기조직화되는 현상으로도 설명된다. 이러한 현상은 실험실 연구에서 흔히 관찰된다(그림 5-3b 박스 안).[9] HKB 모델의 90°에 해당하는 움직임을 수행할 때 연습 초기에는 많은 피험자들이 0°나 180°에 해당하는 움직임을 만들어내곤 한다. 앞서 설명하였듯이, HKB 모델이 예측하는 내재적 협응은 0°와 180°에서 끌개 상태를 가지고 90°에서 밀개 상태를 가지는 것이다. 하지만 90°에 있는 밀개는 아주 불안정하여 시스템의 작은 요동으로도 0°나 180°로 굴러떨어진다. 0°와 180° 협응적 움직임은 시스템이 기존에 가지고 있는 내재적 협응 구조이다. 만약 90°의 협응 패턴을 습득하고 싶다면 이러한 기존의 안정한 끌개에서 빠져나와야만 한다.

### 두 번째 단계: 자유도 풀기

연습이 진행되면 움직임 시스템은 자유도를 푸는 단계로 진입하게 된다. 자유도를 푼

[7] Bernstein, N. A. (1967). *The co-ordination and regulation of movements*. Oxford: Pergamon Press.

[8] Vereijken, B., Emmerik, R. E. V., Whiting, H. T. A. & Newell, K. M. (1992). Free(z)ing degrees of freedom in skill acquisition. *Journal of motor behavior*, *24*(1), 133-142.

[9] Ryu, Y. U. (2007). *The coordination dynamics of control and learning in a visuomotor tracking task*. (Doctoral dissertation, Texas A&M University)

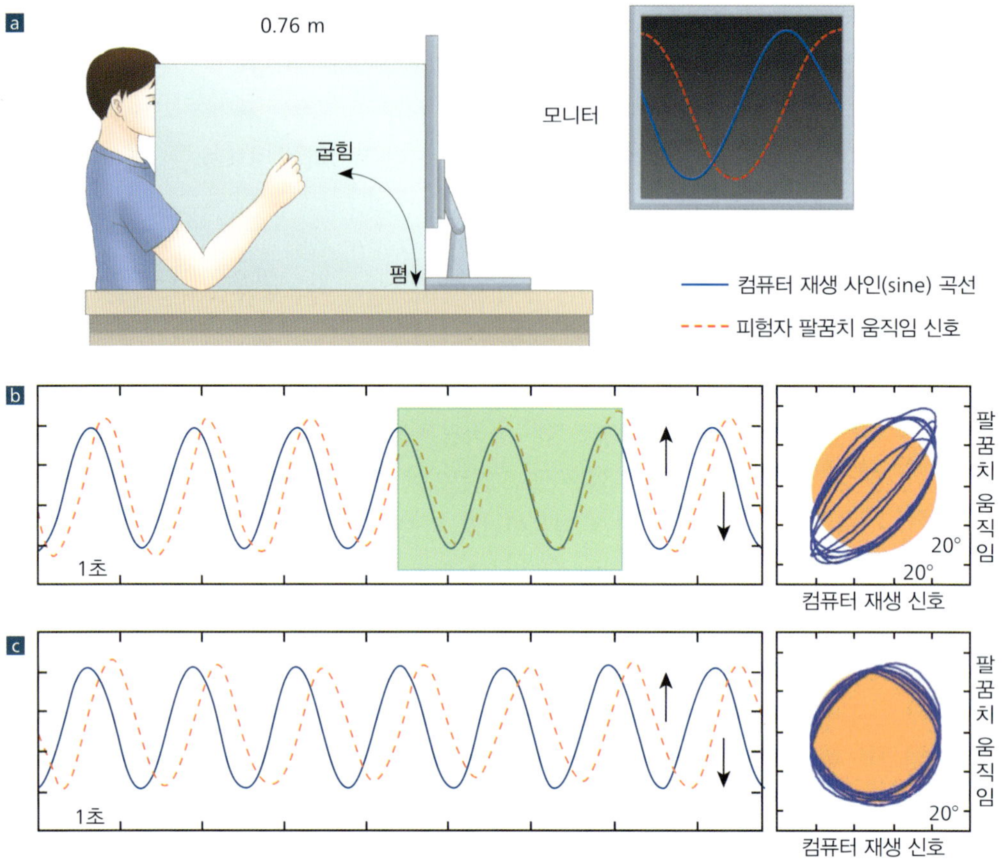


그림 5-3 류(2007)의 실험. 피험자들은 팔꿈치관절의 움직임을 통해 컴퓨터 재생 사인 곡선에 대하여 90° 패턴을 연습하였다(a). 그림 b와 c는 한 피험자의 연습 첫날 첫 수행과 마지막 날(둘째 날) 마지막 수행을 나타내었다. 연습 첫날 피험자의 수행은 90° 패턴을 만들어내지 못했으며 가끔 0° 패턴(녹색 네모)을 만들어내기도 하였다(b). 연습 마지막 수행에서 피험자는 90° 패턴을 정확하고 안정적으로 만들어냈다(c). (출처: Ryu, 2007)

다는 것은 시스템이 구성요소들을 자유롭게 활동할 수 있도록 허락하는 것이다. 굳어 있는 몸으로는 운동기술을 절대 익힐 수가 없으므로 이리저리 몸을 움직여 탐험해보아야 한다. 인라인스케이트를 배우는 사람들이 조금씩 몸도 낮추고 다리도 벌려 가면서 넘어지지 않고 타는 법을 익혀간다. 그러나 팔과 다리의 움직임은 많이 어색하고, 속도는 나지 않고, 조금만 다른 움직임을 시도하면 팔을 휘저으며 엉덩방아를 찧기 일쑤이다. 이러한 혼돈의 상황들은 연습 초기에 보이는 아주 흔한 모습이다. 이처럼 **자유도 풀기**(releasing/freeing *df*)는 시스템을 요동시켜 불안정하게 만드는 원인이 된다.

왜 시스템은 자유도를 풀어 자신을 불안정한 상태로 내모는가? 그 이유는 불안정성이 새로운 질서를 만들어내기 위해 반드시 필요한 요소이기 때문이다. 앞서 불안정성의 '좋은' 면에 대해서 이야기한 바 있다. 움직임 패턴의 변화 과정에서 불안정성은 새로운 질서를 발견하는 탐색자의 역할을 한다고 하였다. 운동기술의 습득에서도 마찬가지이다.[10] 구성요소들을 자유롭게 활동하게 함으로써 생성된 불안정성은 움직임의 여러 상태를 성실히 탐색할 수 있게 한다. 인라인스케이트 학습자는 자신의 몸을 이런 저런 상태로 만들어봄으로써 움직임의 여러 변화를 경험하게 된다. 그러한 변화와 체험은 당연히 자유도가 풀렸기 때문에 가능한 것이다. 스케이팅하는 동안, 몸을 세우고 있으면 다리를 벌리는 게 어려워지고 그러면 중심 잡기가 쉽지 않고 빨리 달릴 수도 없다는 것을 느낄 수 있다. 반면 엉덩이와 무릎을 굽혀 몸을 낮추게 되면, 중심 잡기도 훨씬 쉬워질 뿐만 아니라 다리도 좌우로 많이 벌릴 수 있다는 것을 몸으로 알게 된다. 그리고 다리를 좌우로 벌리는 동안 체중이 다리로 번갈아 옮겨 가는 느낌을 알게 되고, 그것을 이용할 때 속도가 빨라진다는 것을 느끼게 된다. 이러한 인라인스케이팅 기술의 습득 과정은 시스템이 자유도를 푼 덕분에 얻어진다. 이를 통해 나타난 움직임의 여러 변화는 시스템의 구성요소들이 스스로 조직되어 나타난 것들이다.

## 운동기술 습득의 열쇠: 임계요동으로 나아가기

자유도 풀기로 인해 나타난 증가된 불안정성은 시스템이 임계요동으로 나아가는 상태에 있음을 암시한다.[11] 앞서 설명했다시피, 임계요동은 새로운 질서의 탄생이 임박한 분기 지점으로 시스템의 자기조직화가 활발히 나타나는 곳이다. 바로 여기에 운동기술 습득의 열쇠가 있다. 그 첫걸음은 시스템이 자신을 임계 상황으로 밀어넣는 것이다. 새로운 운동기술의 습득은 이미 가지고 있는 안정한 패턴과 익혀야 할 낯선 패턴이 부딪히는 임계 지점에서 나타나는 것이다. 학습자가 기존의 안정한 것을 포기하지 않는다면 새로운 것을 배울 수 없다.

앞서 2장에서 살펴보았듯이, 움직임 시스템은 낯익음과 낯섦 사이의 균형 지점을 스스로 찾아갈 수 있다. 그리고 그곳에서 활발하게 발생하는 자기조직화의 힘으로 움직임의 새로운 질서를 탐색한다. 물론 원하는 모양의 질서가 갑자기 나타나는 것은 아니다. 그것은 연습, 즉 임계요동 상태의 움직임을 지속적으로 반복함으로써 상태의 변화를 가져오는 것이다. 이를 통한 운동기술 습득은 느리며 점진적으로 보일 때가 많다. 그러나 이 방법이 허락된 자유도를 모두 조합하여 익혀야 하는 움직임의 모양을 찾는 것보다 훨씬 빠르고 효율적이다. 왜냐하면, 모든 자유도를 다 사용해보는 것은 사실 무한에 가까운 방법이 있기 때문이다. 따라서 시스템이 임계요동 상황에 자신을 밀어넣는 것은 자기조직화라는 지름길을 이용하고자 하는 것이다.

[10] Ranganathan, R. & Newell, K. M. (2010). Motor learning through induced variability at the task goal and execution redundancy levels. *Journal of motor behavior, 42*(5), 307-316.

[11] Liu, Y. T., Mayer-Kress, G. & Newell, K. M. (2006). Qualitative and quantitative change in the dynamics of motor learning. *Journal of Experimental Psychology: Human Perception and Performance, 32*(2), 380.

느웰과 바일란코트(Newell & Vaillancourt, 2001)는 번스타인의 운동학습 2단계인 자유도 풀기에 대해 다소 회의적인 생각을 드러냈다.[12] 여러 연구들에서 자유도 풀기의 모습은 나타나지 않거나 다르게 진행되는 경우도 많았기 때문이다. 그들은 자유도 풀기가 과제마다 다르게 나타나므로 운동학습에서 나타나는 일반적 전략으로 반드시 필요하지는 않다고 지적하였다. 그러나 번스타인이 말한 자유도를 좀 더 확대해서 이해할 필요가 있다고 생각된다. 특정 운동기술에 대한 다른 측면의 운동행동을 살펴본다거나, 행동의 아래 수준인 신경계나 근육계 수준, 혹은 그 아래의 조직이나 세포 수준에서의 자유도가 어떻게 형성되는지 살펴볼 필요가 있다.[13] 학습이 임계점을 넘어가지 않으면 나타나지 않는 현상이라는 점을 생각해본다면, 임계적 연습으로 인한 시스템의 불안정성과 임계요동은 반드시 필요한 요소이다.[14] 불안정성은 시스템의 자유도가 고정되어서는 나타날 수가 없다.

## 마지막 단계: 외부 힘의 활용

번스타인이 제안한 운동기술 습득의 마지막 단계로 가보자. 그것은 **외부 힘의 활용**(exploiting external forces)이다. 이에 대하여 살펴보기 전에, 그는 왜 뜬금없이 외부 힘을 언급한 것일까? 그가 말한 앞선 두 단계는 자유도와 관계있었다. 이를 바탕으로 마지막 단계를 유추해본다면, '자유도 묶음' 혹은 '자유도 줄임'이 가장 합리적일 것이다. 왜냐하면 배워야 할 움직임의 모양이 새로운 질서임을 감안할 때, 이전 단계에서 풀린 자유도는 반드시 과제지향적으로 합쳐지는 묶임 과정을 거쳐야 하기 때문이다. 특히 번스타인은 중추신경계가 움직임을 조절하는 방법으로 시너지를 상정했다. 시너지란 많은 자유도를 하나의 단위로 묶어 조절하는 방법을 말한다. 결국 숙련된 운동기술을 만들기 위해서는 많은 자유도를 조절하기 쉬운 소수로 묶는 과정이 반드시 필요한 것이다. 하지만, 그는 자신의 운동학습 모델의 마지막 단계를 자유도가 아닌 외부 힘의 활용으로 마무리 지었다. 운동기술 습득에서 외부 힘을 활용하는 것이 왜 마지막 단계일까?

몸은 능동적으로 혹은 수동적으로 움직여진다. 능동적인 움직임은 근육의 힘을 사용하여 수의적으로 관절을 움직이는 것이다. 움직인다고 말할 때 우리는 근육의 힘만을 생각하는 경향이 있다. 그만큼 우리의 생각은 능동적이다. 하지만, 우리는 수동적으로 움직여질 수도 있다. 예를 들어 가만히 있는 우리 몸을 누군가 잡고 움직인다면, 그것 역시 움직임이 나타난 것이다. 실제로 물리치료사는 이러한 수동적 움직임을 운동

[12] Newell, K. M. & Vaillancourt, D. E. (2001). Dimensional change in motor learning. *Human movement science, 20*(4-5), 695-715.

[13] Latash, M. L., Scholz, J. P. & Schöner, G. (2007). Toward a new theory of motor synergies. *Motor control, 11*(3), 276-308.

[14] Chow, J. Y., Davids, K., Hristovski, R., Araújo, D. & Passos, P. (2011). Nonlinear pedagogy: Learning design for self-organizing neurobiological systems. *New Ideas in Psychology, 29*(2), 189-200.

치료에 많이 사용하고 있다.[15] 여기에 더하여 우리는 외부에서 발생한 힘이나 환경에서 이용할 수 있는 여러 요소들을 적극적으로 활용하여 움직이기도 한다. 그 대표적인 것이 중력, 반작용, 마찰력, 상호토크와 같은 것들이다. 먼저 움직임 시스템이 외부적인 힘이나 환경적 요소들을 어떻게 이용하는지에 대하여 알아보자.

## 중력, 반작용, 상호토크

중력은 우리가 힘을 쓰지 않더라도 몸을 움직여줄 수 있다. 앉거나 서서 자신의 왼팔로 오른팔을 어깨 높이 정도로 받치고 있다가 놓아보라. 오른팔에 힘을 빼고 있다면 당연히 팔은 아래로 툭 떨어질 것이다. 바로 중력이 움직인 것이다. 이 중력이라는 외부의 힘을 움직임에 이용할 수 있다. 대표적으로 걷기이다. 걷기는 한쪽 다리가 지면을 지지하고 있는 동안, 반대쪽 다리는 공중에 떠서 추처럼 움직인 뒤에 지면에 내딛는 과정을 거친다. 이때, 발끝 밀기로 다리가 뒤로 이동한 후에 공중에서 지면에 가깝게 내려와 앞으로 이동할 때, 중력을 이용하게 된다. 그리고 의자에 앉는 동안도 중력을 이용한다. 중력에 의해 엉덩이가 의자로 향하지만, 그 속도를 조절하기 위해 넙다리네갈래근이 편심성 수축(eccentric contraction)을 하게 된다. 최근의 연구 결과는 피아노 연주 시 건반을 내려치는 동안, 숙련된 연주자들의 아래팔을 펴는 움직임은 초보자들에 비해서 보다 효과적으로 중력을 이용하고 있는 것으로 밝혀졌다.[16]

**반작용**(reactive force)도 외부로부터 전해지는 힘이다. 작용–반작용은 뉴턴의 운동법칙 중에 하나로 물체 A가 다른 물체 B에 작용하는 힘이 있을 경우, B도 A에 같은 크기의 힘을 가한다는 법칙이다. 만약 당신이 벽을 밀고 있다면, 벽을 밀고 있는 힘만큼 받고 있는 것이다. 이러한 반작용은 우리가 움직일 때 아주 많이 이용된다. 점프나 달리기같이 발로 지면을 밀어 움직임을 일으키는 동작들은 모두 반작용을 이용한다. 우리가 점프할 때, 근육의 힘이 직접적으로 몸을 땅에서 위로 떠올리는 것이 아니다. 근육이 발생시킨 힘이 지면으로 전해지고, 동시에 지면이 반작용으로 작동하여 몸을 공중에 띄워 놓는 것이다.

작용과 반작용은 크기가 같고 방향이 다른, 한 쌍의 힘이며 운동량 또한 보존된다. 하지만 작용에 대한 반작용의 힘이 여러 형태로 분산될 수 있다. 예를 들어 점프할 때, 몸을 앞으로나 뒤로 너무 넘긴다든지, 바닥이 미끄럽다든지 하면, 점프의 높이가 다르게 나타날 수 있다. 점프의 높이를 향상시키는 것은 근육이 발생시키는 내부적 힘도 중요하지만, 반작용을 어떻게 움직임에 이용하느냐에도 달려 있는 것이다. 농구 슛도 마찬가지다. 점프 동작으로 만들어진 반작용의 힘이 몸통을 지나 팔로 효율적으로 전달될 때 공을 더 멀리 던질 수 있다. 이처럼 움직임 시스템이 반작용을 잘 이용하게 되면 더

[15] Kisner, C., Colby, L. A. & Borstad, J. (2017). *Therapeutic exercise: foundations and techniques.* FA Davis.

[16] Furuya, S., Osu, R. & Kinoshita, H. (2009). Effective utilization of gravity during arm downswing in keystrokes by expert pianists. *Neuroscience, 164*(2), 822-831.

효율적으로 움직일 수 있으며, 더 적은 힘으로도 원하는 움직임을 만들어낼 수 있다.

마지막으로 **상호토크**(interactive torque)에 대하여 살펴보자. 상호토크란 몸통과 몸통에 가까운 관절이 만들어낸 힘을 그보다 상대적으로 먼 관절(원위 관절, distal joint)이 이용하는 것을 말한다. 채찍을 생각해보면 쉽게 이해될 것이다. 손으로 채찍을 잡고 휘두르면, 채찍은 공중에서 뱀처럼 탄력 있게 구부려졌다가 펴지면서 목표물을 찰싹하고 때린다. 이때 채찍의 움직임은 채찍 스스로 힘을 만들어 움직인 것이 아니다. 힘은 채찍을 잡은 팔에서 만들어졌다. 팔의 근육이 수축하면서 관절의 움직임을 만들어내고, 여기서 만들어진 힘이 손을 거쳐서 손에서 멀리 떨어진 채찍으로 흘러 들어간 것이다. 이러한 원리는 몸의 움직임에도 적용된다. 손목에서 발생하는 스냅(snap)이 대표적인 예이다. 손목 스냅을 만들어내기 위해서는 손목에는 힘을 빼고 그 위의 팔꿈치나 어깨를 움직이면 된다. 그러면 힘을 주지 않았는데도 손목에서 움직임이 발생한다. 이때 만들어진 손목의 움직임은 근육 힘으로 만들어진 것이 아니라 그 위쪽 관절의 움직임으로부터 발생한 힘이 손목에 전달되어서 나타난 것이다. 물론 손목을 움직인 힘이 수행자의 팔꿈치나 어깨에서 만들어졌기 때문에 외부의 힘이 아니라 내부의 힘이라 생각할 수도 있다. 하지만, 여전히 손목에서의 움직임은 바깥에서 흘러 들어온 힘이 움직였기 때문에 크게 보면 내부에서 발생한 '외부' 힘의 활용으로 볼 수 있을 것이다. 턱걸이의 경우 이를 좀 더 확실히 확인할 수 있다. 바른 턱걸이는 팔꿈치 굽힘근의 힘으로 온몸을 들어 올려야 하나, 힘이 빠진 수행자 중에서 다리와 몸통의 반동을 이용해서 턱걸이하는 경우를 볼 수 있다. 이때 하체나 몸통의 흔들기로 만들어진 힘은 팔꿈치로 전달되어 수행자는 좀 더 적은 팔꿈치 굽힘근의 힘으로 턱걸이를 할 수 있게 된다.

일반적으로 다관절을 이용한 움직임 과제를 수행할 때, 몸통에 가까운 관절일수록 근육의 힘을 주로 사용하며, 몸통에서 멀어질수록 상호토크가 적절히 활용되면서 움직임을 만들어낸다.[17] 물론 원위 관절에서도 근육의 힘이 사용되는데, 이는 상호토크를 적절히 제어하여 움직임을 과제지향적으로 만들어내는 역할을 하는 것이다. 팔을 이용한 던지기 동작에서 근육의 힘을 통하여 어깨가 움직이게 되고, 여기서 발생한 힘이 팔꿈치와 손목으로 흘러 내려가 활용된다.[18]

이렇게 원위 관절에서 상호토크가 활용되는 것은 움직임 과제의 적절한 수행을 위해 매우 중요하다. 만약, 원위 관절에서 상호토크만 100% 이용할 경우에는 움직임은 과제적 맥락을 상실할 수 있다. 반대로 상호토크(혹은 중력이나 환경적 요소)를 전혀 활용하지 않고 근육의 힘만을 사용한다면 많은 에너지 소모와 더불어 과제지향적 움직임을 획득하기가 역시 힘들다. 다시 말해, 움직임에 부여된 과제를 좀 더 효율적이고

[17] Gribble, P. L. & Ostry, D. J. (1999). Compensation for interaction torques during single-and multijoint limb movement. *Journal of neurophysiology*, *82*(5), 2310-2326.

[18] Hirashima, M., Kudo, K. & Ohtsuki, T. (2003). Utilization and compensation of interaction torques during ball-throwing movements. *Journal of Neurophysiology*, *89*(4), 1784-1796.

과제지향적으로 만들어내기 위해 상호토크의 활용과 제어가 반드시 필요하다. 예를 들어 공의 빠르기를 향상시키기 위해서 팔 근육의 힘이 아니라 상호토크가 적절히 활용되어야 한다.[19] 다트 던지기의 경우에도 어깨에서 발생한 힘이 팔꿈치관절에 흘러든다. 다트 선수들을 대상으로 한 실험에서 팔꿈치관절에서 상호토크를 많이 이용할수록 점수가 향상되었다.[20] 앞서 언급한 농구의 슛도 점프에서 발생하는 반작용의 힘이 몸통을 통해 팔로 흘러가고, 그 힘이 손목을 움직이는 상호토크로 작동하는 것이다. 목표물(골대)로 향하는 공의 궤적은 얼마나 적절히 상호토크를 사용하여 손목을 움직이느냐에 달려 있다.

### 소산구조와 운동기술의 완성

다시 제기했던 질문으로 돌아가 보자. 왜 번스타인은 운동기술 습득의 마지막 단계를 외부 힘의 활용으로 생각한 것일까? 왜 자유도라는 개념을 언급하지 않은 것일까? 이 둘은 서로 어떤 관계를 지닌 것일까? 이를 이해하기 위해 소산구조를 다시 상기할 필요가 있다. 소산구조가 말하는 것은 비평형상태에서 새로운 질서의 출현은 에너지의 흡수를 통해 가능하다는 것이다. 여기서 짚고 넘어가야 할 중요한 점은 소산구조가 나타나기 위해서는 시스템이 반드시 외부로 열려 있어야 한다는 것이다. 이는 시스템과 외부 환경의 조화를 의미하는 것이며, 이를 통해 자신의 질서를 만들어가는 것이 소산구조의 핵심이다.

운동기술의 완성도 마찬가지이다. 소산구조가 운동기술 습득에 암시하는 바는 움직임의 기술적 수준에서의 완성은 외부로부터 힘(에너지)을 활용(흡수)함으로써 도달할 수 있다는 것이다. 연습을 통해 시스템이 관련된 구성요소들의 자유도를 묶어가는 동안, 동시에 외부 힘을 움직임에 활용함으로써 운동기술을 궁극적으로 완성시키는 것이다. 즉, 운동기술 습득의 마지막 단계인 자유도 묶음은 외부에서 발생한 힘(예, 반작용, 상호토크)이나 환경과의 조화(예, 중력, 마찰력 등)와 함께 나타나게 된다.

예를 들어 보자. 스피드스케이팅에서 가장 중요한 것은 말 그대로 '스피드'이다. 스케이팅 선수들이 만들어내는 속도는 선수들의 하체가 많은 힘을 생산해 내기 때문만은 아니다. 물론 하체의 힘은 스케이트 날을 통해 빙판으로 전해지고, 동시에 빙판에 반작용으로 작동하여 몸이 앞으로 추진하는 힘을 만들어낸다. 그러므로 하체가 생산하는 힘이 클수록 빠르게 달릴 가능성은 높아진다. 하지만, 속도를 더 빠르게 만들기 위해서는 움직임에 환경적 요소를 철저히 이용해야 한다. 여러 환경적 요소 중에서도 스케이트 날이 빙판에 닿으면서 발생하는 미끄러움은 아주 중요하다. 선수들은 그 미끄러움

[19] Debicki, D. B., Watts, S., Gribble, P. L. & Hore, J. (2010). A novel shoulder – elbow mechanism for increasing speed in a multijoint arm movement. Experimental brain research, *203*(3), 601-613.

[20] Tamei, T., Obayashi, C. & Shibata, T. (2011). Throwing darts utilizes the interaction torque of the elbow joint. *In Annual International Conference of the IEEE Engineering in Medicine and Biology Society* (pp. 1283-1286). IEEE.

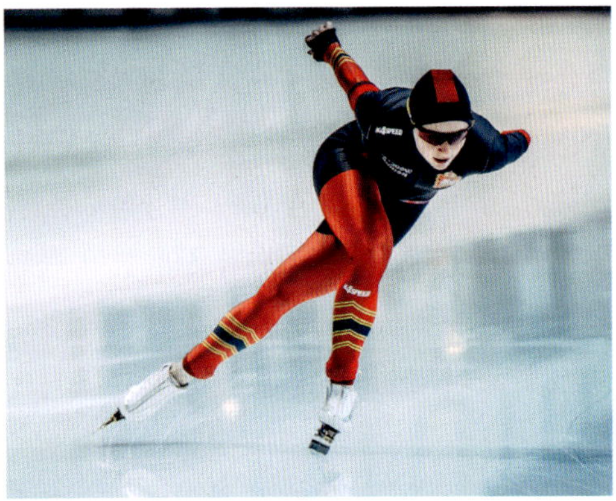

그림 5-4 선수들의 스케이팅 동작은 환경을 철저히 이용하기 위해 협응된 움직임이다.

을 자신의 속도에 철저히 이용한다. 동시에 선수들의 스케이팅 동작 또한 그것을 적극적으로 이용하기 위해 협응된 움직임으로 볼 수 있다(그림 5-4). 만약 미끄러움을 속도에 더 잘 이용할 수 있는 스케이팅 자세가 있다면 선수들은 그것을 마다하지 않을 것이다. 그러한 자세는 미끄러움을 속도로 변환시키는 데 더 유리하기 때문이다.

초보자들은 어떤가? 그들은 빙판의 미끄러움을 제대로 이용하지 못하기 때문에 속도를 낼 수 없다. 오히려 미끄러움이 움직임의 방해요소로 작동하여 엉거주춤한 자세를 만들어낸다. 그 굳어버린 자세는 미끄러움이라는 환경과 상호작용하여 자기조직화된 현상이다. 초보자가 이 자세를 깨트리지 못한다면, 더 이상 새로운 질서로 나아갈 수 없게 된다. 게다가 그 굳은 자세는 환경으로부터 과제지향적 변수인 속도의 이점을 거의 얻지 못한다. 이는 외부로부터 에너지를 흡수하지 못하는 상태를 의미한다. 오히려 자신의 에너지를 외부에 빼앗겨 버린다. 시스템으로서는 최악의 상황이 아닐 수 없다.

요약하자면, 운동기술의 궁극적 완성은 외부의 힘을 최대한 이용하고 환경과의 조화를 이룸으로써 만들어진다. 숙련자가 만들어내는 협응적 움직임은 그 힘을 철저히 이용하여 조화시키기 위해 나타난 것으로 볼 수 있다. 중요한 점은 외부에서 에너지를 흡수하는 것은 시스템의 에너지를 절약하는 결과를 가져온다는 것이다. 이렇게 절약된 에너지는 다시 움직임 과제에 사용될 수 있다. 이를 통해, 능숙해야 할 움직임은 더욱 효율적으로 되고, 민첩해야 할 움직임은 더 빨라지고, 지구력이 요구되는 움직임은 더 오랫동안 할 수 있게 된다. 이렇게 운동기술은 지속적으로 숙련될 수 있다. 즉, 증가된 에너지 효율성 덕택에 움직임은 더 과제지향적으로 나타날 수 있다. 외부의 힘을 철저히 이용하고 환경과 조화를 이루는 것은 에너지 효율성과 과제지향적 움직임을 만들어내는 데 아주 중요하다.

## 운동기술 습득: 비평형 상전이

습득된 움직임의 기술은 필요할 때마다, 늘 그랬던 것처럼, 안정적으로 사용될 수 있다. 습득한다는 것은 없던 것을 가진다는 뜻이다. 즉, 운동기술의 습득은, 할 수 없던 상태에서 할 수 있는 상태가 되는 것이다. 그것은 협응의 변화만을 의미하지 않고, 앞서 살펴보았던 환경과의 조화를 포함한다. 스케이트를 탈 수 없던 움직임 시스템의 상태와 멋진 폼으로 빠르게 달릴 수 있는 상태는 전혀 다르다. 자전거를 탈 수 없는 상태와 쓰러지지 않고 앞으로 나아갈 수 있는 상태는 하늘과 땅 사이의 간극과도 같다. 운동기술의 습득은 결국 시스템 상태의 질적인 변화를 가져온 것이다. 전혀 다른 상태로의 변화, 즉 상전이가 그 과정에서 나타난 것이다.

운동기술 습득 과정은 우리가 앞서 3장에서 살펴보았던 모양 형성 과정과 동일하게 이해할 수 있다. 운동기술 연습 초기에 시스템은 기존에 내재된 모양을 고수하고자 한다. 왜냐하면 그 모양은 아주 강한 끌개 상태에 있기 때문이다. 그러나 시스템은 자유도를 풀어서 그런 안정한 상태로부터 스스로 멀어진다. 그 멀어짐은 새로운 질서를 발견하기 위한, 시스템으로서는 어쩔 수 없는 선택이기도 하다. 그로 인한 불안정한 상태는 임계요동에서 드디어 새로운 질서를 발견하게 된다. 즉, 새로운 운동기술의 습득은 임계요동을 거치는 비평형 상전이의 과정인 것이다.[21] 운동기술의 습득 과정이 모양 형성 과정과 다른 점은 의도된 연습을 요구한다는 것이다. 연습은 섭동으로 작동하여 시스템을 요동시켜 불안정한 상태로 내몰기도 하지만, 그 속에서 익혀야 할 새로운 운동기술의 모양을 발견하고 자유도를 다듬는 데도 중요한 역할을 한다.

운동기술 습득 과정에서 나타나는 상전이는 연습으로 인해 시간이 필요하다. 상전이는 급격히 나타날 수도 있고, 점진적으로 나타날 수도 있다. 자전거 기술의 습득은 전자에 해당한다. 자전거를 탈 수 없는 상태와 탈 수 있는 상태는 명백히 구분되고, 그 상태 변환의 순간은 그리 오래 걸리지 않는다. 오늘은 10미터를 달리다 넘어지고, 내일은 20미터를 달리다 쓰러지는 것이 아니라, 타는 방법을 습득하는 순간 거리에 상관없이 지속적으로 탈 수 있게 되는 것이다. 넘어지지 않는 속도로 나아가면서 균형을 이루는 느낌을 몸이 깨닫는 순간, 상태의 변환은 순식간에 발생한다.

반면, 골프 스윙이나 스케이팅 기술처럼 눈으로 확인될 만한 바른 움직임이 나오기까지 점진적인 변화를 나타내는 경우도 있다. 상대적으로 느린 변화를 보이는 운동기술들은 대개 시스템이 조절해야 할 자유도가 많을 때 나타난다. 골프채를 잡고 휘두르는 동안, 몸의 큰 관절들에서는 모두 움직임이 일어난다. 어깨관절과 몸통의 척추관절 회전이 주요한 움직임이겠지만, 그 움직임이 나타나는 동안 다리의 엉덩관절, 무릎관절 그리고 발목관절에서도 자연스러운 움직임이 나타나야 한다. 공을 맞출 때까지 팔꿈치관절은 편 채로 고정되는 것이 선호되는데, 그 고정도 처음에는 의식적으로 조절되어야 한다. 이처럼 골프 스윙을 만들어내는 데 있어서 시스템이 조절해야 할 관절들의 수는 적지 않다. 골프 스윙 입문자에게 이러한 여러 관절들의 조절과 협응은 대단히 도전적일 수밖에 없다.

## 운동기술 습득 과정은 모양 형성 과정이다

번스타인의 운동학습 모델을 중심으로 운동기술 습득 과정을 설명하였으나, 사실 여러 과학자들에 의해 다양한 운동학습 모델이 제안되었다. 그럼에도 불구하고, 번스타인의 것을 중점적으로 설명한 이유는 운동기술의 습득 과정이 앞서 살펴본 움직임의 자기조

[21] Zanone, P. G. & Kelso, J. A. (1992). Evolution of behavioral attractors with learning: nonequilibrium phase transitions. *Journal of Experimental Psychology: Human perception and performance*, *18*(2), 403.

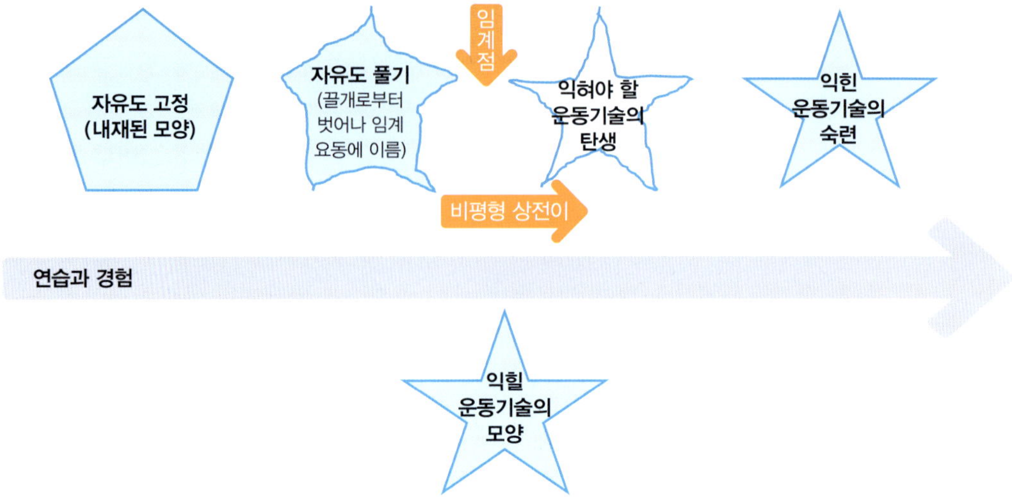


그림 5-5 비평형 상전이로서의 운동기술 습득 과정. 시스템은 연습을 통해 끌개를 가진 기존의 안정한 모양을 불안정하게 만들어 임계요동을 거쳐 자기조직화된 새로운 모양을 이끌어 낸다. 움직임의 기술적 수준으로서의 완성은 외부로부터 힘(에너지)을 활용(흡수)함으로써 이루어진다.

직화된 모양 형성 과정과 다르지 않다는 것을 보여주기 위해서이다. 물론 번스타인은 소산구조나 모양 형성에 대한 원리를 사용하거나 염두에 두고 운동기술 습득의 단계를 설명하진 않았다. 하지만, 운동기술 습득에 대한 그의 모델은 그러한 원리들과 연관시켜 쉽게 이해되고 설명될 수 있다. 말하자면, 운동기술도 낯선 움직임의 모양을 능숙하게 만들어내는 것이므로 모양 형성의 과정으로 이해할 수 있는 것이다. 앞서 우리는 기능적 움직임은 모양을 가지며, 이는 모양 형성 과정으로 이해할 수 있음을 살펴보았다. 이렇게 움직임의 조절과 학습은 동일한 원리에 의해 작동되고 있다.

요약하자면, 운동기술의 습득은 시스템이 자유도를 풀어서 기존의 끌개를 가진 안정한 모양을 불안정하게 만들고, 이로부터 자기조직화된 새로운 모양을 이끌어 내는 과정이다(그림 5-5). 익혀야 할 낯선 움직임의 모양은 지속적인 연습을 통해 구성요소들의 자유도를 새롭게 묶어가는 과정을 거치면서 안정화된다. 그리고 움직임의 기술적 수준으로의 완성은 외부로부터 힘(에너지)을 활용(흡수)함으로써 이루어진다.

## 운동기술 습득을 위한 전문가의 역할

새로운 운동기술은 임계 지점에서의 연습을 통해 자기조직화되어 나타난다는 사실을 모든 운동기술을 혼자 익힐 수 있다고 오해해서는 안 된다. 간단한 운동기술들은 그렇게 학습하더라도 상관없겠지만, 웬만하면 경험자나 전문가의 지도를 받는 것이 효율적이다. 특히, 골프나 스케이팅과 같이 쉽게 익히기 어렵고, 바른 움직임이 나타나는 데 오랜 연습이 필요한 운동기술의 경우에는 그것이 훨씬 더 현명한 선택이다.

그렇다면 전문가의 지도는 어떻게 이해할 수 있을까? 그것은 지도를 통해 학습자가 운동기술이 궁극적으로 요구하는 올바른 움직임의 모양을 만들 수 있도록 도와주는 것이다. 전문가는 큰 그림을 이미 알고 있는 사람이다. 그것을 완성하기 위해 전반적인 과정을 계획하고 적용하며 학습자를 인도한다. 운동기술 습득 기법에 대해서는 다양한 관점과 접근법으로 많은 연구들이 진행 중이다.[22] 역동적 시스템 관점에서는 학습자가 자기조직화를 통하여 올바른 움직임의 모양을 가지도록 인도하는 것이 중요할 수 있다.[23] 물론 지도자가 바른 움직임 패턴으로 인도해준다고 하여 즉시 학습자가 습득해 버리는 것은 아니다. 여전히 학습자는 그 움직임 패턴에 익숙하지 않으므로, 처음에는 불안정성을 보이게 된다. 그러한 임계요동 상태로부터 자기조직화의 과정을 거쳐 연습을 통해 안정하게 자리 잡아 간다.

만약 전문가의 지도 없이 학습자가 시스템의 자기조직화만을 이용하여 기술을 연습한다면 어떻게 될까? 움직임 시스템은 연습하는 그 시점에 가장 알맞은 상태로 패턴을 만들어내게 된다. 문제는 이렇게 선택된 패턴이 익혀야 할 올바른 모양의 운동기술과 차이가 날 수 있다는 점이다. 특정 패턴이 학습자의 현 상황에서 가장 효율적이고 기술적으로 적합하다 할지라도, 궁극적으로 완성해야 할 움직임의 모양으로 인도해주지 못한다면 바람직하지 못할 수도 있다. 그로 인해 나쁜 패턴이나 습관으로 발전하게 되며, 나아가 수행의 향상이 더뎌지거나 넘어서기 힘든 벽에 부딪힐 수 있다. 게다가 그렇게 고착화된 패턴은 강한 끌개가 되어 버려 나중엔 바로잡기가 아주 힘들어진다.

이처럼 운동기술의 바른 습득을 위해 전문가의 지도는 아주 중요한 역할을 한다. 그렇다면 움직임 재활을 담당하는 **물리치료사**(physical therapist)의 역할은 어떨까? 움직임의 재습득 과정에서 운동 전문가의 지도와 동일한 역할을 할까? 그렇다. 전반적으로 동일한 역할을 한다. 물리치료사들은 환자의 상태에 따라 적절한 움직임이 나타나도록 이끈다. 그것이 그들만이 가지고 있는 전문성이다. 그러나 레저나 스포츠 등을 위한 운동기술의 습득과는 달리, **움직임 재활**(physical rehabilitation)의 경우엔 환자의 상태나 질환에 따라 궁극적인 재활의 목표가 다를 수 있다. 어떤 환자에겐 일반인과 같은 패턴을 만들어주기보다는 기능적인 움직임을 만들어주는 것이 훨씬 효과적일 경우도 있다. 예를 들어, 뇌성마비 아동의 보행 패턴이 반드시 일반인과 같을 필요는 없다. 예후를 고려하여, 아동이 기능적으로나 에너지 소비적으로 가장 효율적으로 움직일 수 있게 만들어주는 것이 중요할 수 있다.

## 주요 용어

자유도 고정(freezing *df*)
자유도 풀기(releasing/freeing *df*)
외부 힘의 활용(exploiting external forces)
반작용(reactive force)
상호토크(interactive torque)
물리치료사(physical therapist)
움직임 재활(physical rehabilitation)

22 본 책에서는 이에 대한 세부적인 내용을 다루지 않는다.
23 아직 많은 연구적 근거가 제시되고 있진 않다.

# 5.3 운동학습 곡선의 이해

*앎이란 다른 방식의 이해를 말한다.*
*즉, 이해했다고 의심하지 않았던 것을*
*완전히 새로운 방식으로 다시 깨우치는 것이다.*

— 도리스 레싱

*이 단원을 읽고 나서,*

1. 멱함수를 따르는 여러 임계적 현상을 설명할 수 있다.
2. 운동학습 곡선이 일반적으로 멱함수로 나타나는 이유를 상전이 관점으로 설명할 수 있다.
3. 멱함수의 변곡 구간에서 발생하는 변화를 신경계와 행동 수준에서 설명할 수 있다.
4. 척도 없는 네트워크의 분포도가 멱함수로 나타나는 이유에 대하여 설명할 수 있다.
5. 운동기술의 습득을 신경계의 네트워크 형성으로 설명할 수 있다.
6. 척도 없는 네트워크가 운동기술 습득에 주는 암시에 대하여 설명할 수 있다.
7. 여러 분절들이 시간적 순서를 가진 운동기술을 습득하는 동안 나타나는 덩이짓기에 대해 설명할 수 있다.
8. 에릭슨의 의식적인 연습에 대하여 설명할 수 있다.

## 멱함수와 임계적 현상

운동학습의 특징 중 하나는 운동기술의 습득이 오래 걸리든 그렇지 않든 수행 능력 향상의 비율이 비선형적으로 나타난다는 것이다. 대개 연습 초기에 수행력이 크게 향상되고, 운동기술을 습득해 감에 따라 그 향상의 정도가 더뎌지는 모습을 보인다. 물론 운동기술의 특성이나 개인적 역량에 따라 다르게 나타날 수 있지만, 일반적으로 학습 곡선은 연습량과 수행 능력 사이의 멱함수로 나타난다. 이를 연습에 있어 **멱함수 법칙(power law of practice)**이라 한다.[24] 연습을 통해 무엇이 변하길래 수행 향상이 대체적으로 그렇게 나타나는 것일까? 이에 대한 구체적인 대답은 아직까지 명확하지 않다. 다만 멱함수가 복잡계의 임계 지점에서 나타나는 대표적인 현상이라는 사실에 관심을 가져 볼 만하다.

[24] Newell, A. & Rosenbloom, P. S. (1981). Mechanisms of skill acquisition and the law of practice. *Cognitive skills and their acquisition*, *1*(1981), 1-55.

임계적 상황에서 나타나는 멱함수는 자연(복잡계)에서 관찰되는 일반적인 원리의 하나로 이해되고 있다.[25] 2장에서 언급된 모래더미 게임을 다시 소환해보자. 모래 알갱이들은 더미를 이루어 스스로 임계성(균형)으로 나아가며, 사태를 통해 자발적으로 그 임계성을 유지시킨다는 것을 살펴보았다. 여기서 흥미로운 점은 사태의 크기이다. 모래 알갱이가 위에서 흩뿌려질 때 크고 작은 사태는 무작위적으로 발생하는 것처럼 보이지만 그 분포를 조사하여 보면, 신기하게도 멱함수로 나타난다. 즉, 작은 사태는 흔하게 발생하나, 큰 사태는 흔하지 않다. 이렇게 자기조직화를 통하여 균형(임계성)에 도달한 시스템은 멱함수적 행동을 통해 자발적으로 임계성을 유지하고 있다.

이러한 멱함수를 따르는 임계적 현상은 많이 보고되고 있다.[26] 지진의 크기도 구텐베르크-리히터 법칙으로 알려진 멱함수를 따른다. 작은 지진은 자주 발생하지만, 크기가 커질수록 기하급수적으로 발생 확률이 줄어드는 것이다. 지진은 두 지각이 만나 서로 간의 힘이 부딪히는 임계 지점에서 새로운 관계를 형성하는 것이다. 멱함수 법칙은 물리적인 현상뿐만 아니라 전쟁과 같은 사회적 현상에도 나타나는 것으로 알려져 있다. 사상자가 많지 않은 국지전은 시시때때로 발생하지만, 사망자가 많아질수록 그러한 전쟁의 발생은 기하급수적으로 줄어든다. 전쟁이란 국가나 세력 간의 힘이 부딪혀 임계 지점에서 새로운 힘의 평형을 만들어내는 것이다.

나아가 뇌전도(electroencephalograph, EEG), 뇌자기도(magnetoencephalograph, MEG), 기능적 자기공명영상(fMRI) 등을 통한 뇌의 활동 분석에서도 멱함수 법칙이 나타나는 것으로 보고되고 있다.[27] 벡스와 플렌츠(Beggs & Plenz, 2003)의 실험은 이를 살펴본 대표적 연구이다.[28] 그들은 사각형으로 얇게 포를 뜬 쥐의 대뇌피질에 60개의 전극을 꽂아 전기적 신호를 4 msec 간격으로 기록하였다. 그 결과, 전극(신경세포)에서 발생한 전기적 신호(활동)가 적을수록 아주 많이 발생하는 반면 많아질수록 기하급수적으로 줄어들었다. 즉, 실험에서 신경 네트워크(neural network)의 자연스러운 시공간적 활성화 크기는 멱함수 분포를 따랐다. 이에 대해 벡스와 플렌츠는 신경 네크워크가 유지하고자 하는 안정성과 신호 전달을 위해 그 안정한 상황을 깨트릴 수밖에 없는 활동 간의 역동적 균형, 즉 신경 네트워크가 임계성에 놓여 있기 때문이라고 설명하였다. 그들은 이러한 현상을 모래더미 게임에서 관찰되는 사태의 특성과 닮았다는 것에서 영감을 얻어 '**신경세포 사태(neuronal avalanche)**'로 명명하였다.

25 Bak, P. (2013). *How nature works: the science of self-organized criticality*. Springer Science & Business Media.

26 Buchanan, M. (2000). *Ubiquity: the science of history, or why the world is simpler than we think*. 우리나라엔 "우발과 패턴(김희봉 옮김, 시공사, 2014)"으로 출판되어 있다.

27 He, B. J. (2014). Scale-free brain activity: past, present, and future. *Trends in cognitive sciences, 18*(9), 480-487.

28 Beggs, J. M. & Plenz, D. (2003). Neuronal avalanches in neocortical circuits. *Journal of neuroscience, 23*(35), 11167-11177.

신경계는 이러한 임계성에서 학습을 최적화한다. 예를 들어, 신경계를 모사한 네트워크가 논리적 구조를 학습하거나[29] 뇌의 시각피질이 시각적 패턴을 학습하는 동안[30] 신경세포 사태가 나타남을 최근의 연구들은 보여주고 있다. 즉, 신경계 수준에서의 학습이라는 현상은 기존의 안정한 상태와 익혀야 할 새로운 상태 간의 끊임없는 역동적 균형 과정 속에서 나타나는 것이며, 이는 멱함수적으로 나타나는 신경 네트워크의 활성화를 통해 파악할 수 있다.

운동학습도 기존의 안정한 움직임과 익혀야 할 낯선 움직임이 연습을 통하여 부딪히는 임계 지점에서 나타나는 현상으로 이해할 수 있다. 이는 단일 연습에서 기대되는 수행 향상 정도는 멱함수 분포를 만들어낼 것임을 암시한다. 즉, 임계적 연습을 통한 수행의 미세한 변화들은 자주 발생하나 아주 큰 변화들은 그리 흔하게 나타나지 않을 것이다. 아쉽게도 운동학습 분야에서 이에 대한 행동학적 연구는 아직 부족하다.

## 운동학습 곡선: 멱함수와 상전이

운동학습 곡선의 전 범위를 살펴보아도 수행력의 향상은 연습량에 따른 멱함수의 모습을 보인다(그림 5-6). 사실, 어떤 현상에서 멱함수가 나타난다는 것은 그 현상들 내에서 질적인 큰 변화가 존재한다는 것을 나타낸다. 좀 더 자세히 살펴보자. 일반적인 운동학습 곡선은 그래프의 왼쪽 위에서 시작한다. 그리고 연습이 진행됨에 따라 곡선은 그래프의 위에서 급격히 아래쪽을 향한다. 그리고 곡선은 그 기울기의 경향이 변하는 변곡 구간을 통과하면서 그래프의 바닥 근처에서 오른쪽으로 길게 횡보하게 된다. 물론 곡선은 완전한 수평선으로 끝나지 않고 조금씩이지만 아래로 향하는 모습을 보인다. 이러한 곡선의 모습은 운동기술의 연습 초기에는 수행이 급격히 향상되다가, 변곡 구간을 통과하면서 연습에 비해 수행 향상 정도가 무뎌지게 됨을 나타낸다.

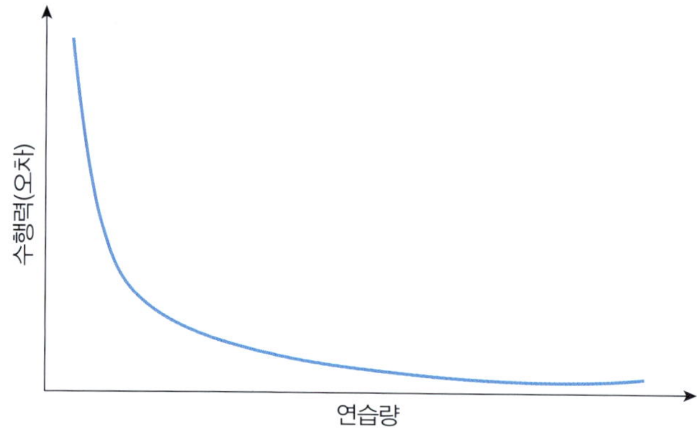


그림 5-6 학습곡선. 일반적으로 학습곡선은 연습량과 수행 정도 사이의 멱함수로 나타난다.

연습 초기에 보이는 급격한 수행 향상은 시스템이 익혀야 할 운동기술에 재빨리 다가가고 있음을 나타낸다. 그러나 곡선이 아직 바닥에 이르지 않았으므로 운동기술을 습득한 상태는 아니라고 볼 수 있다. 변곡 구간 이후에는 바닥에 거의 근접한 곡선이 완만하게 수평선으로 이어지고 있기 때문에 이미 해당 운동기

[29] de Arcangelis, L. & Herrmann, H. J. (2010). Learning as a phenomenon occurring in a critical state. *Proceedings of the National Academy of Sciences, 107*(9), 3977-3981.

[30] van Kessenich, L. M., Berger, D., De Arcangelis, L. & Herrmann, H. J. (2019). Pattern recognition with neuronal avalanche dynamics. *Physical Review E, 99*(1), 010302.

술에 대한 기본적 습득이 끝나고 기술의 유지나 숙련 단계로 접어들었음을 나타낸다. 예를 들면, 자전거를 이미 타게 된 이후의 숙련을 암시하며, 스케이트보딩은 바른 패턴이 나타난 이후에 자세를 더 안정화하면서 빠르기 등을 향상시키고 있는 상태인 것이다.

곡선의 변곡 구간에서는 무슨 일이 벌어지고 있을까? 그 구간에서는 연습하고 있는 운동기술의 질적인 변화가 나타나고 있는 '중'임을 암시한다. 아직 갖추어지지 않고 불안정한 운동기술이 드디어 제대로 된 모양으로 안정화되어 가고 있음을 나타낸다. 즉, 운동수행의 질적인 변화인 상전이가 진행되고 있음을 암시하고 있다. 따라서 이 변곡 구간의 마지막 부근에서는 해당 운동기술을 습득했다고 보는 것이 합리적일 것이다.

결국 운동학습 곡선이 멱함수의 모습으로 나타나는 이유는 운동기술을 습득하는 과정에 행동의 질적 변화인 상전이를 포함하고 있기 때문으로 볼 수 있다.[31] 이렇게 운동기술 습득을 임계 지점에서 나타나는 상전이로 바라볼 때 운동학습 곡선이 연습에 대한 멱함수로 나타나는 이유를 설명할 수 있다.

### 운동학습 곡선: 자유도의 변화

운동기술 습득에 있어서 행동의 질적인 변화가 운동학습 곡선을 멱함수로 만들어낸다면 행동의 하위 수준에서는 어떠한 변화를 동반하는 것일까? 물론 여기서 하위 수준을 이루는 모든 구성요소들의 변화를 기술하는 대신, 그것들을 자유도로 치환하여 이해하고자 한다.

앞서 살펴본 번스타인의 모델은 운동기술 습득 과정이 수많은 자유도가 다듬어져서 결국은 조절이 용이한 수만큼 줄어드는 과정이라는 것을 말하고 있다. 이러한 관점에서 본다면, 연습 초기의 상대적으로 큰 기술적 향상은 다듬을 수 있는 자유도가 많기 때문이며, 후기의 더딘 향상은 그렇게 할 만한 자유도가 별로 남아 있지 않기 때문으로 볼 수 있다. 좀 더 풀어 설명해보자.

연습하기 전에는 특정 운동기술과 관련된 구성요소들이 아직 상호작용하지 못하고 있는 상태이다. 따라서 구성요소들은 각기 독립적이며, 시스템의 자유도는 엄청나게 증가되어 있다. 이렇게 독립적으로 분리되어 있던 구성요소들은 연습을 통하여 상호작용하며 연결되기 시작한다. 이처럼 연습 초기에는 다듬을 수 있는 자유도가 아주 많다. 그러나 그 엄청난 자유도로 인해 시스템의 행동은 제멋대로며, 불안정하게 나타난다. 물론 번스타인의 모델은 연습 초기의 시스템이 바로 자유도를 풀지 않고, 자신이 가지고 있는 안정한 모양을 사용하고자 한다는 것을 제안한다. 하지만 이는 새로운 운동기술을 습득하는 데 아무런 도움이 되지 않으므로 시스템은 언젠간 구성요소들을 자유롭

[31] Newell, K. M., Liu, Y. T. & Mayer-Kress, G. (2009). Time scales, difficulty/skill duality, and the dynamics of motor learning. *Progress in motor control*, 457-476.

게 활동할 수 있도록 만들어줘야만 한다. 그래야 진정한 운동기술 습득의 닻을 올리는 것이다. 이후, 연습과 함께 시스템의 자유도는 다듬어지고 묶이는 과정을 밟는다. 멱함수로 나타나는 운동학습 곡선에 따르면, 이 과정은 연습과 함께 급격하게 진행된다.

그리고 곧 연습 초기의 파편화된 자유도들은 다듬어지고 묶여 줄어들게 된다. 그렇다면 자유도는 어느 정도로 줄어들게 되는가? 자유도의 수는 움직임 시스템이 해당 운동기술을 쉽게 조절이 가능할 정도로 줄어들 것이다. 그렇게 될 때 시스템은 시너지를 통해 움직임을 조절할 수 있게 된다. 즉, 새로운 시너지가 탄생하게 되는 것이다. 이를 통해, 운동행동의 수준에서는 익히고자 하는 새로운 운동기술이 바르고 안정하게 나타나기 시작한다. 다시 말해, 행동의 질적인 변화인 상전이가 나타난다. 자유도의 관점으로 본다면 상전이는 특정 운동기술을 조절하기 힘들 정도로 많은 자유도의 수가 시너지를 이용할 수 있을 만큼의 수로 줄어드는 변화로 이해할 수 있다. 움직임 시스템은 이제 덩어리가 된 극소수의 자유도를 조절함으로써 처음엔 할 수 없었던 운동기술을 쉽고 안정적으로 수행할 수 있게 되는 것이다. 앞서 설명하였듯이, 이러한 변화는 운동학습 곡선에서 변곡 구간을 거쳐 나타난다.

변곡 구간의 마지막 지점을 신경계 수준으로 설명하면, 연습하고 있는 운동기술과 관련된 신경세포들이 새로운 연접을 만들기도 하고, 원래 있던 연접을 강화시키거나 약화시키기도 하고, 있던 연접을 끊어 버리기도 하고, 혹은 새로운 신경세포를 만들어 내기도 하면서, 의미 있는 덩어리로서의 **네트워크(network, 그물망)**가 형성된 지점을 말한다.[32] 행동 수준에서는 엉성하고 불안정하던 움직임이 익혀야 할 움직임으로 드디어 안정적인 모양을 갖추어 나타나는 지점이다. 물론 특정 운동기술을 연습하는 동안, 신경계 네트워크만 변하는 것도 아니고 근골격계를 포함한 행동 수준의 움직임에서만 변화가 나타나는 것도 아니다. 연습하고 있는 운동기술과 관련된 모든 구성요소들의 자유도 변화와 운동행동의 변화는 동시에 나타난다(글상자 5-1). 끌개 지형도로 설명하자면, 봉우리가 깎여서 드디어 오목한 골짜기가 나타난 지점이다(그림 5-7). 지형도 상의 이러한 골짜기의 출현은 익혀야 할 운동기술을 습득하였다는 것을 의미한다. 그리고 습득된 운동기술은 드디어 안정한 끌개로 작동할 것임을 암시한다.

이렇게 조절에 용이하도록 묶인 자유도, 그와 동반된 움직임의 질적 변화가 나타난 이후에는 운동기술의 발전은 상대적으로 무뎌진다. 따라서 이제 운동학습 곡선은 아주 완만하게 가로로 이어진다. 그 이유는 이미 의미 있게 줄어든 자유도에 더 편입될 자유도가 별로 남아 있지 않기 때문일 것이다. 물론 연습을 통하여 분리되어 있는 소수의 작은 자유도들이 이미 형성된 자유도 덩어리에 편입될 수 있을 것이지만, 이제 움직임 시스템은 운동기술의 숙련에 더 초점을 맞추게 된다. 지속적인 연습을 통하여 외부 힘의 활용을 통한 에너지 효율성 향상과 과제지향적 움직임의 숙련이라는 과정을 밟게 된다.

[32] Holtmaat, A. & Svoboda, K. (2009). Experience-dependent structural synaptic plasticity in the mammalian brain. *Nature Reviews Neuroscience, 10*(9), 647-658.

## 글상자 5-1 연습은 신경 구조와 행동을 동시에 변화시킨다

최근의 신경과학 연구들은 새로운 운동기술의 연습이 수행력의 향상과 더불어 관련된 신경세포들의 구조적인 변화를 동시에 가져온다는 것을 보여주고 있다. 슈와 동료들(Xu et al., 2009)[33]은 1개월 된 생쥐들[34]에게 앞발을 뻗어 손으로 능숙하게 조작(manipulation)해야만 씨앗을 성공적으로 집어서 먹을 수 있는 과제를 훈련시켰다. 훈련은 하루 1시간씩 16일간 지속되었다. 훈련 초기에는 대략 20% 내외의 씨앗 획득 성공률을 보였다. 이후 대다수의 생쥐들(n=42)은 훈련 4일 이후에 40% 이상의 성공률로 뻗어 집기(reach and grasp) 기술의 정점에 이르렀다. 그러나 몇몇 생쥐들(n=5)은 씨앗 집기에 지속적으로 실패하면서 4일에서 6일 사이에 아예 훈련을 포기해버렸다.

연구자들은 이광자 레이저 현미경(two-photon laser microscopy)을 사용하여 생쥐들의 관련 운동피질의 피라미드 신경세포들을 관찰하였다. 그들은 특별히 신경세포체(soma)의 가지돌기(dendrite)에서 튀어나온 가지들(spines)이 훈련 전후에 어떻게 구조적으로 변하는지 살펴보았다. 가지돌기의 가지들은 다른 신경세포체와 연접을 통하여 전기화학적 신호를 받아들이는 기능을 한다. 따라서 가지들의 구조적 변화를 살펴보는 것은 연접의 연결과 변화를 파악할 수 있는 아주 좋은 안내자가 된다.

연구자들은 다음과 같은 중요한 관찰과 결과들을 얻었다. 먼저, 씨앗 쥐기 기술을 습득한 생쥐들의 가지돌기에 새로운 가지들이 나타났음을 관찰하였다. 그 새롭게 나타난 가지들은 성공적인 훈련과 거의 동시에 생성되었으며, 쥐기 성공 횟수가 증가할수록 더 많이 생성되었다. 이러한 현상들은 기술 습득에 실패한 생쥐들과 연습에 참여하지 않은 통제군 생쥐들에게서는 나타나지 않았다. 게다가 기술 습득 생쥐들에게서는 기존의 가지돌기에 있던 가지들이 통제군과 기술 습득에 실패한 생쥐들보다 더 많이 사라졌다. 이러한 가지들의 생성(spinogenesis)과 제거(elimination)는 운동기술의 연습이 해당 과제에 맞게 연접 네트워크를 재배치(rewiring)하였다는 것을 나타낸다. 강조하자면, 이러한 결과들은 특정 운동기술에 대한 반복적 연습은 행동 수준에서 질적 변화를 가져올 뿐만 아니라, 거의 즉각적으로 관련 신경 구조물과 연결 네트워크도 과제특수적으로 변화시킨다는 것을 명확히 보여주고 있는 것이다. 이렇게 새롭게 구조화된 가지들과 재배치된 연접들은 16일간의 훈련이 끝난 수개월 후에도 여전히 존재하는 경향을 보였다. 이는 습득한 운동기술이 장기간 유지될 수 있는 신경세포 수준의 구조적 기반을 제공하는 것이다.

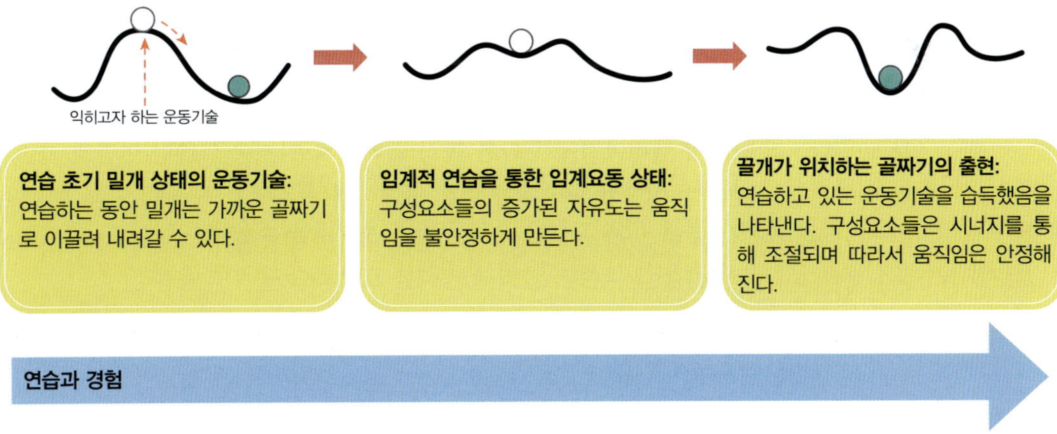


그림 5-7 끌개 지형도의 변화. 연습을 통해 운동기술을 습득하는 것은 지형도에서 봉우리가 깎여서 끌개가 들어갈 오목한 골짜기가 나타나는 과정이다.

[33] Xu, T., Yu, X., Perlik, A. J., Tobin, W. F., Zweig, J. A., Tennant, K., Jones, T. & Zuo, Y. (2009). Rapid formation and selective stabilization of synapses for enduring motor memories. *Nature, 462*(7275), 915-919.

[34] 노란색 형광 단백질 유전자가 신경세포에 이식된 형질변환 생쥐들이 실험에 사용되었다.

## 월드와이드웹의 연결 구조

지금까지 운동기술의 습득이 왜 임계적 현상이며, 그 과정이 어떻게 멱함수로 나타나는지에 대해 살펴보았다. 그리고 자유도의 관점으로도 운동학습 곡선의 변화 과정을 설명하였다. 하지만, 혹자는 매번 등장하는 자유도에 대하여 어렴풋한 이미지를 떠올릴지도 모르겠다. 움직임 시스템의 구성요소들이 가진 자유도가 눈으로 쉽게 관찰되는 것이 아니기 때문이다. 물론 신경계를 이루고 있는 신경세포와 그것들의 연접은 지구상에서 가장 대표적인 네트워크로 볼 수 있으며, 우리가 자유도를 이해하는 데 아주 훌륭한 예가 되어 줄 수 있다. 그럼에도 불구하고, 우리에겐 그것들의 상태와 변화를 제대로 살펴볼 기술이 여전히 부족하다. 신경세포와 연접의 엄청난 숫자와 더불어, 연접의 강도나 네트워크의 구조를 일일이 파악하는 것은 기술적으로 간단하지 않다. 실험용 쥐 등을 사용하여 뇌의 연접 변화를 살펴볼 수 있지만, 특정 운동기술과 관련된 세부적인 연접들이 어떻게 다듬어져서 **과제특수적 네트워크(task-specific network)**를 구성하게 되는지를 전제적으로 조망하는 것은 쉽지 않다. 대신, 다음에서는 관찰이 용이한 몇 가지 다른 예를 통하여 운동기술 습득과 자유도의 성장(묶임)에 대하여 이해해 보고자 한다. 먼저, **월드와이드웹(world wide web)**을 구성하고 있는 수많은 웹페이지들의 연결 구조를 살펴보자. 월드와이드웹은 네트워크 시스템이며, 그 구성요소인 웹페이지(web page)를 자유도로 치환하여 생각해볼 수 있다.

알버트, 정, 그리고 바라바시(Albert, Jeong & Barabási, 1999)는 월드와이드웹의 연결 구조에 대한 논문을 발표하였다.[35] 그들이 관심을 가진 것은 웹페이지 간의 거리였다. 여기서 말하는 거리는 하나의 웹페이지에서 다른 특정한 웹페이지로 가기 위해 필요한 최소의 클릭 횟수를 말한다. 예를 든다면, **대구가톨릭대학교**의 홈페이지[36]에서 출발하여 미국의 **Texas A&M 대학교** 홈페이지[37]로 최소 몇 번의 클릭으로 갈 수 있냐는 것이다. 물론 검색이 아닌 오로지 **링크(link)**의 클릭을 통해서 말이다. 연구로부터 얻어진 모델링에 따르면 당시 추정된 전 세계 8억 개의 웹페이지들 간의 거리는 평균 18.59였다. 즉, 하나의 웹페이지에서 다른 특정 웹페이지로는 평균 19번 미만의 클릭으로 이어진다는 것이다. 어떻게 8억 개가 넘는 웹페이지들 중에서 서로 다른 두 개가 그렇게 가까이 있을 수 있을까? 이는 월드와이드웹이라는 네트워크 구조에 어떤 특성이 숨어 있다는 것을 암시한다.

바라바시 팀은 월드와이드웹의 숨은 구조에 대해 말해줄 두 개의 결과를 밝혀냈다. 하나는 웹페이지의 링크 수와 그 링크 수를 가진 웹페이지가 있을 확률 사이의 관계는 멱함수를 따른다는 것이다. 다시 말해, 링크가 적은 웹페이지의 수는 아주 방대하지만,

[35] Albert, R., Jeong, H. & Barabási, A. L. (1999). Diameter of the world-wide web. *Nature*, *401*(6749), 130-131.

[36] www.cu.ac.kr

[37] www.tamu.edu

많은 링크를 가진 웹페이지의 수는 기하급수적으로 줄어드는 것이다. 이러한 결과가 의미하는 것 중 하나는 무수한 링크 개수를 가진 초대형 '**허브(hub)**' 페이지들은 소수에 불과하다는 것이다. 요즘으로 따지면 구글이나 페이스북쯤 되는 거대 웹사이트들이 해당될 것이다. 어마어마한 총 웹페이지 수에 비하면 이러한 초대형 허브 페이지(혹은 사이트)는 확률적으로 사실 나타나기 어려운 것이다.

연구팀이 보여준 또 다른 중요 결과는 웹페이지 간의 거리가 웹페이지 수에 대한 로그함수로 나타난 것이다. 즉, 아무리 웹페이지 수가 증가하더라도 그 거리는 미미한 증가에 그칠 뿐이라는 것이다.

이 두 가지 결과는 무엇을 보여주고 있는가? 소수의 허브 페이지들이 존재하면서 웹페이지 수의 증가가 웹페이지 간의 거리에 영향을 미치지 않는 경우는 무엇일까? 그것은 허브 페이지가, 존재하는 소수의 링크를 가진 '작은' 웹페이지들의 링크를 흡수해버릴 때 가능하다. 다시 말해, 작은 웹페이지 수가 아주 많더라도 그 작은 웹페이지들이 특정 허브에 연결되면 그것들 간의 거리는 단숨에 가까워지는 것이다. 그렇다면 이런 현상은 어떻게 가능한가? 온라인 쇼핑몰을 개업한다고 생각해보자. 개업자 입장에서는 자신의 쇼핑몰을 소비자들에게 널리 알리는 게 가장 중요할 것이다. 그러기 위해서 온라인상에서 할 수 있는 가장 좋은 방법은 네이버나 다음과 같은 초대형 허브에 자신을 등장시키는 것이다. 링크가 별로 없는 작은 웹페이지들은 자신보다 많은 링크를 가진, 궁극적으로는 거대 허브에 링크를 거는 것이 자신의 생존과 성공을 위해 유리한 것이다. 이러한 작은 웹페이지들의 전략을 '**선호된 부착(preferential attachment)**'이라 한다. 이 작은 웹페이지들의 전략 덕택에 반대로 소수의 거대 허브 페이지들은 힘들이지 않고도 계속 덩치를 키우며 '불멸'하게 된다. 바라바시는 선호된 부착 현상이 무한대로 진행될 수 있음을 파악하고 이러한 성격을 지닌 네트워크를 '**척도 없는 네트워크(scale-free network)**'라고 이름을 붙였다.[38]

허브 페이지의 출현 전과 후는 상전벽해라 말해도 과하지 않다. 하나의 허브 페이지도 처음엔 아주 미약한 웹페이지에서 출발하였을 것이다. 구글이 알아준다고 하여도 100페이지를 넘겨야 겨우 나타난다면 세상에 존재한다고 말할 수 있을까? 게다가 그 수없이 많은 작은 웹페이지들 모두 허브 페이지가 되는 것은 아니다. 허브의 꿈을 가지고 태어났지만 그렇게 되는 페이지들은 아주 극소수에 불과하다. 치열한 노력과 하늘이 선사한 운을 통해 선택받은 웹페이지만이 허브 페이지로 거듭나는 것이다. 그 순간 모든 것이 변해버린다. 아무도 알아주지 않던 허접한 웹페이지에서 선호된 부착을 받는 매력 덩어리가 되는 것이다. 화려한 상전이, 바로 그것이 나타난다.

웹페이지의 분포(distribution)에서 허브 페이지의 출현은 아주 중요한 변곡점을 제공한다. 허브 페이지의 등장을 통해 월드와이드웹은 수없이 많은 작은 웹페이지들과 흔

[38] Barabási, A. L. (2002). *Linked: The new science of networks*. Perseus Publishing.

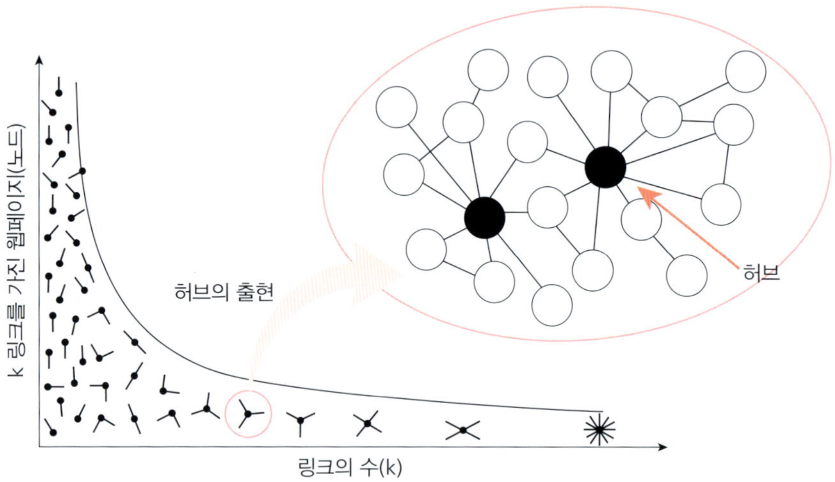


그림 5-8 척도 없는 네트워크의 분포도. 대부분의 노드(웹페이지)들은 소수의 링크를 가지지만, 많은 링크를 가진 노드의 수는 기하급수적으로 줄어든다. 의미 있을 정도로 많은 링크를 가진 노드를 허브라 하고, 허브의 출현이 멱함수의 변곡점을 이룬다. (출처: Barabási, 2002)

하지 않은 허브 페이지들로 구성되어 버린다. 이러한 분포는 작은 웹페이지가 성장하여 허브 페이지로 되어 가는 과정으로 보아도 무방하다. 즉, 수많은 작은 웹페이지들 중에 아주 소수만 허브 페이지가 되고, 그 소수의 허브 페이지들만이 수많은 작은 웹페이지들의 선호된 부착을 받게 되는 것이다. 결국, 월드와이드웹의 구조는 소수의 허브 페이지들과 그것들과 결합된 수많은 작은 웹페이지들의 네트워크이다(그림 5-8). 여기서 중요한 점은 월드와이드웹을 이루고 있는 웹페이지들의 결합에 대한 분포가 멱함수로 나타나고 이 멱함수는 웹페이지들의 결합이 어떻게 성장하는지를 정확히 보여주고 있다는 것이다.

## 운동기술의 습득과 네트워크의 형성

수많은 웹페이지들이 서로 얽히고설킨 거대한 그물망을 이룬 월드와이드웹의 구조는 신경세포들과 그것들의 연접을 통해 나타난 뇌의 신경망을 떠올리게 만든다. 월드와이드웹의 바다에서 사람들은 링크를 통해 여기서 저기로 넘나들며 정보를 수집하고, 만들고, 퍼트린다. 이러한 정보의 흐름 역시 뇌에서 발생하는 정보의 흐름으로 충분히 비유할 수 있을 것이다.

월드와이드웹상에서 특정 주제와 관련된 정보는 관련 링크를 타고 이동된다. 특정 주제를 가진 수많은 웹페이지들은 소수의 링크만을 가진 작은 상태이다. 그러나 특정 주제에 대한 사람들의 관심이 높아지면, 그 작은 웹페이지들도 좀 더 많은 정보와 링크를 가진 웹페이지들로 성장할 수 있다. 마찬가지로, 우리가 특정 운동기술을 연습하는 것도 관련된 신경세포들의 연접을 늘리고 강화하는 것과 같다. 임계 지점에서의 연습이 많아질수록 관련 연접들은 더 많아지고 강해진다. 이러한 과정은 연습하고 있는 운동기술과 과제특수적으로 관련된 신경세포들과 그것들의 연접으로 이루어진 하나의 거대한 네트워크를 만들어내게 된다.

여기서 바라바시 팀의 연구가 암시하는 것은 특정 운동기술과 관련된 허브화된 신경세포 집단의 출현이 멱함수의 변곡점이 되고, 운동기술을 습득한 지점이 된다는 것이다. 그 허브는 수많은 적은 연접을 가진 '작은' 신경세포들로부터 오는 정보를 통합하여 다른 중요한 곳으로 전달할 수 있게 된다(글상자 5-2). 즉, 수많은 신경세포들의 엄청난 자유도는 그 허브에서 통합되어 하나로 줄어버리는 것이다. 이는 신경조직 수준에서 나타난 시너지로 볼 수 있다.

우리는 fMRI를 통해 뇌 혈류량을 관찰함으로써 허브의 존재와 위치를 유추해볼

## 글상자 5-2 연습은 관련 신경 네트워크를 무리화한다

본문에서 운동학습 곡선의 변곡점이 특정 운동기술을 습득한 지점이며, 이는 허브화된 신경세포 집단의 출현과 동시에 나타난다고 이야기하였다. 이를 뒷받침할 신경과학적 근거에 대해 살펴보자. 글상자 5-1에서 우리는 이미 특정 운동기술에 대한 연습은 운동 수행력의 향상과 더불어 동시에 관련 신경 구조물과 연접 네트워크를 과제특수적으로 변화시킨다는 것을 보았다. 이어진 연구에서 푸와 동료들(Fu et al., 2012)[39]은 생쥐들에게 앞발을 뻗어 씨앗을 집어 먹는 과제와 더불어 여러 손의 협응이 필요한 운동과제들을 훈련시켰다. 그리고 앞서(글상자 5-1) 살펴본 슈와 동료들(Xu et al., 2009)이 사용했던 분석 방법을 사용하여 관련 신경세포 가지돌기의 가지들이 어떻게 구조적으로 변화하는지를 관찰하였다.

연구자들은, 앞선 슈와 동료들의 연구와 동일하게, 생쥐들이 운동기술을 연습함에 따라 관련 가지돌기의 가지들이 생성된다는 것을 관찰하였다. 나아가 새롭고 흥미로운 관찰은 다음과 같다. 첫째, 새로 생성되는 가지들은 이전에 생성된 가지 근처에서 무리지어(cluster) 나타났다. 연습을 통해 새로 자라난 가지들의 1/3에서는 그 부근에 새로운 가지들이 또 생성되었다(그림 5-9). 통제군에 속한 생쥐들에게서는 이러한 현상이 관찰되지 않았다. 둘째, 무리 지어 나타난 가지의 머리 크기는 훈련을 통해 더욱 커졌다. 이는 연습이 연접의 강도를 높인다는 것을 나타낸다. 새로 생성된 가지라도 무리를 짓지 않은 경우는 이러한 효과가 나타나지 않았다. 셋째, 훈련한 생쥐들의 운동기술 수행이 정점에 이른 4일 후에는 가지들의 이러한 무리 생성이 더 이상 의미 있게 나타나지 않았다. 마지막으로 훈련 초기인 4일 내에 무리지어 생성된 가지들(생존율 약 75%)은 그렇지 않은 가지들(생존율 약 50%)에 비해 훈련이 끝난 16일 후와 그 이후 수개월에 걸쳐서 훨씬 더 지속적으로 존재하였다.

연구 결과처럼 훈련을 통해 가지 머리 크기의 증가와 더불어 가지들이 가지돌기의 특정 영역에 무리지어 나타나는 이유는 무엇일까? 연구자들은 특정한 운동기술의 반복된 연습이 관련 신경회로의 반복적 활성화를 가져오고, 이를 과제특수적으로 더 잘 처리하기 위한 것이라고 설명한다. 다시 말해, 현재 특정 가지가 다른 신경세포들에서 오는 반복되고 증가된 정보를 처리하는 데 한계를 나타내면 그 가지 가까운 곳에 새로운 가지를 만들어냄으로써 그것을 처리하는 것이다. 즉, 반복된 연습을 통해 가지돌기의 특정 영역에서 가지들이 무리를 지어 형성되는 것은 과제특수적으로 연접 네트워크가 형성되었음을 나타내는 것이다. 네트워크적으로 이해하자면, 이러한 무리 짓기로 형성된 연접망은 해당 영역 혹은 해당 신경세포가 과제특수적인 '허브'로 발전했음을 나타낸다. 게다가 이 허브는 연습하고 있는 운동기술의 수행력이 정점에 달했을 때, 즉 기술의 습득이 이루어질 때 최대에 이르고 그 이후에는 더 이상 커지지 않는다는 것은 운동학습 곡선이 변곡점 이후에 완만해지는 것을 구조적으로 뒷받침하고 있다.

[39] Fu, M., Yu, X., Lu, J. & Zuo, Y. (2012). Repetitive motor learning induces coordinated formation of clustered dendritic spines in vivo. *Nature, 483*(7387), 92-95.

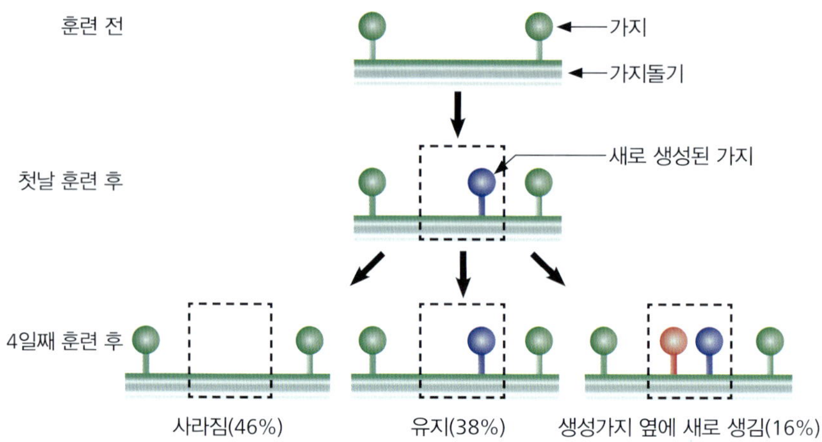


그림 5-9 푸와 동료들(2012)의 연구 결과. 연습을 통해 새로 생성된 가지 부근에 다시 새로운 가지가 나타나 무리화된다. (출처: Fu et al., 2012)

수 있다. 특정 움직임을 하는 동안 fMRI상의 어느 부분이 활성화된다면, 그곳의 신경세포들은 더 많은 산소가 사용되고 있는 중인 것이다. 즉, 이는 과제특수적으로 더 많은 연접들을 구성한 네트워크가 그곳에 존재하고 있다는 의미이다.[40]또 다른 중요한 점은 움직임이 발생하는 동안 뇌의 여러 부분에서 활성화가 나타난다는 것이다. 이는 특정 운동기술과 관련된 허브가 여러 곳에 있다는 것을 암시한다. 이러한 허브들은 작고 약한 신경세포들에 의해 연결되어, 전체적인 하나의 특정 운동기술 네트워크가 된다[41] (글상자 5-3).

## 글상자 5-3 네트워크의 발견

네트워크란 구성요소들(노드, nodes)이 연결(connections)을 통해 이어진(linked) 집합체로 정의할 수 있다. 본문에 언급한 월드와이드웹뿐만 아니라 뇌의 신경망, 나아가 사람들로 이루어진 사회망 등이 대표적인 네트워크라 할 수 있다. 이러한 네트워크들에 속한 구성요소들은 홀로 존재하는 것이 아니고, 연결을 통해 상호작용하게 되며, 이를 통해 시스템의 행동이 떠오르게 된다.

구성요소들이 모두 동일한 연결 개수와 연결거리를 가지고 있는, 예를 들면 격자무늬와 같은 연결망을 규칙적인(regular) 네트워크라 한다. 전통적인 화학과 물리학에서 다루는 일반적인 물질들의 구조를 규칙적인 네트워크로 이해할 수 있다. 이러한 규칙적인 네트워크에서 하나의 구성요소는 오직 인근 구성요소들과 상호작용하게 되며, 따라서 조금이라도 멀리 떨어지면 상호작용할 수 없다.

최근, 과학자들은 새로운 네트워크를 탐험하고 있다. 밀그램(Milgram, 1967)[42]은 미국 내에서 전혀 모르는 사람이라 하더라도 아는 사람을 통하면 평균 5.5명의 연결을 거치면 연결된다는 것을 실험적으로

[40] Kami, A., Meyer, G., Jezzard, P., Adams, M. M., Turner, R. & Ungerleider, L. G. (1995). Functional MRI evidence for adult motor cortex plasticity during motor skill learning. Nature, 377(6545), 155-158.

[41] Gallos, L. K., Makse, H. A. & Sigman, M. (2012). A small world of weak ties provides optimal global integration of self-similar modules in functional brain networks. *Proceedings of the National Academy of Sciences, 109*(8), 2825-2830.

[42] Milgram, S. (1967). The small world problem. *Psychology today, 2*(1), 60-67.

보여주었다. 이는 사회적 연결망이 규칙적인 네트워크가 아님을 보여준다.[43] 와츠와 스트로가츠(Watts & Strogatz, 1998)[44]는 규칙적인 네트워크라 하더라도 소수의 무작위 연결을 만들어 주면, 아주 방대한 네트워크도 아주 적은 단계의 연결을 통해 모든 구성요소들이 연결될 수 있다는 것을 발견하였다. 밀그램의 실험에서 5.5번의 연결을 통해 미국 내 모든 사람이 연결되는 것은 멀리 떨어진 사람을 이어주는 소수의 연결이 있기 때문에 가능한 것이다. 이를 '좁은 세상(small-world) 네트워크'라 한다.

본문에 설명한 것처럼 바라바시 팀은 월드와이드 웹을 연구하던 중에, 하나의 노드가 아주 많은 연결을 가지고 있는 허브를 발견하였다. 그리고 이러한 허브를 가지고 있는 네트워크는 노드에 이어진 연결 개수의 분포가 멱함수적으로 나타나며, 그 연결 개수는 무한할 수 있다. 이러한 특성을 가진 네트워크를 본문에 설명한 대로 '척도 없는 네트워크'라 한다. 많은 연구들은 여러 사회적 연결망이나 생물학적 연결망 등이 척도 없는 네트워크의 특성을 가진다는 것을 보여주고 있다.[45] 뇌의 경우, 기본적으로 좁은 세상 네트워크 구조를 가지지만 기능적으로는 멱함수적 행동을 보이며 좁은 세상과 척도 없는 네트워크의 성격을 모두 나타내는 것으로 보고되고 있다.[46]

## 척도 없는 네트워크가 운동기술 습득에 주는 암시

척도 없는 네트워크에서 나타난 허브는 사실상 불멸의 상태가 된다. 아직 허브에 편입되지 못한 작은 구성요소들의 선호된 부착을 통해 그 허브는 심지어 노력하지 않고도 덩치를 더 키워갈 수도 있다. 이러한 허브의 특성은 이미 습득된 운동기술은 사라지기 어려움을 암시하고 있다. 이는 운동학습의 일반적인 특성이기도 하다.[47] 한번 배운 자전거는 수십 년이 지나도 금방 탈 수 있다. 수십 년이 지나는 동안, 허브 주위의 작은 연결망은 약해지거나 끊어질 수 있어도 자전거 타기 허브는 파괴되기 어렵기 때문이다. 이론적으로 허브는 불멸하지만, 우리 몸은 생물학적 시스템이므로 여러 손상 등을 통하여 허브가 파괴될 수도 있다. 뇌의 손상이나 변화가 그런 것이다. 노화도 허브 파괴를 촉진시킬 수 있을 것이다.

한 가지 오해하지 말아야 할 것은 척도 없는 네트워크에서 보이는 선호된 부착이라는 방식이 움직임 시스템에서는 작동되지 않을 가능성이 높다는 점이다. 다시 말해, 특정 운동기술을 위한 허브가 형성되었다 하더라도 아직 연결되지 않은 소수의 작은 자유도는 그 허브에 스스로 부착되기 어렵다. 그것은 움직임 시스템이 적절한 자극이

43 싸이월드는 2000년대 초반 우리나라를 풍미했던 사회연결망서비스(SNS)였다. 싸이월드(2004년 9월 현재 1,340만 명이 가입)의 연결을 연구한 결과, 평균 4.3단계만에 서로 일촌으로 연결되는 것으로 연구를 통해 나타났다: 김용학, 전소영, 박세웅. (2006). 온라인 사회 연결망의 구조분석: 싸이월드 일촌 연결망을 중심으로. *한국사회학회 사회학대회 논문집*, 225-227.

44 Watts, D. J. & Strogatz, S. H. (1998). Collective dynamics of 'small-world'networks. *nature, 393*(6684), 440-442.

45 Barabási, A. L. (2009). Scale-free networks: a decade and beyond. *Science, 325*(5939), 412-413.

46 Bullmore, E. & Sporns, O. (2009). Complex brain networks: graph theoretical analysis of structural and functional systems. *Nature reviews neuroscience, 10*(3), 186-198.

47 김선진. (2009). "운동학습과 제어". 서울: 대한미디어. 김선진에 따르면, 운동학습은 크게 세 가지 특성을 가지고 있다. 1. 습득된 운동기술은 비교적 영구적인 행동의 변화를 가져온다. 2. 운동학습은 직접적으로 관찰할 수 없는 내적 과정이다. 3. 운동학습은 연습과 경험에 의해 나타난다. .

필요한 생물학적 시스템이기 때문이다. 신경세포들의 연접은 자극이 없으면 연결되거나 강해지지 않는다.[48] 신경뿐만 아니라 근육과 뼈도 마찬가지다. 이처럼 생물학적 시스템의 유지 혹은 강화를 위해서 적절한 자극은 반드시 필요하다. 이에 대한 가장 충실한 현상이 바로 운동학습이다. 기존의 안정한 상태를 유지하는 임계 이하에서의 연습을 통해서는 운동기술의 향상이 절대 나타날 수 없으며, 새로운 기술을 습득하기 위해서는 반드시 임계 지점에서의 연습이 필요하다. 의도된 임계적 연습만이 소수의 작은 자유도를 이미 형성된 허브에 부착시킬 수 있다.

마지막으로 척도 없는 네트워크는 운동기술이 허브의 출현 이후에도 느리지만, 무한대로(!) 발전할 수 있다는 것을 암시한다(물론 우리 몸은 노화로 인해 허브에 연결된 결합이 약해지거나 떨어지면서 기술의 퇴보가 나타나는 지점을 반드시 가지게 된다). 이를 위해서는 앞서 언급한 대로 연습이 필요하다. 임계 지점에서의 올바른 연습을 지속하는 한 운동기술은 무한히 발전할 수 있다. 이는 우리에게 인내를 요구하지만 희망이 되기도 한다.

실제로 세계적인 스포츠 선수들이나 음악 연주자들의 수행 능력은 동일한 움직임의 기술을 수행하는 일반인들이나 아마추어의 수준과 비교해, 비교조차 의미 없을 정도로 뛰어나다. 게다가 그들은 이미 최고의 경지에 올라 있지만 지속적으로 자신의 기술을 향상시키기 위해 노력을 마다하지 않는다. 관중들은 그들의 발전하는 퍼포먼스를 보며 즐거워한다. 척도 없는 네트워크는 왜 동네 고수 위에 지역 대표가 있고, 그 위에 국가 대표 수준의 선수가 있는지를 알려준다. 왜 프로 선수들 중에도 기량의 차이가 나타나는지를 말해준다. 나아가 제2의 김연아나 손흥민과 같은 세계적 선수들을 기다리는 것이 헛된 기대가 아님을 알려준다. 사라 장이나 조성진과 같은 세계적 연주가들이 우리에게 마지막 선물이 아님을 상기시켜 주고 있다.

## 덩이짓기

앞서 이야기한 대로 움직임 시스템의 내부적 자유도가 변하는 과정을 관찰하는 것은 쉽지 않다. 그러나 외부의 과제적 자유도가 변화하는 과정은 상대적으로 명확히 관찰할 수 있다. 시간적 순서를 가진 운동기술이 그 대표적인 예이다. 그러한 운동기술은 해당 기술을 구성하는 움직임의 부분적 요소들이 시간적으로 배열되어야만 한다. 예를 들어, 자동차에 올라타서 차를 움직이게 되기까지의 과정을 생각해보자. 먼저 차의 문을 열고(a) 좌석에 앉은 뒤에(b) 안전벨트를 맨다(c). 그리고 브레이크를 밟은 뒤(d) 시동을 걸고(e) 사이드 브레이크를 푼다(f). 마지막으로 기어를 D에 위치시킨 뒤(g), 브레

[48] Trachtenberg, J. T., Chen, B. E., Knott, G. W., Feng, G., Sanes, J. R., Welker, E. & Svoboda, K. (2002). Long-term in vivo imaging of experience-dependent synaptic plasticity in adult cortex. *Nature*, 420(6917), 788-794.

이크에서 발을 떼고(h) 액셀을 밟아야 한다(i). 이처럼 자동차를 움직이기 위해서는 여러 동작이 시간적 순서로 배열되어야 한다. 운전을 시작한 지 얼마 되지 않은 초보자들에게는 이 순서가 그렇게 쉽지만은 않다. 왜냐하면, 처음에는 이 과정을 인지적으로 해결해야 하므로 하나의 동작 이후에 그 다음 동작을 생각하게 되어 동작이 단속적으로 나타나게 된다. 그러나 이 과정이 수십 번 반복되면서 단속된 동작들이 하나의 동작처럼 이어지게 되고, 이윽고 자동화된다.

박과 쉐이(Park & Shea, 2005)는 시간적 순서로 배열된 움직임들이 어떻게 조직화되고 학습되는지 살펴보았다.[49] 그들은 모니터상에 네 개의 목표물과 팔꿈치관절의 움직임을 통해 움직이는 커서를 만들었다. 피험자들은 팔꿈치를 굽혔다 폈다 하면서 목표물의 특정한 순서를 익혔다. 그리고 이 과제를 할 수 있는 한 빨리 하도록 요구받았다. 실험 결과, 수행력 향상은 학습곡선인 멱함수로 나타났다. 즉, 첫 몇 번의 연습에서 가장 많은 시간의 단축이 이루어졌고, 연습이 진행될수록 상대적으로 더디게 나타났다.

이러한 시간 단축은 어떻게 나타난 것일까? 그림 5-10에서 보면, 첫날에는 목표물에 다가가는 동안의 움직임이 시간상으로 구분되는 것을 확인할 수 있다. 이는 각 목표물로 움직이는 동작이 하나의 움직임 분절이었음을 나타낸다. 그러나 마지막 날의 수

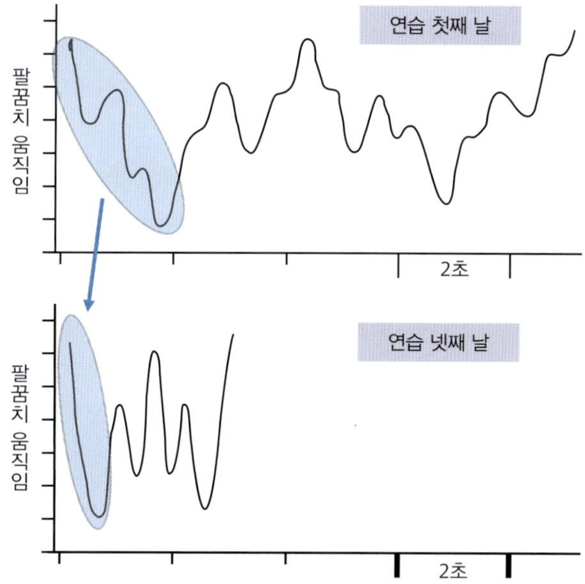


그림 5-10 박과 쉐이(2005)의 실험에서 피험자들은 팔꿈치관절의 움직임을 통해 목표물의 특정한 순서를 익혔다. 그림은 한 피험자의 시공간적 수행 변화를 나타낸다. 연습 마지막 날에 첫날에 보인 각 목표물에 대한 분절적인 움직임이 통합(덩이짓기)되었다(파란 타원 내의 움직임의 시공간적 궤적이 연습을 통해 어떻게 변했는지 관찰하라).

[49] Park, J. H. & Shea, C. H. (2005). Sequence learning: Response structure and effector transfer. *The Quarterly Journal of Experimental Psychology Section A, 58*(3), 387-419.

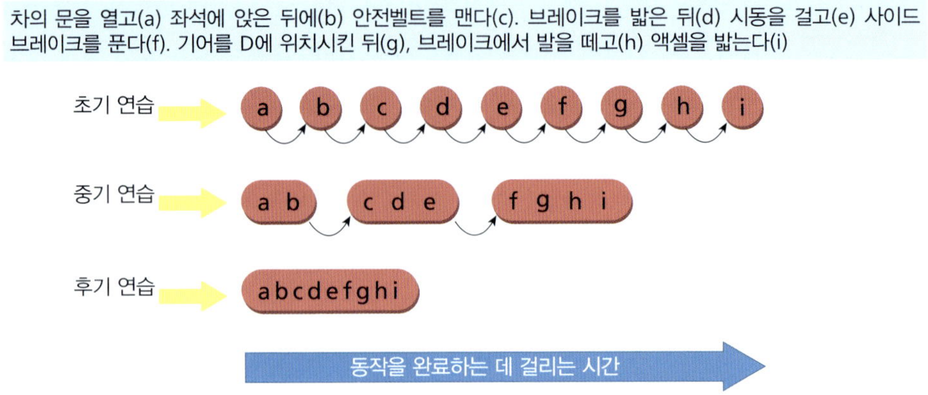


그림 5-11 자동차에 타서 움직이기까지의 과정 학습. 연습 초기 9개의 분절로 이루어진 동작은 연습을 통하여 몇몇 이어진 동작들이 묶이고, 마지막엔 하나의 연속된 동작으로 된다.

행을 보면, 움직임 시간의 단축과 동시에, 첫날에 보인 각 목표물에 대한 분절적인 움직임이 사라진 것이 확인된다. 즉, 팔꿈치를 펴거나 굽히는 동안에 있는 목표물에 대한 분절적 움직임들이 하나의 동작으로 통합된 것이다. 다시 말해, 연습과 함께 각 목표물에 대한 자유도는 움직임의 자유도로 통합되었다.

이러한 결과는 앞서 자동차 운전 과정의 여러 동작이 어떻게 하나로 합쳐지는지에 대한 통찰을 준다(그림 5-11). 설명하자면, 처음에는 각각의 단속적 동작을 하나하나 분리시켜 하게 된다. 그러한 동작들이 반복되는 동안, 몇몇 이어진 동작들에서 묶이는 현상이 발생하게 된다. 예를 들면, a-b-c가 먼저 연속된 동작으로 합쳐지고, d-e가 서로 연속되어 합쳐지고, f-g와 h-i가 서로 합쳐질 수 있다. 이렇게 되면 처음에 9개로 이루어진 동작이 4개의 동작으로 묶이게 된다. 그리고 이들이 a-b-c-d-e와 f-g-h-i로 합쳐지게 된다면 2개의 큰 동작으로 나뉘게 된다. 그리고 이 큰 두 개의 동작이 마지막엔 하나의 연속된 동작으로 되는 것이다. 물론 각각의 단속된 동작이 서로 합쳐지는 과정은 개인마다 상황마다 다르게 나타날 수 있다.

그렇다면 이어진 동작들이 묶이는 덩어리는 어떻게 형성되는 것일까? 순서를 가진 각 동작들이 합쳐지는 것은 대개 서로 의미 있는 덩어리로 묶이게 된다. 그림 5-10의 4일 차 움직임 궤적을 보면, 동일한 방향을 움직이는 지점에 놓인 목표물들의 순서가 하나의 움직임 덩어리로 묶였음을 관찰할 수 있다. 다른 예를 들어 보자. '123사 4321'의 자동차 번호를 외우라는 과제가 주어졌다고 하자. 이 자동차 번호는 8개의 분절로 이루어져 있지만, 어느 누구도 그 8개의 분절을 각각 따로 외우려고 하진 않을 것이다. 거의 대부분의 사람들은 곧바로 '123사(4)-4321'로 외우게 될 것이다. 8개의 분절을 외우는 것이 이렇게 쉬울 수 있는가? 비밀은 이렇다. '1234'는 1부터 4까지 연속된 숫자로 이루어진, 굉장히 명료한 '의미'로 우리에게 직접 다가오기 때문에, 4개의 분절이 아닌 하나의 덩어리로 받아들일 수 있다. 그리고 자동차 번호판은 앞의 숫자 3개 다음에 우리말 한 글자가 오는 규정으로 인해 곧바로 '123사'로 외우게 된다. '4321'의 경우엔 4부터 1씩 감소되어 1까지 연속된 숫자의 배열로서 의미를 부여할 수 있다. 그래서 최종적으로는 크게 하나의 덩어리로서 '1234(사)4321'로 외우게 될 것이다.

이렇게 각 분절을 따로 의미를 두지 않고 하나의 의미 덩어리로 합치는 방법을 **덩이짓기(chunking)**라 한다. 덩이짓기는 경험이나 내부적 표상 혹은 개인적인 의미 부여 방식을 통해 다양하게 적용할 수 있다. 또한 반복된 연습과 경험을 통해 새로운 덩어리로서의 의미가 저절로 떠오르기도 한다.[50] 자동차 시동을 거는 동작들에서도 개인적 경험이나 습관에 따라 다르게 덩이짓기 된 동작들이 자연스럽게 떠오르는 것이다. 이렇게 시간적 순서를 가진 운동기술의 연습 과정에서 자연스럽게 나타나는 덩이짓기는 과제적 자유도 묶음으로 이해할 수 있다. 즉, 움직임 시스템이 과제적 수준에서도 시너지를 이용한다는 것을 나타낸다. 이는 시스템 스스로 운동기술을 효율적으로 만드는 과정으로 볼 수 있다.

## 운동학습의 의미

지금까지 운동기술은 어떻게 습득되는지에 대해 살펴보았다. 마지막으로 정리하자면, 운동학습이라는 현상은 배워야 하는 운동기술을 임계적 상황에서 연습함으로써 나타나는 운동수행의 상전이 과정이다. 운동학습에 대한 이러한 정의는 우리에게 두 가지 중요한 의미를 던져준다. 첫째, 운동기술을 습득하기 위해서는 임계적 상황을 반드시 거쳐야 한다는 것이다. 즉, 배우기 위해 열심히 도전해야 한다는 것을 나타낸다. 새로운 운동기술은 그러한 도전 없이 거저 주어지지 않는다. 둘째, 학습이란 상전이의 과정이다. 즉, 운동기술을 습득함으로써 나타난 운동행동은 그 이전과는 질적으로 전혀 다른 상태가 된다. 자전거를 탈 수 없는 상태와 탈 수 있는 상태는 이를 정확히 보여준다.

그러나 새로운 운동기술을 습득한다는 것은 사실 그 이상이다. 그것은 우리를 새로운 의미의 세계로 인도하는 것이다. 화창한 봄날에 자전거를 타며 봄바람을 맞아보라. 걷는 것과는 다른 새로운 감각과 경험을 당신에게 선사할 것이다. 그러한 소소함을 넘어, 자전거로 저 멀리 떠날 수도 있다. 이곳에서 저곳으로, 더 먼 곳으로 달려가는 것은 새로운 세계를 여는 것과 같다. 자전거 타기도 그럴진대, 수영, 테니스, 춤, 판소리, 나아가 악기를 멋지게 다루는 것은 우리를 더 풍성한 삶으로 초대한다. 운동기술을 익힌다는 것은 삶의 상전이까지 동반하는 것이다.

우리에게 학습 능력이 있다는 것은 정말 좋은 것이다. 그것이 머리로 익히는 것이든 몸으로 익히는 것이든 말이다. 그러나 학습이란 단어 속에 배운(學) 것을 행동으로 배게(習) 해야 한다는 뜻이 담겨 있다는 것을 우리는 종종 간과한다. 공자도 "배우고

[50] Sakai, K., Hikosaka, O. & Nakamura, K. (2004). Emergence of rhythm during motor learning. *Trends in cognitive sciences, 8*(12), 547-553.

때맞춰 그것을 배게 하면 그 얼마나 즐거운가"라고 말씀하셨다. 수업 시간에 선생님 말씀을 들었다고 해서 습(習)한 것은 아니다. 배웠으면 몸과 마음에 배게 해야 한다. 아침에 눈을 뜨면 일어나듯이 늘 실천이 가능해야 한다는 말이다. 그런 점에서 몸으로 익힌 기술은 순수하고 온전하다. 눈앞에 보이는 움직임의 기술은 눈앞에 보는 그대로의 수준인 것이다. 그것에 사기나 허세가 있을 수 없다. 그것이 간단한 바느질이라 할지라도 능수능란하다면, 실천 없는 이론보다 더 화려하고 고귀한 것이다. 세 살 버릇 여든까지 가듯이, 세 살 때 익힌 자전거는 죽을 때까지 탈 수 있다. 생활을 위해서든, 즐거움을 위해서든, 아니면 직업을 위해서든, 몸으로 익힌 삶의 기술들은 우리를 더 풍요롭게 만들어준다. 그러한 기술을 익히기 위해 땀을 흘린 자는 그런 삶을 누릴 자격이 된다.

## 더 읽기 — 의식적 연습[51]

본문에서 살펴본 대로, 척도 없는 네트워크가 암시하는 바는 운동기술은 무한대로 향상될 수 있다는 것이다. 세계 최고 수준에 이른 스포츠 스타들이나 연주자들은 일반인들에 비해 사실상 무한대로 향상된 기술을 가지고 있는 것이다. 그렇다면 그들은 어떻게 그러한 수행 능력을 이뤄냈을까? 그들과 일반인들은 어떠한 차이가 있을까? 일반인들도 노력한다면 그들과 같은 수행 능력을 가질 수 있을까? 만약 그렇다면 그것은 어떤 방법을 통해 가능한가?

앤더스 에릭슨(Anders Ericsson, 1947~2020)은 탁월함에 이르는 길을 연구한 탁월한 과학자였다. 일반인들의 기억력 향상에 대한 연구를 하던 그는, 좀 더 엄격한 훈련 과정을 통해 비범한 능력에 도달하게 되는 분야의 전문가 수행에 관심을 가지고 있었다. 그러던 1987년 독일의 막스 플랑크 인간발달연구소에서 일할 기회가 있었고, 그 인근에 베를린 예술대학교가 있다는 것을 알게 되었다. 그는 그 대학교의 바이올린 전공 학생들을 대상으로 동기부여가 연습량과 성취 수준에 어떤 관련이 있는지 알아보고자 하였다. 그는 연구소 대학원생 크람페(Krampe)와 박사 후 연구원 테슈-뢰머(Tesch-Römer)와 함께 연구를 진행하였다.

먼저, 바이올린을 가르치고 있는 대학 교수들에게 부탁하여 학생들을 '최우수', '우수', '양호' 그룹으로 나누어 추천받았다. 최우수 그룹은 미래에 세계적인 연주자로 발돋움할 수 있을 정도의 실력을 갖춘 학생들이었고, 우수 그룹은 미래의 슈퍼스타급은 아니지만, 우수한 실력을 갖춘 학생들로 구성되었다. 양호 그룹은 음악교육과에서 교사의 길을 가고자 하는 학생들로 구성되었다. 그는 학생들로부터 연습에 관한 여러 정보를 수집하고 분석하였다. 중요 연구 결과는 다음과 같다.

그룹과 상관없이 대부분의 학생들은 실력 향상에 혼자 하는 연습이 가장 중요하며, 다음으로 다른 사람들

[51] 더 읽기의 내용은 다음의 두 자료를 바탕으로 작성되었다.
Ericsson, K. A., Krampe, R. T. & Tesch-Römer, C. (1993). The role of deliberate practice in the acquisition of expert performance. *Psychological review, 100*(3), 363.
Ericsson, K. A. (2016). *Peak: How to master almost anything*. Penguin. 우리나라에는 "1만 시간의 재발견(강혜정 옮김, 비즈니스북스, 2016)"으로 출판되어 있다.

과 하는 연습, 레슨 순으로 중요하다고 대답했다. 학생들은 그런 연습 활동들을 노력은 많이 해야 하지만 재미는 없는 것으로 인식했다. 연습이 즐거워서라기보다 실력을 키우기 위해 반드시 해야 한다고 생각했고, 때문에 고통스럽지만 연습에 자신의 모든 역량을 투입한다고 하였다. 이처럼 학생들 대부분이 실력을 향상시키기 위한 활동과 그 활동의 노력에 대하여 비슷하게 이야기했다. 그러나 그룹별로 유의미한 차이를 보인 항목이 있었다. 그것은 개인 연습에 투자한 시간이었다. 에릭슨 팀은 연습량에 차이가 나기 시작하는 10세부터 연구가 진행된 18세까지의 기간 동안 개인별로 대략적인 개인 연습 시간을 산출하고 그룹별로 평균을 냈다. 그 결과, 양호 그룹은 3,420시간, 우수 그룹 5,301시간, 최우수 그룹 7,410시간으로 나타났다. 물론 개인적 차이는 있었으나, 평균 시간보다 상대적으로 적은 시간으로 최우수 그룹에 포함된 학생은 없었다는 점이 중요하다. 다시 말해, 최우수 학생들 중에서 재능을 통한 연습 시간의 단축은 발견되지 않았다.

이러한 결과들로부터 에릭슨 팀은 중요한 결론을 도출한다. 높은 기술적 수준이 요구되는 분야에서 전문가가 되기 위해서는 물려받은 재능이 아니라 연습량이 더 중요하다는 것이다. 바이올린 연주처럼 전문가가 되기 위해 고도의 연습이 필요한 경우, 연습에 투입되는 기간은 최소 10년에 이를 수 있을 만큼 짧지 않다는 것이다. 그리고 연습은 높은 강도로 '의식적(deliberated)'으로 해야 한다는 것이다. 1993년에 출판된 그들의 논문은 2020년 9월 현재, 11만 회 이상이나 인용되고 있을 정도로 학계를 넘어 현실적 파장을 일으켰다.

유전 대 양육(nature vs nurture) 논쟁은 학계에서 항상 뜨거운 주제이며, 아직도 치열한 연구가 이어지고 있는 중이다. 그러나 대중은 탁월한 업적을 이룬 사람들에 대해 흔히 그들의 노력보다는 천부적인 재능을 타고났다고 생각하는 경향을 가지고 있다. 하지만, 에릭슨은 오히려 타고난 재능을 근본적으로 의심한다. 나아가 누구나 제대로 된 연습으로 전문가의 수행 능력을 지닐 수 있다고 강조하였다. 물론 에릭슨이 개인이 가진 생물학적인 특성을 부정한 것은 아니다. 예를 들어, 키와 같은 구조적인 제한 등은 특정한 작업에 약점을 나타낼 수 있다. 그리고 뇌의 가소성은 어린 시절에 가장 유연하기 때문에 특정 분야에 일찍 입문하는 것은 그 분야에서 세계적인 전문가로 거듭나는 데 큰 도움이 된다는 것을 그는 말하고 있다. 그럼에도 불구하고, 에릭슨은 보통 사람이라 하더라도 특별한 노력을 아주 오랜 시간에 걸쳐 하게 되면, 누구나 특정 분야의 최고 수준의 전문가가 될 수 있다고 말한다. 그는 그 이유를 우리 안에 내재된 신경계의 놀라운 가소성과 확장성에 기인한다고 말한다. 또한 항상성을 벗어나는 상황에 반복적으로 노출될 때 그 상태를 또 다른 안정 상태로 만들고자 하는 생물학적 시스템을 우리가 가졌기 때문이라 말한다.

그렇다면 그가 제시한 의식적인 연습(deliberated practice)이란 무엇일까? 그것은 구체적인 목표를 가지고, 편안한 상태를 벗어난 도전적인 과제를, 집중하여 의도적으로 해야 하는 것을 말한다. 그리고 일정 이상의 연습량이 요구된다. 이러한 목적 있는 연습에 더하여 수행자의 현재 상태에 대한 적절한 계획을 세우고, 수행에 대한 피드백을 주고, 바른 기술을 알려줄 수 있는 전문가의 지도가 중요하다고 말한다. 그리고 수행자는 바른 수행 방법에 대한 정확한 심적 표상을 가지고 있어야 한다고 말한다. 그 심적 표상은 수행자가 스스로 자신을 모니터링하고 개선점을 찾기 위해 노력하는 과정에서 중요한 역할을 하게 된다.

탁월함에 이르는 길은 소위 '1만 시간 법칙(10,000 hours rule)'이나 '10년 법칙(10 year rule)'이라는 용어로 대중에게 알려져 있다. 하지만 이러한 용어들은 연습에 투입되는 시간에 초점을 맞추고 있어서 오해되는 경향이 있다. 물론 전문가 수준의 수행 능력을 가지기 위해서는 연습의 양이 반드시 충족되어야 한다. 그러나 도전적이지 않은 편안한 과제를 아무리 많이 연습하더라도 수행의 발전을 기대할 수 없다는 것을 에릭슨은 강조한다. 이는 역동적 시스템 관점의 모양 형성 과정이 암시하는 바이기도 하다. 새로운 움직임의 모양은 반드시 임계요동을 거치는 연습을 통해 자신의 것으로 만들어야만 하는 것이다. 에릭슨이 제시한 의식적인 연습, 즉 임계 상황에서의 올바른 연습 방법을 통하여 누구나 전문가적 수행에 이를 수 있다. 그리고 그 수행의 발전은, 척도 없는 네트워크가 암시하듯, 끝이 없다. 그는 이렇게 말한다.[52]

> *"지금까지 우리가 특정 유형의 연습으로 달성이 가능한 실력 향상에 있어 한계를 발견하지 못했다는 사실을 생각해보는 것도 1만 시간의 법칙을 바라보는 또 다른 관점이 될 것이다. 훈련 기법이 발전하고 인간의 능력으로 달성 가능한 경지는 계속 갱신되고 있다. 인간의 노력을 요하는 모든 영역에 몸담고 있는 사람들은 실력을 향상시킬 방법, 과거에 가능하다고 생각했던 기대 수준을 한층 높일 방법을 끊임없이 모색하고 있으며, 이런 움직임이 멈추리라는 어떤 신호도 없다. 인간 잠재력의 지평은 세대가 바뀔 때마다 확장되고 있다."*

## 주요 용어

연습에 있어 멱함수 법칙(power law of practice)
신경세포 사태(neuronal avalanche)
네트워크(network, 그물망)
과제특수적 네트워크(task-specific network)
링크(link)
월드와이드웹(world wide web)
허브(hub)
선호된 부착(preferential attachment)
척도 없는 네트워크(scale-free network)
대구가톨릭대학교(www.cu.ac.kr)
좁은(작은) 세상 네트워크(small-world network)
덩이짓기(chunking)
유전 대 양육(nature vs nurture)
의식적인 연습(deliberated practice)
1만 시간 법칙(10,000 hours rule)
10년 법칙(10 year rule)

[52] "1만 시간의 재발견(강혜정 옮김, 비즈니스북스, 2016)"에서 인용.

**Dynamics of Motor Control & Learning:**
*A complex system perspective on movements*

CHAPTER

06

# 움직임을 넘어

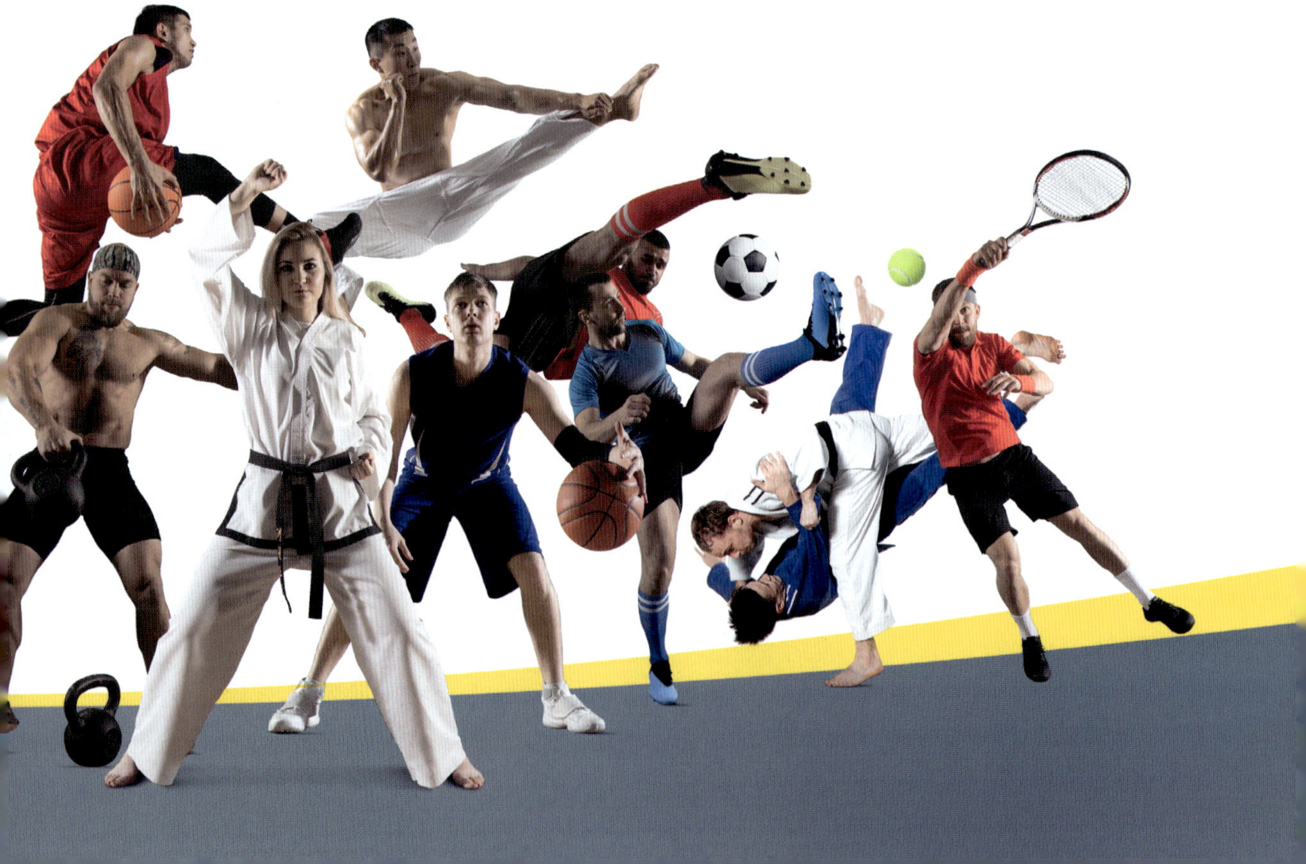

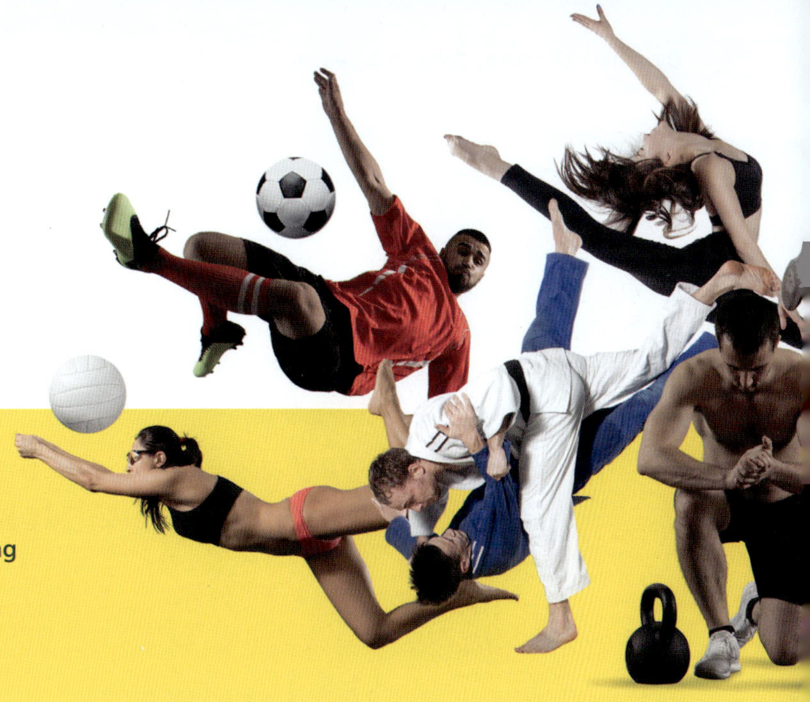



## *에필로그: 그래서 움직임이란?*

# 6.1 에필로그: 그래서 움직임이란?

*삶에서 가장 중요한 것은 두 손으로 피아노를 연주하는 것이 아니라*
*음악 그 자체라는 것을 깨달았다.*

— 레온 플라이셔

*이 단원을 읽고 나서,*

1. 운동등가와 그것이 주는 의미에 대하여 설명할 수 있다.
2. 움직임의 과제지향성은 어떻게 획득되는지 설명할 수 있다.
3. 주의초점에 대한 일반적인 연구 결과들에 대하여 설명할 수 있다.
4. 삶과 움직임은 어떤 관계인지 설명할 수 있다.
5. 플라이셔를 힘들게 했던 근육긴장이상증과 이 질환에 대한 그의 조언을 설명할 수 있다.

### 지금까지 요약

우리의 움직임은 하늘의 별만큼이나 다양하고 수많은 구성요소들로부터 나타나지만, 어떤 위-아래 방식의 명령 체계나 프로그램과 같은 딱딱하게 고정된 프로세스에 의해 만들어지는 것은 아니다. 움직임은 구성요소들의 자기조직화된 어울림을 통해 저절로 떠오른다. 그러나 움직임은 목적과 환경을 떠나 생각할 수 없다. 목적 없는 움직임은 의미가 없으며, 환경 없는 우리는 상상할 수 없다. 수행자와 목적과 환경이 서로 손을 맞잡은 곳에서 움직임은 흔들리며 피어난다.

움직임은 꽃의 무늬처럼 모양을 지닌다. 모양은 질서를 나타낸다. 그러나 질서는 이데아의 전유물만은 아니다. 거기서 멀어져서 속세에 접어들고 지옥을 거쳐 완전한 혼돈으로 가는 동안에도 새로운 질서는 계속 나타난다. 움직임도 마찬가지다. 하나의 모양이 더 이상 기능을 하지 못하고 불안정하게 헤맬 때, 새로운 움직임의 모양은 저절로 태어난다. 불안정함은 현실 도피가 아닌 새로운 질서를 향한 탐험이며, 대개 그것을 발견해낸다.

모양을 통해 움직임은 무너지지 않고 이어진다. 모양은 움직임에 기능을 부여한다. 걷고 달리고, 뛰고 넘고, 들고 던지고, 받고 내려놓고, 뻗고 잡고, 당기고 민다. 기능적이란 말은 과제지향적이란 말과 같다. 움직임은 모양을 통해 일상이라는 목적을 지탱한다. 그러나 모양이라는 말에 현혹되어서는 안 된다. 우리의 움직임이 하나의 모양에 고정되어 있다고 생각하면 오해다. 움직임은 시시각각 역동적으로 모양을 바꿔가며 자신의 모습을 바꿀 줄 안다. 작은 흔들림에 미묘하게 반응할 줄 안다. 움직임을 계곡과 강을 흘러가는 물의 모습에 비유한다 해도 비약은 아닐 것이다.[1] 우리의 움직임도 흘러가는 물과 다르지 않다. 일상적 움직임을 하는 동안 우리는 다양한 상황 속에 놓이게 된다. 상황에 맞게 움직임은 저절로 나타나 자연스럽게 대처한다.

## 운동등가

우리의 움직임이 이렇게 변화무쌍하게 나타날 수 있는 것은 우리 안에 내재된 엄청난 자유도 덕택이다. 이는 자유도의 문제를 낳기도 하지만, 사실 우리에게 움직임의 다양함과 풍성함을 가능케 한다. 움직임은 하나의 목적을 위해 다양한 모양을 하고 나타날 수 있다. 예를 들어, 입가에 붙은 밥풀을 떼기 위해 여러 움직임의 방법이 가능하다. 간단히 오른손이나 왼손을 사용할 수도 있다. 사람들을 웃기기 위해서는 목 뒤로 손을 돌려서 뗄 수도 있다. 상황에 따라선 발을 사용하는 방법도 있다. 물론 가장 간단한 방법은 혀를 사용하는 것이다. 어떤 방법을 사용하든 움직임의 목적은 완수된 것이다. 반대로, 하나의 움직임이 여러 목적으로도 사용될 수 있다. 예를 들어, 손을 뻗는 동작은 물건을 잡으러 가는 움직임일 수도 있고, 엘리베이터 버튼을 누르기 위한 움직임일 수도 있고, 친구들과 함께 술잔을 부딪히는 움직임이 될 수도 있다.

이렇게 하나의 목적을 위해 다양한 모습을 할 수 있고, 하나의 모양이 다양한 목적에 사용될 수 있는 것이 움직임이다. 움직임의 이러한 특성을 **운동등가**(motor equivalence)라 한다.[2] 운동등가라는 특성이 나타나는 이유는 무엇일까? 그것은 움직임 시스템이 전형적인 복잡계이며, 그로부터 수많은 자유도가 생겨나기 때문이다. 게다가 근육과 관절이 가진 다기능적이며 중복적인 특성은 움직임의 풍성함을 가져다준다.

그렇다면 운동등가는 우리에게 어떤 의미를 주는가? 이 용어의 직접적인 뜻은 움직임은 동일한 가치를 지닌다는 것이다. 가치가 동일하다는 것은 가치중립적이란 말이며, 상대적 가치나 의미를 부여하지 않는다는 뜻이다. 흥겨워지기 위해 춤을 추고, 춤을 춰서 흥겨워지는 것이지, 춤이라는 움직임 그 자체는 모두 흥을 위한 동일한 가치를 지니며, 더 나은 의미를 부여할 수 없다는 뜻이다. 물론 어떤 음악이 흘러나오느냐에 따라 다르게 선택되겠지만, 흥을 위해 춤을 춘다면, 디스코, 팝핀, 탱고, 포크댄스, 탈춤, 어깨춤, 전통춤, 하다못해 막춤까지 어떤 춤이든 다 좋다. 따라서 움직임 그 자체는 목적을 달성하는 도구나 수단으로 볼 수 있다. 사냥을 위해 활을 쏘거나 창을 던진다. 하지만 쏘거나 던지는 움직임은 활이나 창처럼 사냥이라는 목적을 이루기 위한 수단 혹은 도구일 뿐이다. 쏘는 움직임이 더 가치가 있고 던지는 움직임이 더 의미를 주는 것은 아

[1] 앞서 2장에서 흘러가는 물에 대하여 관찰한 바 있다.

[2] Sporns, O. & Edelman, G. M. (1993). Solving Bernstein's problem: A proposal for the development of coordinated movement by selection. *Child development*, *64*(4), 960-981.

니다. 사냥을 위해서는 쏘거나, 던지거나, 하다못해 깨물어서라도 성공하면 된다. 쏘고, 던지고, 깨무는 동작은 오직 상황에 따라 선택될 뿐, 사냥이라는 목적을 위해 무엇이 더 가치 있다고 말할 수 없다. 운동등가라는 의미가 바로 그것이다. 어떤 목적을 위해 사용되는 움직임은 목적에 대해 동일한 가치를 지니고 있음을 말하고 있다.

## 움직임은 자신을 목적으로 하지 않는다

운동등가가 주는 의미처럼 움직임은 목적을 달성하는 일종의 도구이다. 도구가 목적이 되면 그렇게 좋은 결과를 가져오지 못한다. 만약 움직임 시스템이 움직임에 목적을 둔다면 어떻게 될까? 움직임에 목적을 둔다는 것은 시스템이 움직임 그 자체에 초점을 맞추게 되는 것을 의미한다. 그렇게 되면 시스템은 움직임이 어떻게 나타나고 있는지를 지속적으로 살펴보아야 한다. 조금이라도 계획에서 어긋나면 즉각적으로 바로잡아야 한다. 과다한 감시와 간섭과 통제와 교정의 결과, 움직임은 느려지고, 뻣뻣해지고, 어설퍼지게 된다. 부자연스러워지게 된다. 이런 현상을 우리는 아마 한번쯤은 경험한 적이 있을 것이다. 마음에 드는 이성을 앞에 두고 식사를 하게 될 때, 갑자기 자신의 먹는 모습에 신경이 쓰이게 되는 경우가 그렇다. 손을 어떻게 움직여야 할지, 젓가락으로 반찬을 잘 집어 올리고 있는 것인지, 입으로 잘 가져오고 있는 것인지, 입을 어떻게 벌려야 할지, 잘 씹고는 있는 것인지, 밥을 입으로 먹는지 코로 먹는지 모르게 된다. 이는 그 이성에게 자신의 움직임을 너무나 바르게 보이려고 노력한 나머지, 움직임의 자기조직화를 방해하고 있는 중인 것이다.

대개의 경우 중추신경계는 움직임의 모든 것을 완벽히 프로그램된 상태로 계획하지 않는다. 그렇게 하는 것도 매우 어렵다. 움직임이 나타나고 있는 동안, 움직임 시스템의 내외부에서 발생하는 수많은 변화를 예측하기란 쉽지 않다. 그러한 변화에도 불구하고 시스템은 목적을 달성하는 것이 가장 중요하다. 그래서 중추신경계는 움직임의 목적에 초점을 맞추는 전략을 주로 취한다. 움직임의 계획과 명령은 과제지향적이지, 결코 움직임 지향적이지 않다. 움직임 시스템은 움직임의 세세한 사항에 대해서 그렇게 관심이 없다. 그것에 관심을 가진다면 주객이 전도되어 결국 움직임은 삐걱거리게 되는 것이다.

구석기 사냥꾼이 눈앞의 사슴을 공격하는 모습을 상상해보자(그림 6-1). 손에 들고 있는 돌창으로 사슴을 공격하는 동안, 사냥꾼은 팔을 얼마나 들어 올리고 팔꿈치를 얼마나 굽혀야 하는지 전혀 생각하지 않는다. 어떤 팔의 궤적을 통해 사슴을 찌를 것인지 생각할 여유조차 없다. 평생 한 번도 생각해보지 않았을 것이다. 이 긴박한 순간에 그런 생각을 한다면? 사슴을 놓치고 가족들은 한동안 고기 구경을 못할 수도 있다. 이 순간, 사냥꾼은 오로지 날뛰고 방어하는 사슴을 창으로 공격하는 데 온 정신이 집중되어 있는 것이다. 그러는 동안 창으로 찌르고 내리꽂는 움직임은 사슴의 공간적 위치, 움직임의 방향과 속도, 사냥꾼의 자세 등 여러 상황에 맞게 변화한다. 그러한 변화들마저도

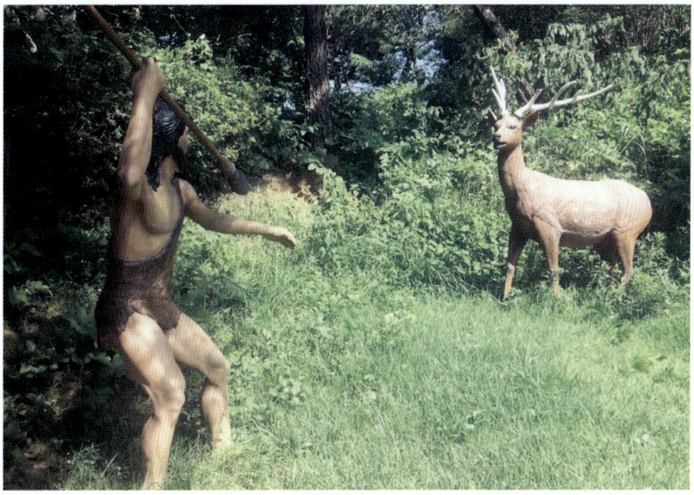

그림 6-1 구석기 사냥꾼의 사슴 사냥. 사슴 사냥에 몰아지경이 된 사냥꾼은 자신이 어떻게 움직이고 있는지 인식조차 하지 못한다. 공주 석장리 구석기 야외 박물관 자료 그림.

별다른 중간 과정 없이 사냥꾼에게 직접적으로 전달된다.[3] 몰아지경이 된 사냥꾼은 자신이 어떻게 움직이고 있는지 인식조차 하지 못한다.

## 움직임의 과제지향성은 모양을 통해 완성된다

움직임 시스템은 과제를 위해 움직임의 세세한 모든 것에 관심을 두지 않지만, 그렇다고 과제에만 집중하는 것도 아니다. 먼저, 움직임의 모양(패턴)을 사용하여 움직임 과제를 해결하고자 한다(그림 6-2). 움직임에 있어서 모양이란 어떤 특정한 협응 구조가 안정적으로 나타나는 것을 의미한다. 움직임 시스템이 모양을 만들어서 과제를 해결하는 것은 아주 합리적인 선택이다. 왜냐하면 움직임 과제를 해결하기 위해 특정 움직임의 모양은 과제를 수행하기 위한 안정된 틀을 제공하기 때문이다. 이처럼 움직임 시스템은 목적 달성을 위해 **과제지향적 안정성**(task-specific stability)을 추구한다.[4] 그리고 안정성의 획득을 위해서 특정한 움직임의 모양이 필요한 것이다.

심지어 움직임 시스템은 과제를 해결하기 위해서 현재의 모양까지 바꿔버리기도 한다. 우리가 앞서 살펴보았던 여러 상전이들은 움직임의 모양이 상황에 따라 질적인 변화를 겪는 과정이었다. 상전이는 불안정성을 전제한다. 즉, 움직임이 불안정해지면 그 모양을 유지할 이유가 사라지는 것이다. 상황이 움직임 시스템이 따라가지 못할 정도로 변한 것이다. 과제를 해결하기 위해서 새로운 안정한 움직임의 모양을 찾아나서는 것이 상전이의 과정이다. 목적을 위해 모양을 만들어내지만, 그 모양마저 목적을 위

[3] Gibson, J. J. (2014). *The ecological approach to visual perception: classic edition*. Psychology Press. 이 기념비적인 책의 초판은 1979년에 나왔다.

[4] Latash, M. L. (2019). Human movements: Synergies, stability, and agility. In Biomechanics of *Anthropomorphic Systems* (pp. 135-154). Springer, Cham.

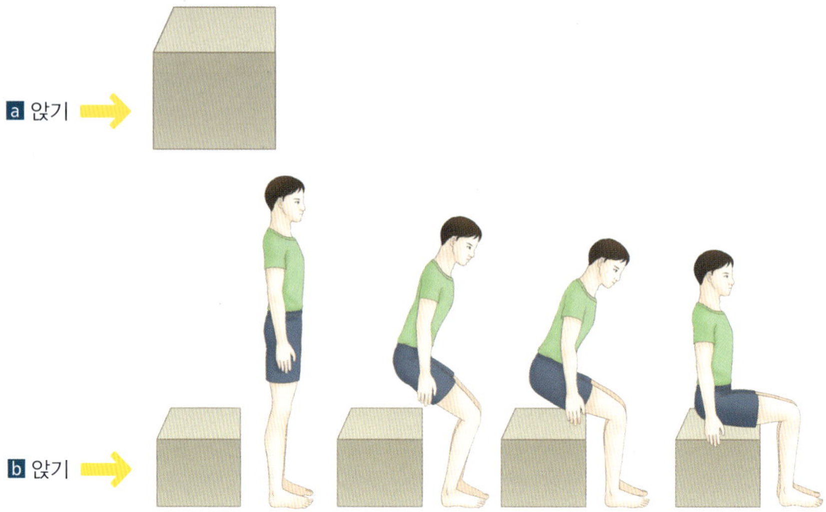


그림 6-2 '앉기'라는 과제를 해결하기 위해 인간은 '의자'라는 도구를 만들어냈다. 세상에는 수많은 종류와 다양한 모양의 의자가 있지만, 근원적 형태(모양)가 존재한다(a). '앉기'라는 과제를 해결하기 위해 움직임 시스템은 앉는 동작을 만들어낸다(b). 아주 다양한 방법으로 앉을 수 있지만, 대부분의 사람들은 거의 비슷한 모양의 '앉기'를 선택한다. 그리고 동일한 상황(예, 같은 의자에 앉기 속도, 심리적 상태, 피로도 등이 일정할 때) 아래에서 수십 번, 수백 번을 앉더라도 거의 동일하게 앉는 모양(패턴)을 유지한다. 즉, 이때 만들어지는 앉는 모양은 과제지향적 안정성이 획득된, 도구로써의 앉기이다.

해 버리는 것이 움직임 시스템이다.

이처럼 움직임은 과제지향적이다. 시스템은 움직임 그 자체에는 별 관심을 가지지 않으나 움직임의 의도나 목표가 정해지면, 그것을 해결하기 위한 안정한 모양을 만들어내게 된다. 그리고 그 모양은 시스템 구성요소들의 자기조직화를 통해 달성된다. 바로 이러한 과정들이 움직임이라는 현상의 핵심이다. 이를 통해 과제지향적이고, 환경친화적이며, 에너지 효율적인 움직임이 나타나게 된다. 그것이 바로 자연스러운 움직임으로 나타난다. 물론 현재의 움직임 시스템이 가지지 못한 특정한 협응 구조를 가진 움직임이 요구된다면 당연히 연습을 통한 습득 과정이 요구될 것이다. 습득된 이후에는 움직임의 목적에 따라 그것 역시 자연스럽게 나타나게 된다.

## 주의초점: 움직임의 목표에 집중할 것

최근의 **주의초점**(attentional focus)에 관한 연구들도 움직임을 효율적이고 자연스럽게 만들기 위해서는 움직임 자체에 집중하지 말라고 알려준다.[5] 주의초점이란 수행자가 특정 동작을 하는 동안 자신의 주의를 두는 위치를 말한다. 움직이는 동안, 자신의 몸이나 움직임 그 자체에 주의를 집중하는 것을 **내적 주의초점**(internal focus of attention)이라 말하며, 움직임의 목표나 외부 환경에 주의를 두는 것을 **외적 주의초점**(ex-

[5] Wulf, G. (2013). Attentional focus and motor learning: a review of 15 years. *International Review of sport and Exercise psychology*, 6(1), 77-104.

ternal focus of attention)이라 한다. 예를 들어, 걸어가는 동안 걸어서 도달할 곳에 주의를 둔다면 외적 주의초점이 되며, 발바닥의 감각에 주의를 두면 내적 주의초점이 된다.

주의초점에 관한 대부분의 연구 결과들은 우리가 어떤 동작을 할 때 몸이나 움직임 자체에 주의를 집중하면 움직임이 부자연스럽고 비효율적으로 된다는 것을 보여준다. 반면, 특정한 목표를 가진 움직임을 하는 동안, 외적 주의초점을 사용하게 되면 움직임은 훨씬 자연스러워지고 과제에 맞는 수행을 하게 된다. 나아가 운동기술을 습득하는 과정에서도 외적 주의초점을 사용하면 학습이 더 활성화된다는 것을 대부분의 연구들은 보여주고 있다.

왜 내적 주의초점보다 외적 주의초점이 움직임의 조절과 습득을 더 효과적으로 만드는가? 운동제어와 학습 분야에서 주의초점 연구를 촉발시키고 활발하게 만든 울프(Gabriel Wulf)는 주의초점이 움직임 시스템의 자동화 기전에 영향을 주기 때문이라고 설명한다.[6] 즉, 내적 주의초점은 시스템의 자동화 기전을 방해하나, 외적 주의초점에서는 움직임의 자동적 조절이 활성화된다고 설명한다. 그녀가 말하는 이 자동화 기전은 시스템 구성요소들의 자기조직화 과정이다.

최근의 연구는 외적 주의초점이 돈(money)이라는 최고의 동기부여보다도 더 효과적으로 운동수행을 향상시킬 수 있음을 보여준다. 벨힐리와 동료들(Wälchli et al., 2016)은 18명의 신체 건강한 참가자들을 대상으로 수직 점프(countermovement jumps)를 향상시킬 수 있는 방법에 대해 연구하였다.[7] 연구자들이 관심이 있었던 방법은 **결과지식**(knowledge of results) 피드백, 외적 주의초점, 그리고 보상이었다. 많은 연구들은 이 세 방법들이 운동수행 향상에 효과적임을 보여준다.

결과지식 피드백(aF) 조건은 수행자들에게 "가능한 한 높이 점프하세요. 얼마나 높이 뛰었는지 알려드립니다"라는 지시를 주었다. 외적 주의초점(EF) 조건을 위해서는 피험자들의 허리에 긴 밧줄을 달아서 등 뒤로 내려 바닥에 놓았다. 그리고 피험자들에게 그 밧줄을 가장 높이 끌어올리도록 점프하라고 지시하였다. 보상(RE) 조건은 피험자들에게 높이 뛴 만큼 돈을 주겠다고 지시하였다. 피험자들은 가능한 높이 뛰라는 지시만 받은 통제 조건과 함께, aF, RE, aF+EF, aF+RE, aF+EF+RE 조건들을 무작위로 모두 실시하였다. 예를 들어, aF+EF+RE는 "가능한 한 높이 점프하세요. 밧줄이 가장 많이 당겨 올라가도록 집중하면서 점프하세요. 점프한 만큼 돈을 드립니다. 점프 높이는 뛰고 난 뒤에 알려드립니다"라는 지시가 주어졌다.

실험 결과는 흥미롭다. 먼저 RE 조건을 제외한 모든 조건들이 통제 조건보다 유의

[6] Wulf, G., McNevin, N. & Shea, C. H. (2001). The automaticity of complex motor skill learning as a function of attentional focus. *The Quarterly Journal of Experimental Psychology Section A*, *54*(4), 1143-1154.

[7] Wälchli, M., Ruffieux, J. A. N., Bourquin, Y., Keller, M. & Taube, W. (2016). Maximizing performance: augmented feedback, focus of attention, and/or reward?. *Medicine and science in sports and exercise*, *48*(4), 714.

하게 높게 뛰었다. 가장 많이 뛴 조건은 aF+EF와 aF+EF+RE 조건들이었는데, 이는 결국 RE 지시는 점프 높이에 아무런 도움을 주지 못했음을 암시한다. 즉, 결과적으로 EF가 점프 수행력을 향상시키는 가장 좋은 방법이었다는 것을 나타내고 있다. 점프를 하는 동안 넙다리네갈래근(quardiceps)의 활성도를 살펴본 데이터는 좀 더 명확하다. 넙다리네갈래근은 무릎을 펴는 데 큰 힘을 만들어내는 근육으로 점프 동작에서 중요한 역할을 하는 근육이다. aF, RE, aF+RE 조건들 모두 통제 조건과 별다른 차이를 나타내지 못했다. 오직 aF+EF와 aF+EF+RE 조건들에서 근육이 유의미하게 가장 큰 근활성도를 보였다. 이러한 결과는 결과지식 피드백이나 돈을 통한 보상은 점프에 중요한 근육을 활성화시키지 못했음을 보여주고 있다. 반면, 외적 주의초점을 통해 과제에 집중할 때, 구성요소들의 자기조직화를 극대화하면서 다른 조건들보다 더 높이 점프할 수 있었음을 보여준다.

이처럼 우리가 과제에 맞게 잘 움직이기 위해서는 주의가 움직임의 외부에 있는 목표를 향할 때 가장 효과적이다. 이는 움직임이 과제와 환경에 연결되는 과정이기도 하다. 그것에 충실하면 시스템의 구성요소들은 스스로 과제에 최적화되어 조직된다. 움직인다고 하여 움직임에 초점을 맞추게 되면 우리는 잘 움직일 수가 없다.

## 움직임, 다시 떠오름

우리가 원하는 움직임이란 그런 것이다. 움직임 그 자체를 목적으로 하지 않고, 목적을 위한 수단과 도구가 될 때, 움직임은 스스로 훌륭해진다. 손을 움직일 수가 없는 사람은 발로 그림을 그릴 수 있다. 발로도 그림을 그리지 못한다면 입으로 그릴 수 있다. 구족화가의 그림이 아름다운 것은 그것을 입이나 발로 그려서가 아니다. 그림 그 자체가 아름다운 것이다. 호킹은 성대와 입을 움직여 말하지 못하였다. 그러나 볼의 아주 미약한 움직임으로 세상과 소통할 수 있었다. 그가 이뤄냈던 생각과 학문적 업적은 말하는 것이 힘들었기 때문에 위대한 것은 아니다. 그의 생각 자체가 위대했던 것이다.

그렇다면 움직임은 그냥 목적을 위한 수단이나 도구일 뿐인가? 목적을 위해 동일한 가치를 지니는가? 물론 그렇다. 그림을 위해서 손, 발, 입은 동일한 가치를 지닌 수단이다. 성대와 혀와 입을 통해서 말하는 것과 볼의 근수축 신호를 기계 음성으로 변환시켜 말하는 것도 소통이라는 측면에서 같은 가치를 지닌다. 하나의 움직임 방법이 다른 움직임 방법보다 더 가치가 부여된다면, 신체적 장애를 가진 누군가를 편견으로 바라보거나 혹은 측은하게 생각하는 것도 합리화될 수 있다. 그러한 시각은 바람직하지 못하다.

하나의 도구는 도구 그 자체일 뿐이다. 칼은 요리하는 칼이 될 수도 있지만, 손가락을 베게 하는 칼이 될 수도 있다. 그렇다고 요리할 때는 유익한 칼이 되고 손가락을 베면 못된 칼이 되는 것은 아니다. 칼은 칼일 뿐이다. 칼이 요리와 만나 맛있는 음식을 만드는 데 일조한 것이다. 칼이 예상치 못한 사고와 만나 부상을 만들어낸 것이다. 손가락을 베인 것이 그 칼의 문제는 아니기 때문에 굳이 그것을 박살 내거나 쓰레기통에 버릴 이유는 없다.

도구가 아니라, 따라서 목적이 중요하다. 도구가 어떤 목적에 사용되느냐에 따라 그 도구는 그 목적과 상호작용하여 새로운 의미를 만들어낼 수 있다. 구족화가의 움직임은 그림과 만나 우리에게 예술적 감동을 선사한다. 호킹의 움직임은 그의 생각과 만나 우리에게 새로운 과학적 지평을 보여주었다. 움직임은 좋은 의도와 목적과 만나 이렇게 감동과 새로움을 만들어낼 수 있다. 이것은 움직임의 가치가 아니라, 움직임이 다른 것과 상호작용하여 만들어낸 새로운 의미와 가치의 떠오름인 것이다.

물론 움직임은 그렇게 아름다운 예술이나 위대한 생각과 만나지 않아도 좋다. 막 기어 다니기 시작한 아기에겐 새로운 세계를 발견케 하는 멋진 탐험선이 되어 준다. 동네를 주름잡는 개구쟁이들에겐 친구들과의 즐거운 추억을 만들어 준다. 햇볕 좋은 날 동네를 여유롭게 산책할 수 있게 해주고, 식물들이 싱싱하게 자랄 수 있도록 화단에 물을 주게도 한다. 움직임은 그렇게 여전히 우리 삶에 가장 훌륭한 도구이자 수단이 되어 준다.

따라서 우리는 이 움직임을 가지고 무엇을 할 수 있는지 생각해보아야 한다. 도구 자체는 가치중립적이지만, 움직임이라는 도구를 통하여 소중한 가치와 의미를 만들어낼 수 있다. 다른 사람을 향하는 손의 움직임은 모두 비슷하다. 하지만 그 움직임이 소매치기의 야비한 움직임이 되어서는 안 된다. 친구들과 손장난을 치는 즐거움의 움직임이 되어야 한다. 처음 보는 사람에게 악수를 건네는 소통의 움직임이 되어야 한다. 슬픔에 잠긴 사람의 등을 토닥이는 위로의 움직임이 되어야 한다. 삶은 그렇게 움직임과 합쳐져 새롭게 확장된다. 너와 나, 우리와 세상은 꽃처럼 떠오른다.

## 더 읽기 왼손의 거장, 레온 플라이셔(Leon Fleisher, 1928~2020)[8]

미국 태생의 피아니스트인 레온 플라이셔는 '왼손의 거장'이라고 불린다. 4세 때 연주 생활을 시작할 만큼 음악적 재능이 특출 났던 그는 9세에 당대 최고의 피아니스트인 아르투르 슈나벨(Artur Schnabel)을 사사했고, 15세에 명지휘자인 피에르 몽퇴의 지휘로 샌프란시스코 심포니와의 협연에서 극찬을 받으며 주목받기 시작하였다. 몽퇴는 "100년에 한 번 나올 만한 피아노 신동"이라며 감탄했다고 한다. 24세에는 미국인 최초

[8] 다음 글은 여러 자료를 바탕으로 작성되었다.
피아니스트 레온 플라이셔(1928~2020)를 추모하며(성용원 작곡가)
https://www.mediapia.co.kr/news/articleView.html?idxno=44581
40년간 한 손으로 연주한 세계적인 피아니스트 레온 플라이셔(이보연 세계일보 문화부 기자)
https://topclass.chosun.com/board/view.asp?catecode=B&tnu=200507100004
오른쪽 감각 찾아 내한공연, 레온 플라이셔(오미환 기자)
https://www.hankookilbo.com/News/Read/200505260081858108
http://m.blog.naver.com/chaos719kr/60054085562(블로그의 내용인데, 이 글이 원글인지 아니면 출처는 어떻게 되는지 확실치 않다)

로 퀸 엘리자베스 콩쿠르에서 우승하기에 이른다. 그리고 31세의 나이에 피바디 음악원의 교수가 되었다. 그는 여러 연주회와 음반 활동을 이어가며, 피아니스트로서의 전성기를 구가하였다.

이런 플라이셔에게 시련의 시간이 찾아왔다. 1962년 그의 오른손 넷째 손가락과 새끼손가락에 힘이 빠지면서 점점 손바닥 쪽으로 꼬부라져 펴지지 않았다. 급기야 오른손 전체에 마비가 나타나기 시작했다. 피아니스트로서 열 손가락이 온전해야 할 그에게 사형선고가 내려진 것이다. 플라이셔는 1965년에 연주를 중단하기에 이르렀고, 이혼과 더불어 깊은 절망에 빠져버렸다. 자신의 손을 치료하기 위해 아로마 치료와 참선까지 하는 등 필사의 노력을 하였으나 그의 손가락은 돌아오지 않았다.

절망 속에서 플라이셔는 자신의 삶의 목적이 두 손으로 피아노를 연주하는 게 아니라 음악 그 자체임을 깨닫게 된다. 그 깨달음은 그를 다시 음악 속으로 뛰어들게 하였다. 1967년 그는 지휘를 시작하였다. 미국의 이름난 여러 오케스트라를 객원 지휘하면서 청중들의 박수를 받았다. 그리고 두 손이 아닌 왼손으로 피아노를 연주하기 시작하였다. 물론 피아노 교육에 대한 열정도 잊지 않았다. 그는 음악을 하고 있었다.

그렇다고 손의 치료를 놓은 것은 아니었다. 플라이셔는 두 손 연주를 갈망하고 있었으나, 그것은 한 손을 잃은 것에 대한 절망적 몸부림이 아니라 두 손 연주에 대한 음악적 열정으로 인한 것이었다. 자신의 병에 대해 지속적으로 의료적 검진을 받던 중, 손목굴증후군(carpal tunnel syndrome)으로 진단받고 수술을 하게 되었다. 그리고 1982년 양손으로 볼티모어 심포니와의 협연을 하였다. 당시 음악계는 들떠서 그의 양손 귀환을 축하했지만, 그의 오른손은 다시 굳어버렸다. 그 진단명은 잘못된 것이었고, 따라서 수술도 효과적이지 않았던 것이다.

1991년에야 플라이셔는 자신의 병이 '작업특수적 국소 근육긴장이상증(focal task-specific dystonia)'이라는 진단을 받게 된다. 근육긴장이상증은 근육의 불수의적이며 지속적인 긴장으로 인해 몸의 특정 부위가 짧아지거나 꼬이는 자세를 가져오며, 비정상적 떨림이나 반복적 움직임을 가져오기도 한다. 1980년대 후반에 이르러서야 개념이 정립된 질환이므로 그 전엔 정확한 진단이나 치료조차 할 수 없었던 것이다. 그는 이제 좀 더 자신의 병에 맞는 치료를 할 수 있게 되었다. 당시에는 새로운 치료법인 보톡스를 통하여, 플라이셔의 오른손 넷째 손가락과 새끼손가락이 서서히 펴지기 시작하였다. 더불어 근막유동술(myofascial mobilization)의 일종인 롤핑(Rolfing)이라는 물리치료를 받으면서 그의 손가락은 예전과 비교할 수 없을 정도로 유연해졌다.

치료 덕분에 플라이셔는 점점 더 양손 연주에 대한 자신감을 얻어 갔다. 1995년부터 그는 양손 연주를 재개하였다. 왼손 연주와 양손 연주를 병행하며 피아니스트로서 제2의 전성기를 보냈다. 2004년 40년 만에 양손으로 연주한 음반인 <Two hands>를 내놓았다. 이 투쟁의 업적은 미국에서만 10만 장 이상이 팔렸다. 이듬해인 2005년 일흔일곱의 나이로 한국을 방문해 아름다운 연주를 선사하였다. 당시 그가 신문사와 인터뷰한 내용이 아직도 인터넷에 남아 있다. 처음으로 손가락 이상을 발견했을 때의 심정을 그는 이렇게 말하였다.

*"처음 2년은 지독하게 절망했지요. 그런데 어느 날 아침 눈을 뜨는 순간, 피아노 양손 연주가 전부가 아니라는 생각이 들었어요. 그때부터 더 진지하게 학생들을 가르치기 시작했죠. 피아노를 쳐서 보여줄 수 없어서 말로만 설명해야 하니까 더 정확하게 전달해야 했고 그러다 보니 전보다 더 좋은 선생님이 될 수 있었죠. 지휘를 시작하는 계기도 되었고요. 거기서 큰 만족을 얻었습니다. 피아노 치는 건 아주 외로운 일인 반면 오케스트라를 지휘하면서 함께 음악을 만들어가는 기쁨은 정말 대단해요. 병과 싸우면서 인간으로서 많이 배웠지요."(한국일보, 2005)*

일흔일곱의 플라이셔는 이처럼 자신의 병과 그로 인한 자신의 삶을 긍정하였다. 그는 관련 의학재단에 기부도 아끼지 않았고, 관련 계몽 캠페인에도 앞장섰다. 그리고 음악 연주자들에게 따뜻한 조언도 잊지 않았다.

*"젊을 때는 두려움이 없어서 죽어라 연습만 하잖아요? 하지만 근육긴장이상증은 미국 내 환자가 약 30만 명, 그중 악기 연주자도 1만 명쯤 됩니다. 시카고 심포니의 오보에 수석도 지난해 여름 이 병으로 사임했어요. 야구나 축구 선수를 보세요. 경기 시작 1시간 전부터 스트레칭 하면서 몸을 풀죠. 그런데 피아니스트에게는 그저 열심히 연습하라고만 하지 아무도 그런 주문을 안 해요. 손가락 근육은 아주 작고 약해서 스스로 잘 돌봐야 합니다." (한국일보, 2005)*

2006년 프랑스 정부는 플라이셔에게 예술적 공헌을 인정하여 훈장을 수여하였다. 나다니엘 칸 감독의 <Two hands>는 플라이셔의 병과의 투쟁을 담은 영화로 2006년 아카데미 단편 다큐멘터리 부문 후보에 올랐다. 플라이셔는 80세를 맞은 2008년 세계 투어 콘서트를 하기도 하였다. 그는 클래식 명예의 전당에 등재되어 있으며, 대표 음반으로는 줄리아드 현악 4중주단과 협연한 브람스의 <피아노 5중주곡>, 조지 셀 지휘의 클리블랜드 오케스트라 협연으로 탄생한 브람스의 <피아노협주곡 1번>과 베토벤 <피아노협주곡 전집>, 그리고 슈만과 그리그의 <피아노협주곡> 등이 있다. 코로나19가 전 세계를 휩쓸던 2020년 8월 2일, 플라이셔는 암으로 이 세상과 작별하였다.

## 주요 용어

근육긴장이상증(dystonia)
운동등가(motor equivalence)
과제지향적 안정성(task-specific stability)
주의초점(attentional focus)
내적 주의초점(internal focus of attention)
외적 주의초점(external focus of attention)
결과지식(knowledge of results)

# 참고문헌

김상욱. (2018). *떨림과 울림.* 서울: 동아시아.

김선진. (2009). *운동학습과 제어.* 서울: 대한미디어.

김용학, 전소영, 박세웅. (2006). 온라인 사회 연결망의 구조분석: 싸이월드 일촌 연결망을 중심으로. *한국사회학회 사회학대회 논문집*, 225-227.

성용원. (2020). 피아니스트 레온 플라이셔(1928~2020)를 추모하며. *메디아피아.* https://www.mediapia.co.kr/news/articleView.html?idxno=44581

송민령. (2018. 02. 12.). 뇌 속 신경세포 860억 개, 어떻게 세포 개수를 알아냈을까? *매일경제*. https://www.mk.co.kr/news/it/view/2018/02/100755/

오미환. (2005. 05. 26.). 오른쪽 감각 찾아 내한공연, 레온 플라이셔. *한국일보.* https://www.hankookilbo.com/News/Read/200505260081858108

윤영수, 채승병. (2005). *복잡계 개론.* 서울: 삼성경제연구소.

이문성, 이계행. (2011). 고대 그리스에서의 운동 개념. *움직임의 철학: 한국체육철학회지, 19*(1), 1-13.

이보연. (2005. 07). 40년간 한 손으로 연주한 세계적인 피아니스트 레온 플라이셔. *Topclass.* https://topclass.chosun.com/board/view.asp?catecode=B&tnu=200507100004

Adams, J. A. (1971). A closed-loop theory of motor learning. *Journal of motor behavior, 3*(2), 111-150.

Adolph, K. E. (2008). Learning to move. *Current directions in psychological science, 17*(3), 213-218.

Albert, R., Jeong, H. & Barabási, A. L. (1999). Diameter of the world-wide web. *Nature, 401*(6749), 130-131.

Animal locomotion (2021, July 5) *Wikipedia.* Retrieved from https://en.wikipedia.org/wiki/Animal_locomotion

Arutyunyan, G. A., Gurfinkel, V. S. & Mirskii, M. L. (1968). Investigation of aiming at a target. *Biophysics, 13*(3), 642-645.

Bak, P. (2013). *How nature works: the science of self-organized criticality.* Springer Science & Business Media.

Bak, P., Tang, C. & Wiesenfeld, K. (1987). Self-organized criticality: An explanation of the 1/f noise. *Physical review letters, 59*(4), 381.

Ball P. (2014). *가지: 형태들을 연결하는 관계*(김명남 옮김). 서울: 사이언스북스. (원저 2011년 출판)

Ball P. (2014). *모양: 무질서가 스스로 만드는 규칙*(조민웅 옮김). 서울: 사이언스북스. (원저 2011년 출판)

Ball P. (2014). *흐름: 불규칙한 조화가 이루는 변화*(김지선 옮김). 서울: 사이언스북스. (원저 2011년 출판)

Barabási, A. L. (2002). *링크*(강병남, 김기훈 옮김). 서울: 동아시아 (원저 2002년 출판)

Barabási, A. L. (2009). Scale-free networks: a decade and beyond. *Science, 325*(5939), 412-413.

Bartsch, R., Kantelhardt, J. W., Penzel, T. & Havlin, S. (2007). Experimental evidence for phase synchronization transitions in the human cardiorespiratory system. *Physical review letters, 98*(5), 054102.

Beggs, J. M. & Plenz, D. (2003). Neuronal avalanches in neocortical circuits. *Journal of neuroscience, 23*(35), 11167-11177.

Bernstein, N. (1966). *Notes on the movement physiology and physiology of activity.*

Bernstein, N. A. & Popova, T. (1929). Untersuchung uber die Biodynamik des Klavieranschlags [Study of the biodynamics of piano playing]. *Arbeitsphysiologie, 1*, 396-432.

Bernstein, N. A. (1967). *The co-ordination and regulation of movements.* Oxford: Pergamon Press.

Bernstein, N. A. (1996). On dexterity and its development. In M. L. Latash & M. T. Turvey (Eds. and Trans.), *Dexterity and its development* (pp. 3-244). Mahwah, NJ: Erlbaum. (Original work written 1947, published 1991)

Bongaardt, R. & Meijer, O. G. (2000). Bernstein's theory of movement behavior: Historical development and contemporary relevance. *Journal of motor behavior, 32*(1), 57-71.

Bosch, F. (2018). *스트렝스 트레이닝과 코디네이션: 통합적 접근*(이문규 외 옮김). 서울: 한미의학. (원저 2015년 출판)

Brown, T. G. (1914). On the nature of the fundamental activity of the nervous centres; together with an analysis of the conditioning of rhythmic activity in progression, and a theory of the evolution of function in the nervous system. *The Journal of physiology, 48*(1), 18.

Buchanan, J. J. & Horak, F. B. (1999). Emergence of postural patterns as a function of vision and translation frequency. *Journal of Neurophysiology, 81*(5), 2325-2339.

Buchanan, J. J. & Kelso, J. S. (1993). Posturally induced transitions in rhythmic multijoint limb movements. *Experimental brain research, 94*(1), 131-142.

Buchanan, J. J. & Ryu, Y. U. (2006). One-to-one and polyrhythmic temporal coordination in bimanual circle tracing. *Journal of Motor behavior, 38*(3), 163-184.

Buchanan, J. J., Kelso, J. S. & de Guzman, G. C. (1997). Self-organization of trajectory formation. *Biological Cybernetics, 76*(4), 257-273.

Buchanan, J. J., Park, J. H., Ryu, Y. U. & Shea, C. H. (2003). Discrete and cyclical units of action in a mixed target pair aiming task. *Experimental Brain Research, 150*(4), 473-489.

Buchanan, M. (2014). *우발과 패턴*(김희봉 옮김). 서울: 시공사. (원저 2000년 출판)

Bullmore, E. & Sporns, O. (2009). Complex brain networks: graph theoretical analysis of structural and functional systems. *Nature reviews neuroscience, 10*(3), 186-198.

Burke, R. E. (2007). Sir Charles Sherrington's the integrative action of the nervous system: a centenary appreciation. *Brain, 130*(4), 887-894.

Chow, J. Y., Davids, K., Hristovski, R., Araújo, D. & Passos, P. (2011). Nonlinear pedagogy: Learning design for self-organizing neurobiological systems. *New Ideas in Psychology, 29*(2), 189-200.

Cirstea, M. C. & Levin, M. F. (2000). Compensatory strategies for reaching in stroke. *Brain, 123*(5), 940-953.

Cummins, F. (2009). Rhythm as an affordance for the entrainment of movement. *Phonetica, 66*(1-2), 15-28.

Davids, K. W., Button, C. & Bennett, S. J. (2011). *운동기술 획득의 역동성: 수행자, 과제, 환경의 상호작용 접근을 중심으로*(박승하, 한동욱, 이승민 옮김). 서울: 대한미디어. (원저 2008년 출판)

Davids, K., Araújo, D., Vilar, L., Renshaw, I. & Pinder, R. (2013). An ecological dynamics approach to skill acquisition: Implications for development of talent in sport. *Talent Development and Excellence, 5*(1), 21-34.

de Arcangelis, L. & Herrmann, H. J. (2010). Learning as a phenomenon occurring in a critical state. *Proceedings of the National Academy of Sciences, 107*(9), 3977-3981.

Debicki, D. B., Watts, S., Gribble, P. L. & Hore, J. (2010). A novel shoulder–elbow mechanism for increasing speed in a multijoint arm movement. *Experimental brain research, 203*(3), 601-613.

Diedrich, F. J. & Warren Jr, W. H. (1995). Why change gaits? Dynamics of the walk-run transition. *Journal of Experimental Psychology: Human Perception and Performance, 21*(1), 183.

Düweke P. (2005). *두뇌의 비밀을 찾아서: 데카르트에서 에클라스까지*(이미옥 옮김). 서울: 모티브북. (원저 2001년 출판)

Ericsson, K. A. (2016). *1만 시간의 재발견*(강혜정 옮김). 서울: 비즈니스북스. (원저 2016년 출판)

Ericsson, K. A., Krampe, R. T. & Tesch-Römer, C. (1993). The role of deliberate practice in the acquisition of expert performance. *Psychological review, 100*(3), 363.

Fitts, P. M. & Posner, M. I. (1967). *Human performance.* Brooks/Cole Publishing Co, Belmont, Calif.

Fitts, P. M. (1954). The information capacity of the human motor system in controlling the amplitude of movement. *Journal of experimental psychology, 47*(6), 381.

Fu, M., Yu, X., Lu, J. & Zuo, Y. (2012). Repetitive motor learning induces coordinated formation of clustered dendritic spines in vivo. *Nature, 483*(7387), 92-95.

Furuya, S., Osu, R. & Kinoshita, H. (2009). Effective utilization of gravity during arm downswing in keystrokes by expert pianists. *Neuroscience, 164*(2), 822-831.

Gadêlha, H., Hernández-Herrera, P., Montoya, F., Darszon, A. & Corkidi, G. (2020). Human sperm uses asymmetric and anisotropic flagellar controls to regulate swimming symmetry and cell steering. *Science advances, 6*(31), eaba5168.

Gallos, L. K., Makse, H. A. & Sigman, M. (2012). A small world of weak ties provides optimal global integration of self-similar modules in functional brain networks. *Proceedings of the National Academy of Sciences, 109*(8), 2825-2830.

Gardner, K. (2015). *Movement System.* American Physical Therapy Association.

Garlando, F., Kohl, J., Koller, E. A. & Pietsch, P. (1985). Effect of coupling the breathing-and cycling rhythms on oxygen uptake during bicycle ergometry. *European journal of applied physiology and occupational physiology, 54*(5), 497-501.

Gibson, J. J. (2014). *The ecological approach to visual perception: classic edition.* Psychology Press.

Gilpin, D. R. & Miller, N. K. (2013). Exploring complex organizational communities: Identity as emergent perceptions, boundaries, and relationships. *Communication Theory, 23*(2), 148-169.

Gribble, P. L. & Ostry, D. J. (1999). Compensation for interaction torques during single-and multijoint limb movement. *Journal of neurophysiology, 82*(5), 2310-2326.

Guerin, S. & Kunkle, D. (2004). Emergence of constraint in self-organizing systems. *Nonlinear Dynamics, Psychology, and Life Sciences, 8*(2), 131-146.

Guimarães, A. N., Ugrinowitsch, H., Dascal, J. B., Porto, A. B. & Okazaki, V. H. A. (2020). Freezing Degrees of Freedom During Motor Learning: A Systematic Review. *Motor Control, 1*(aop), 1-15.

Haken, H. (2013). *Synergetics: Introduction and advanced topics.* Springer Science & Business Media.

Haken, H., Kelso, J. S. & Bunz, H. (1985). A theoretical model of phase transitions in human hand movements. *Biological cybernetics, 51*(5), 347-356.

He, B. J. (2014). Scale-free brain activity: past, present, and future. *Trends in cognitive sciences, 18*(9), 480-487.

Hirashima, M., Kudo, K. & Ohtsuki, T. (2003). Utilization and compensation of interaction torques during ball-throwing movements. *Journal of Neurophysiology, 89*(4), 1784-1796.

Holtmaat, A. & Svoboda, K. (2009). Experience-dependent structural synaptic plasticity in the mammalian brain. *Nature Reviews Neuroscience, 10*(9), 647-658.

Horak, F. B. & Nashner, L. M. (1986). Central programming of postural movements: adaptation to altered support-surface configurations. *Journal of neurophysiology, 55*(6), 1369-1381.

Hoyt, D. F. & Taylor, C. R. (1981). Gait and the energetics of locomotion in horses. *Nature, 292*(5820), 239-240.

Hristovski, R., Davids, K., Araújo, D. & Button, C. (2006). How boxers decide to punch a target: emergent behaviour in nonlinear dynamical movement systems. *Journal of sports science & medicine, 5*(CSSI), 60.

Hudspeth, A. J., Jessell, T. M., Kandel, E. R., Schwartz, J. H. & Siegelbaum, S. A. (Eds.). (2013). *Principles of neural science.* McGraw-Hill, Health Professions Division.

Ivry, R., Diedrichsen, J., Spencer, R., Hazeltine, E. & Semjen, A. (2004). A cognitive neuroscience perspective on bimanual coordination and interference. In *Neuro-behavioral determinants of interlimb coordination* (pp. 259-295). Springer, Boston, MA.

Kami, A., Meyer, G., Jezzard, P., Adams, M. M., Turner, R. & Ungerleider, L. G. (1995). Functional MRI evidence for adult motor cortex plasticity during motor skill learning. *Nature, 377*(6545), 155-158.

Kauffman, S. (2002). *혼돈의 가장자리: 자기조직화와 복잡성의 법칙을 찾아서*(국형태 옮김). 서울: 사이언스북스. (원저 1996년 출판)

Kelso, J. A. & Jeka, J. J. (1992). Symmetry breaking dynamics of human multilimb coordination. *Journal of experimental psychology: human perception and performance, 18*(3), 645.

Kelso, J. A. S. (1981). On the oscillatory basis of movement. In *Bulletin of the psychonomic society.*

Kelso, J. A. S. (1984). Phase transitions and critical behavior in human bimanual coordination. *American Journal of Physiology-Regulatory, Integrative and Comparative Physiology, 246*(6), R1000-R1004.

Kelso, J. A. S. (1995). *Dynamic patterns: The self-organization of brain and behavior.* MIT press.

Kelso, J. A. S. (1997). Relative timing in brain and behavior: Some observations about the generalized motor program and self-organized coordination dynamics. *Human Movement Science, 16*(4), 453-460.

Kelso, J. A. S. (2009). Coordination dynamics. In R.A. Meyers (Ed.), *Encyclopedia of Complexity and Systems Science* (pp. 1537-1564). Berlin: Springer.

Kelso, J. A. S., DelColle, J. D. & Schöner, G. (1990). Action-perception as a pattern formation process. In M. Jeannerod (Ed.), *Attention and performance XIII* (pp. 139-169). Hillsdale, NJ: Erlbaum.

Kelso, J. A. S., Buchanan, J. J. & Wallace, S. A. (1991). Order parameters for the neural organization of single, multijoint limb movement patterns. *Experimental brain research, 85*(2), 432-444.

Kelso, J. A. S., Buchanan, J. J., DeGuzman, G. C. & Ding, M. (1993). Spontaneous recruitment and annihilation of degrees of freedom in biological coordination. *Physics Letters A, 179*(4-5), 364-371.

Kelso, J. A. S., Scholz, J. P. & Schöner, G. (1986). Nonequilibrium phase transitions in coordinated biological motion: critical fluctuations. *Physics Letters A, 118*(6), 279-284.

Kelso, J. A., Southard, D. L. & Goodman, D. (1979). On the nature of human interlimb coordination. *Science, 203*(4384), 1029-1031.

Kelso, J. S. (2009). Synergies: atoms of brain and behavior. In *Progress in motor control* (pp. 83-91). Springer, Boston, MA.

Kisner, C., Colby, L. A. & Borstad, J. (2017). *Therapeutic exercise: foundations and techniques.* FA Davis.

Kochugovindan, S. & Vriend, N. J. (1998). Is the Study of Complex Adaptive Systems Going to Solve the Mystery of Adam Smith's "Invisible Hand"?. *The Independent Review, 3*(1), 53-66.

Kolb, B. (2013). *Brain plasticity and behavior.* Psychology Press.

Koschmieder, E. L. (1974). Bénard convection. *Adv. Chem. Phys, 26*, 177.

Kugler, P. N. & Turvey, M. T. (2015). *Information, natural law, and the self-assembly of rhythmic movement.* Routledge. (초판 1987년)

Latash, M. (Ed.). (2000). There is no motor redundancy in human movements. There is motor abundance. *Motor control, 4*(3), 259-261.

Latash, M. L. (2012). The bliss (not the problem) of motor abundance (not redundancy). *Experimental brain research, 217*(1), 1-5.

Latash, M. L. (2019). Human movements: Synergies, stability, and agility. In *Biomechanics of Anthropomorphic Systems* (pp. 135-154). Springer, Cham.

Latash, M. L., Scholz, J. P. & Schöner, G. (2007). Toward a new theory of motor synergies. *Motor control, 11*(3), 276-308.

Levin, S. A. (2005). Self-organization and the emergence of complexity in ecological systems. *Bioscience, 55*(12), 1075-1079.

Liu, Y. T., Mayer-Kress, G. & Newell, K. M. (2006). Qualitative and quantitative change in the dynamics of motor learning. *Journal of Experimental Psychology: Human Perception and Performance, 32*(2), 380.

Llinás, R. R. (2007). 꿈꾸는 기계의 진화(김미선 옮김). 서울: 북센스. (원저 2002년 출판)

Lohse, K. R., Wadden, K., Boyd, L. A. & Hodges, N. J. (2014). Motor skill acquisition across short and long time scales: a meta-analysis of neuroimaging data. *Neuropsychologia, 59*, 130-141.

Lorenz, E. N. (1995). *The essence of chaos.* University of Washington press.

Mahler, D. A., Hunter, B., Lentine, T. & Ward, J. (1991). Locomotor-respiratory coupling develops in novice female rowers with training. *Medicine and science in sports and exercise, 23*(12), 1362-1366.

Maki, B. E. & McIlroy, W. E. (1997). The role of limb movements in maintaining upright stance: the "change-in-support" strategy. *Physical therapy, 77*(5), 488-

507.

Masters, R. S. & Maxwell, J. P. (2004). Implicit motor learning, reinvestment and movement disruption: What you don't know won't hurt you. In *Skill acquisition in sport.* Routledge.

May, R. M. (1987). Chaos and the dynamics of biological populations. *Nuclear Physics B-Proceedings Supplements, 2*, 225-245.

Milgram, S. (1967). The small world problem. *Psychology today, 2*(1), 60-67.

Mirollo, R. E. & Strogatz, S. H. (1990). Synchronization of pulse-coupled biological oscillators. *SIAM Journal on Applied Mathematics, 50*(6), 1645-1662.

Mitra, S., Amazeen, P. G. & Turvey, M. T. (1998). Intermediate motor learning as decreasing active (dynamical) degrees of freedom. *Human movement science, 17*(1), 17-65.

Miura, A., Fujii, S., Yamamoto, Y. & Kudo, K. (2015). Motor control of rhythmic dance from a dynamical systems perspective: a review. *Journal of Dance Medicine & Science, 19*(1), 11-21.

Morris, M. E., Summers, J. J., Matyas, T. A. & Iansek, R. (1994). Current status of the motor program. *Physical therapy, 74*(8), 738-748.

Newell, A. & Rosenbloom, P. S. (1981). Mechanisms of skill acquisition and the law of practice. *Cognitive skills and their acquisition, 1*(1981), 1-55.

Newell, K. M. & Vaillancourt, D. E. (2001). Dimensional change in motor learning. *Human movement science, 20*(4-5), 695-715.

Newell, K. M. (1986). Constraints on the development of coordination. In *motor development in children: Aspects of coordination and control.* Wade, MG, Whiting, HTA, Eds, 341-361.

Newell, K. M., Liu, Y. T. & Mayer-Kress, G. (2009). Time scales, difficulty/skill duality, and the dynamics of motor learning. *Progress in motor control*, 457-476.

Nicolis, G. & Prigogine, I. (1977). *Self-organization in nonequilibrium systems: from dissipative structures to order through fluctuations.* John Wiley & Sons.

Park, J. H. & Shea, C. H. (2005). Sequence learning: Response structure and effector transfer. The *Quarterly Journal of Experimental Psychology Section A, 58*(3), 387-419.

Parrish, J. K. & Edelstein-Keshet, L. (1999). Complexity, pattern, and evolutionary trade-offs in animal aggregation. *Science, 284*(5411), 99-101.

Perry, J. & Burnfield, J. M. (2012). 보행분석(정석, 이성용 옮김). 서울: 영문출판사. (원저 2010년 출판)

Pikovsky, A., Kurths, J., Rosenblum, M. & Kurths, J. (2003). *Synchronization: a universal concept in nonlinear sciences* (*Vol. 12*). Cambridge university press.

Plamondon, R. & Alimi, A. M. (1997). Speed/accuracy trade-offs in target-directed movements. *Behavioral and brain sciences*, *20*(2), 279-303.

Prigogine, I. & Nicolis, G. (1971). Biological order, structure and instabilities. *Quarterly reviews of biophysics*, *4*(2), 107.

Prigogine, I. (1978). Time, structure, and fluctuations. *Science*, *201*(4358), 777-785.

Ranganathan, R. & Newell, K. M. (2010). Motor learning through induced variability at the task goal and execution redundancy levels. *Journal of motor behavior*, *42*(5), 307-316.

Root, A. A. & Stephens, J. A. (2003). Organization of the central control of muscles of facial expression in man. *The Journal of physiology*, *549*(1), 289-298.

Ryu, Y. U. & Buchanan, J. J. (2004). Amplitude scaling in a bimanual circle-drawing task: Pattern switching and end-effector variability. *Journal of motor behavior*, *36*(3), 265-279.

Ryu, Y. U. & Buchanan, J. J. (2012). Accuracy, stability, and corrective behavior in a visuomotor tracking task: a preliminary study. *PLoS One*, *7*(6), e38537.

Ryu, Y. U. (2007). *The coordination dynamics of control and learning in a visuomotor tracking task.* (Doctoral dissertation, Texas A&M University)

Ryu, Y. U. (2012). Visual Perception Dynamics of Relative Phase Coordination Pattern with Additional Visual Information Using a Background Grid. *Korean Journal of Cognitive Science*, *23*(3), 409-424.

Sagan, C. (2006). 코스모스(홍승수 옮김). 서울: 사이언스북스. (원저 1980년 출판)

Sakai, K., Hikosaka, O. & Nakamura, K. (2004). Emergence of rhythm during motor learning. *Trends in cognitive sciences*, *8*(12), 547-553.

Sawyer, R. K. & Sawyer, R. K. S. (2005). *Social emergence: Societies as complex systems*. Cambridge University Press.

Schaal, S., Sternad, D., Osu, R. & Kawato, M. (2004). Rhythmic arm movement is not discrete. *Nature neuroscience*, *7*(10), 1136-1143.

Schmidt, R. A. (1975). A schema theory of discrete motor skill learning. *Psychological review*, *82*(4), 225.

Schmidt, R. C., Carello, C. & Turvey, M. T. (1990). Phase transitions and critical fluctuations in the visual coordination of rhythmic movements between people. *Journal of experimental psychology: human perception and performance*, *16*(2), 227.

Scholz, J. P. & Schöner, G. (1999). The uncontrolled manifold concept: identifying control variables for a functional task. *Experimental brain research, 126*(3), 289-306.

Scholz, J. P., Schöner, G. & Latash, M. L. (2000). Identifying the control structure of multijoint coordination during pistol shooting. *Experimental brain research, 135*(3), 382-404.

Schöner, G. & Kelso, J. A. (1988). Dynamic pattern generation in behavioral and neural systems. *Science, 239*(4847), 1513-1520.

Shiffrin, R. M. & Atkinson, R. C. (1969). Storage and retrieval processes in long-term memory. *Psychological Review, 76*(2), 179.

Shik, M. L., Severin, F. V. & Orlovsky, G. N. (1969). Control of walking and running by means of electrical stimulation of the mesencephalon. *Electroencephalography and clinical neurophysiology, 26*(5), 549-549.

Shumway-Cook, A. & Woollacott, M. H. (2007). *Motor control: translating research into clinical practice*. Lippincott Williams & Wilkins.

Sporns, O. & Edelman, G. M. (1993). Solving Bernstein's problem: A proposal for the development of coordinated movement by selection. *Child development, 64*(4), 960-981.

Strogatz, S. (2005). 동시성의 과학, 싱크(조현욱 옮김). 파주: 김영사. (원저 2004년 출판)

Suster, M. L. & Bate, M. (2002). Embryonic assembly of a central pattern generator without sensory input. *Nature, 416*(6877), 174-178.

Synofzik, M., Vosgerau, G. & Newen, A. (2008). I move, therefore I am: A new theoretical framework to investigate agency and ownership. *Consciousness and cognition, 17*(2), 411-424.

Tamei, T., Obayashi, C. & Shibata, T. (2011). Throwing darts utilizes the interaction torque of the elbow joint. In *Annual International Conference of the IEEE Engineering in Medicine and Biology Society* (pp. 1283-1286). IEEE.

Trachtenberg, J. T., Chen, B. E., Knott, G. W., Feng, G., Sanes, J. R., Welker, E. & Svoboda, K. (2002). Long-term in vivo imaging of experience-dependent synaptic plasticity in adult cortex. *Nature, 420*(6917), 788-794.

van Kessenich, L. M., Berger, D., De Arcangelis, L. & Herrmann, H. J. (2019). Pattern recognition with neuronal avalanche dynamics. *Physical Review E, 99*(1), 010302.

Vereijken, B., Emmerik, R. E. V., Whiting, H. T. A. & Newell, K. M. (1992). Free(z)

ing degrees of freedom in skill acquisition. *Journal of motor behavior*, *24*(1), 133-142.

Vilensky, J. A. & O'Connor, B. L. (1998). Stepping in nonhuman primates with a complete spinal cord transection: old and new data, and implications for humans. *Annals of the New York Academy of Sciences*, *860*, 528-530.

Wälchli, M., Ruffieux, J. A. N., Bourquin, Y., Keller, M. & Taube, W. (2016). Maximizing performance: augmented feedback, focus of attention, and/or reward?. *Medicine and science in sports and exercise*, *48*(4), 714.

Watts, D. J. & Strogatz, S. H. (1998). Collective dynamics of 'small-world'networks. *Nature*, *393*(6684), 440-442.

Weinberg, S. (2007). 최종 이론의 꿈(이종필 옮김). 서울: 사이언스북스. (원저 1994년 출판)

Willingham, D. B. (1998). A neuropsychological theory of motor skill learning. *Psychological review*, *105*(3), 558.

Wulf, G. (2013). Attentional focus and motor learning: a review of 15 years. *International Review of sport and Exercise psychology*, *6*(1), 77-104.

Wulf, G., McNevin, N. & Shea, C. H. (2001). The automaticity of complex motor skill learning as a function of attentional focus. *The Quarterly Journal of Experimental Psychology Section A*, *54*(4), 1143-1154.

Xu, T., Yu, X., Perlik, A. J., Tobin, W. F., Zweig, J. A., Tennant, K., Jones, T. & Zuo, Y. (2009). Rapid formation and selective stabilization of synapses for enduring motor memories. *Nature*, *462*(7275), 915-919.

Young, D. E. & Schmidt, R. A. (1990). Units of motor behavior: Modifications with practice and feedback. In M. Jeannerod (Ed.), *Attention and performance 13: Motor representation and control* (pp. 763-795). Lawrence Erlbaum Associates, Inc.

Zanone, P. G. & Kelso, J. A. (1992). Evolution of behavioral attractors with learning: nonequilibrium phase transitions. *Journal of Experimental Psychology: Human perception and performance*, *18*(2), 403.

# 찾아보기

## 한글

### ㄱ



### ㄴ

## ㅈ

## ㅊ



## ㅋ



## ㅌ



## ㅍ

## 영문

### A



### B



### C

## D



## E



## F



## G



## H

## Z



## 기타

# 운동제어와 학습의 역동성 복잡계 관점의 움직임

Dynamics of Motor Control & Learning
A complex system perspective on movements

초판 1쇄 : 2021년 8월 25일
2쇄 : 2022년 9월 1일
지 은 이 : 류영욱
펴 낸 이 : 유성권
편 집 장 : 이재선
편 집 자 : 이경민
마 케 팅 : 임태완, 김호철, 최성규, 김진형, 정명한, 김모란, 노예련, 한태수, 김지현, 박소영
판 형 : 188 × 257 mm
발 행 처 : **범문에듀케이션**
서울시 양천구 목동서로 211 범문빌딩 (우 07995)
전 화 : 02) 2654-5131 팩 스: 02) 2652-1500
웹사이트 : www.medicalplus.co.kr

등 록 : 제 2011-000001호

ISBN : 979-11-5943-239-2 (93510)
편집 · 디자인 : (주)우일미디어디지텍

* 잘못된 책은 교환하여 드립니다.